START
なかなか赤ちゃんが授からない。不妊治療、
考えた方がいいかな？そう思っているご夫婦に。

SEMINAR
病院は、どこにしたらいいのかしら？
病院選び、医師選びに迷ったときに。

TREATMENT
どう治療を進めたらいいの？ 自分たちにあった
治療を探すとき。治療法の選択に迷ったときに。

EACH OTHER
治療しても妊娠しない…。
ふたりが行き詰まったと感じたとき、お互いのために。

MALE
男性にも不妊原因がある夫婦は、約半数。
検査や治療は、どこで？ なにを？ また夫の役割は？

HEALTH
からだと心はひとつ。ストレスが膨らんで、
とても辛いとき。夫婦が毎日を楽しく過ごすために。

PREGNANCY
妊娠した！ という喜びの日が出産へと続くように。
次の治療周期を最後にするために。

MIND
妊娠しやすいからだづくりは、大切な要素。
では、なにをすればいいの？ みんなが知りたいこと！

不妊治療情報センター
funin.info

不妊治療の先生に聞いてみた！
funin.clinic

Ameba ブログ

Instagram
@i.wish_mamani.naritai

Instagram
@funin.info

X(旧 TWITTER)

FACEBOOK

LINE

これらの sns から情報発信しています。ぜひ、お友達登録してくださいね。

i-wish...
ママになりたい

不安と疑問の少ない治療を受けるために

パパ＆ママになりたい！そう願うご夫婦のために、私たちは不妊治療から妊娠、出産に関する情報を提供しています。
不妊治療を行う医療者と治療を受けるご夫婦の架け橋となるよう「i-wish ママになりたい」とポータルサイト不妊治療情報センター・funin.info(www.funin.info) で、不妊に関すること、治療に関すること、病院に関することなど、さまざまな情報を提供し、また全国の体外受精実施施設も一覧紹介しています。

staff

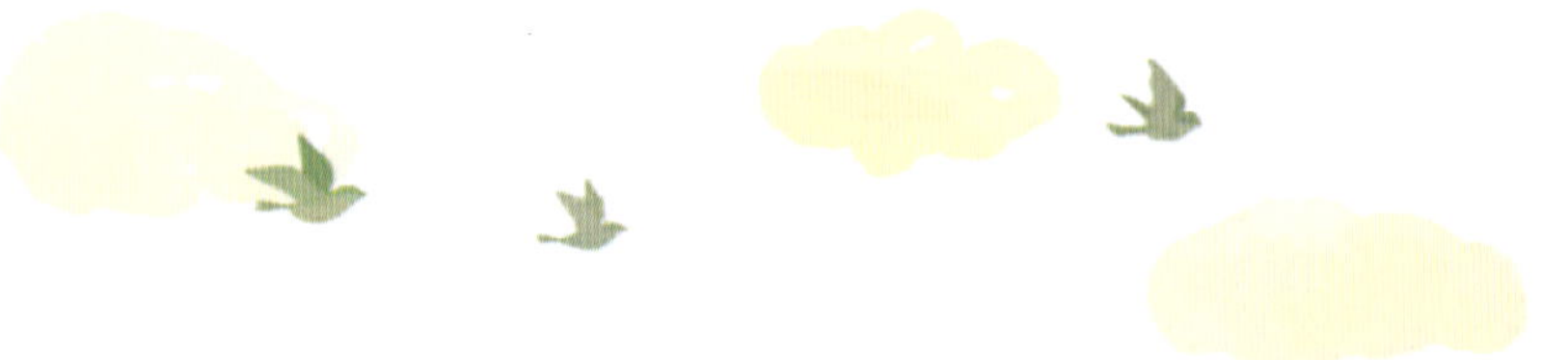

見つけよう！私たちにあったクリニック

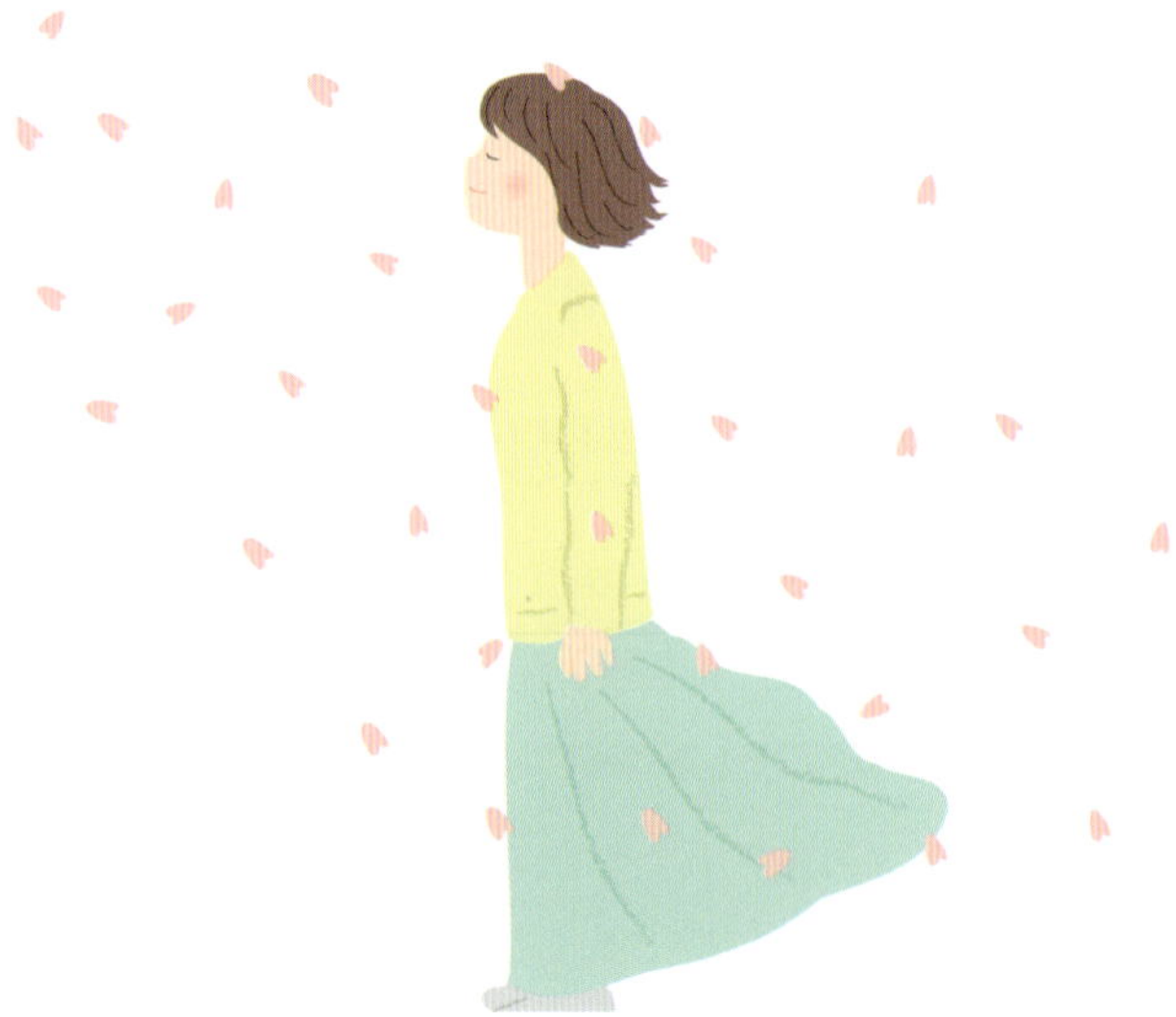

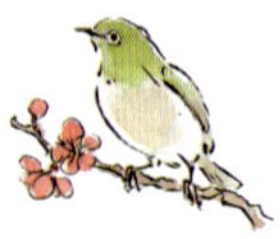

治療を考えている
ご夫婦にオススメ！

セミナー＆説明会に行ってみよう！

企画・編集／不妊治療情報センター funin.info (CION corporation)
スタッフ／谷高哲也　内河 文　織原靖子　土屋恵子　畠山美帆　関山季愛　織戸康雄　塚田寛人　　編集協力　レシピ：眞部やよい　イラスト：植木美江

不妊治療の専門性ってなんだろう？

★

まだまだキャパシティはある。より多くのご夫婦のために走り続ける。それが私の信念、診療スタイル！

まだまだ患者さんを受け入れられます！

待ち時間は少なめ、仕事をしながら通う方におすすめのクリニックです。

東京都・世田谷区

三軒茶屋Ａｒｔクリニック

坂口 健一朗 院長

Dr. Kenichiro Sakaguchi

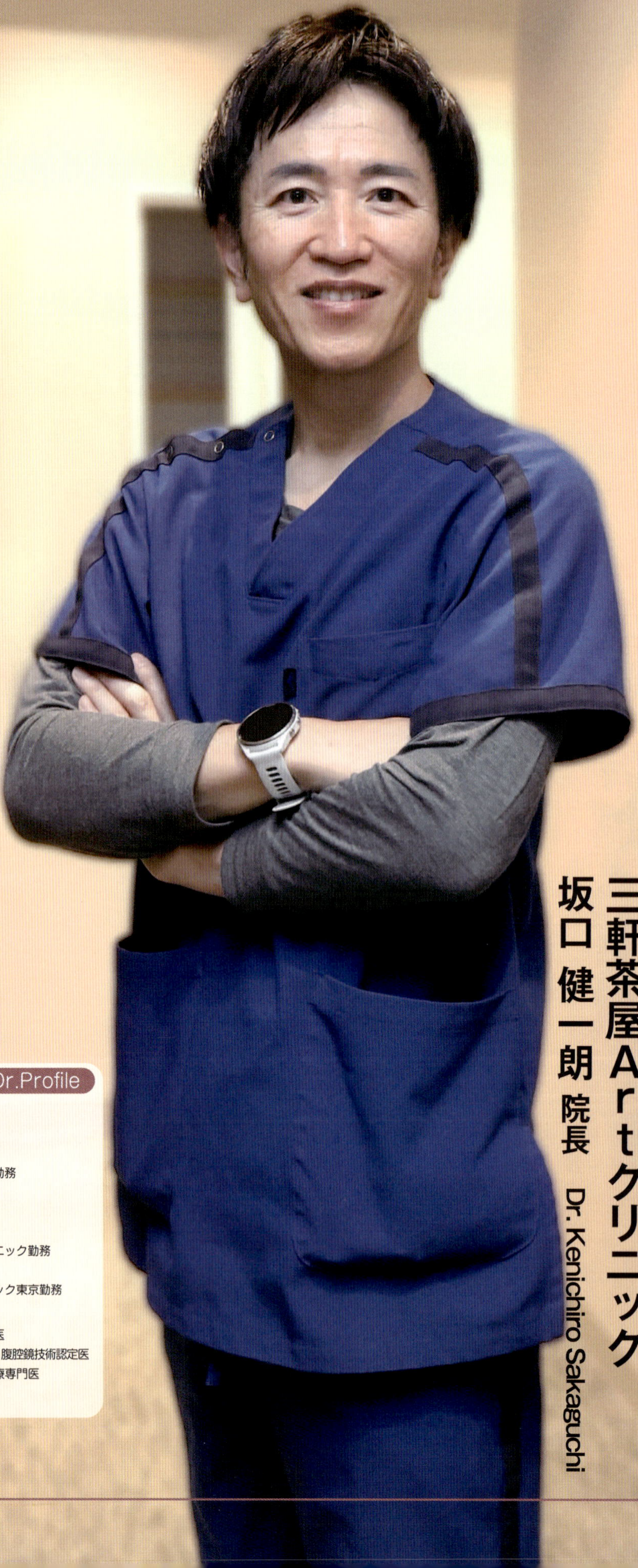

坂口 健一朗 Dr.Profile

略歴

防衛医科大学校卒業
防衛医科大学病院勤務
九州大学医学部附属病院勤務
九州医療センター勤務
松山赤十字病院勤務
矢崎病院勤務
カリヨンレディースクリニック勤務
木場公園クリニック勤務
リプロダクションクリニック東京勤務

資格

日本産科婦人科学会専門医
日本産科婦人科内視鏡学会 腹腔鏡技術認定医
日本生殖医学会　生殖医療専門医
日本産科婦人科学会

開院の理由は、大規模クリニックでは実現が難しい、個々のご夫婦に寄り添った丁寧でしっかりした診療を行うことでした。そのため、患者さんお一人おひとりにかける時間は多めなのですが、それでいて待ち時間は少なめに維持しています。そして、治療時にかかるストレスはできるだけ減らし、早めの妊娠に結びつけたいですね。

治療の先を示せる、光の見える診療を提供

不妊治療は、先の見えないトンネルのようだとたとえられることがあります。もしも皆さんが、実際に今受けている治療で、光の見えない真っ暗なトンネルの中を歩いているように感じているのなら、それはとても辛いことです。もちろん、その先に光が見えてきて妊娠に結びつくこともあるでしょう。ただ、上手くいかなかった時に、では次にどうしたら良いだろうと思いますよね。

特に回数に限りのある保険診療で体外受精を受けていたのなら、次もまた同じ方法の治療を繰り返すことになり、それでいいのか？と感じてしまうと思います。

当院では、次の治療に向けての選択肢があり、行き先を示す事のできる工夫として、診療に多くのバリエーションを持っています。そこにあるのは、できるだけ早い妊娠に結びつく、明るい道と考えます。

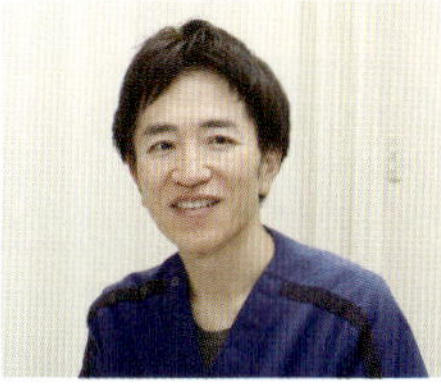

先生の趣味はマラソン。取材時も別府大分マラソンを走り切った翌日でした。「この仕事、健康が第一ですから走ってます。走ると患者さまをしっかり見るパワーも湧いてきます」と、とても元気な坂口先生です。

自由診療の良さを知っているからこそ、保険診療でも工夫ができるのです

診療自体、以前の自由診療の方が私はやりやすかったですね。色々なアレンジもしやすかったですし、柔軟さが全然違います。

ただ、そのような治療を知っているからこそ、保険診療での工夫にもつながるものと思っています。

患者さんの平均年齢は、今は40歳前後です。保険適用化で若い方も見えますが、平均的には、やはり40歳前後です。そして自由診療の方が2割ほどいらっしゃいます。保険では制限がありますから。また、オプション診療（保険診療時では先進医療）との兼ね合いもあり、自由診療になる方も含まれます。

さらに治療の中には、PFC-FD（子宮内膜、卵巣）療法やPGT-Aなど特殊なものもあります。

男性の精子検査では、マイクロ流体技術を用いた精子選別法に加え、精子核内のDNA断片化や精子の成熟率を検出するSCSA（精子クロマチン構造検査）検査があります。

これら数々の検査方法や治療方法を、患者さんごとに適応をみながら診療しています。

日頃の診療を通して患者さまにお伝えしたいこと

ご夫婦での受診でない場合、不妊治療に対する共通言語が少なく、奥さまがご主人に説明しても理解してもらえないことが起こり、奥さまのストレスの原因となってしまいます。

一緒に頑張っているんだという気持ちがご主人のなかにも芽生えれば、奥さまも、「あ、主人が協力してくれているな」って思える。そうして分かり合いながら治療をしていくことがやはり必要ですね。

もしもご主人がピンとこないようでしたら、一番良いのはご夫婦で一緒に不妊治療説明会に参加していただき、不妊の原因は男女ともにあり、お互いに協力し合う必要があることを知ることが重要かと思われます。

そこで、お二人で参加ができるイベントや勉強会も開催しています。

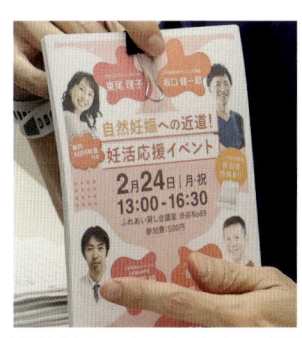

妊活応援イベントでは、多くのご夫婦に参加いただきました。

特殊技術（オプション）

- G-CSF（顆粒球コロニー刺激因子）
- アシステッドハッチング（AHA）
- 高濃度ヒアルロン酸含有培養液
- SEET法
- 子宮内膜スクラッチ
- 卵子活性化処理
- TESE精子使用
- PICSI（ピクシー）法
- スパームセパレーター
- PIEZO（ピエゾ）標準
- IMSI（イムジー）法
- Polscope（ポロスコープ）
- PFC-FD（子宮内膜、卵巣）療法

三軒茶屋Artクリニック
SANGENJAYA ART CLINIC

電話番号．03-6450-7588
診療科目／婦人科・生殖医療
https://sancha-art.com

診療時間（※1）	月	火	水	木	金	土（※2）	日	祝
午前	9:00-12:30	8:45-12:30	9:00-12:30	8:45-12:30	9:00-12:30	8:15-12:30	（※3）	8:15-12:30
午後	15:00-20:00	15:00-17:30	15:00-20:00	15:00-17:30	15:00-20:00	14:30-17:00	（※3）	14:30-17:00

※1：受付は各診療時間30分前までとなります。　※2：第3土曜日は休診となります。　※3：第3土曜日の翌日日曜日のみ診療を行い、診療時間は、土・祝と同じです。

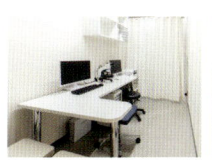

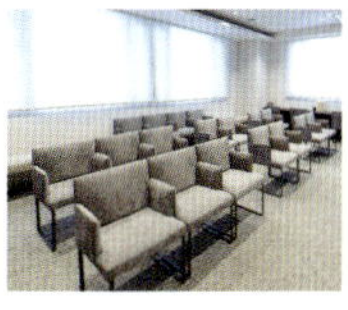

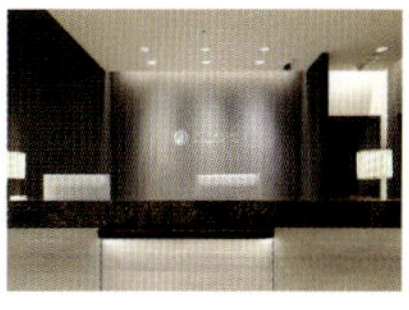

〒154-0024　東京都世田谷区三軒茶屋1-37-2　三茶ビル5F
アクセス　東急田園都市線・世田谷線　三軒茶屋駅から徒歩2分

体外受精の成功から
もうすぐ50年の今
改めて思うこと

i-wish…ママになりたい
vol.78 特集

不妊治療の専門性ってなんだろう？

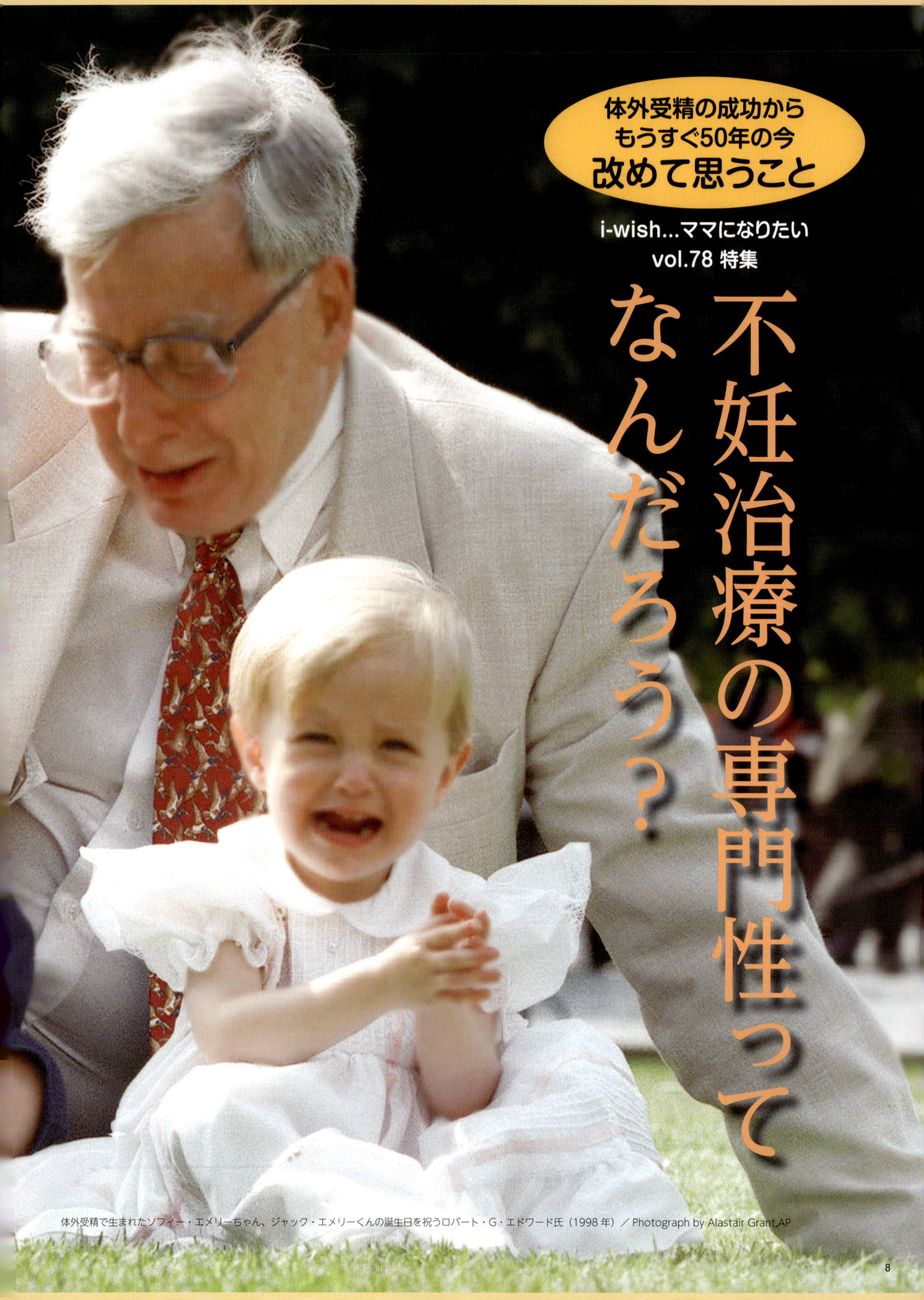

体外受精で生まれたソフィー・エメリーちゃん、ジャック・エメリーくんの誕生日を祝うロバート・G・エドワード氏（1998 年）／ Photograph by Alastair Grant,AP

contents

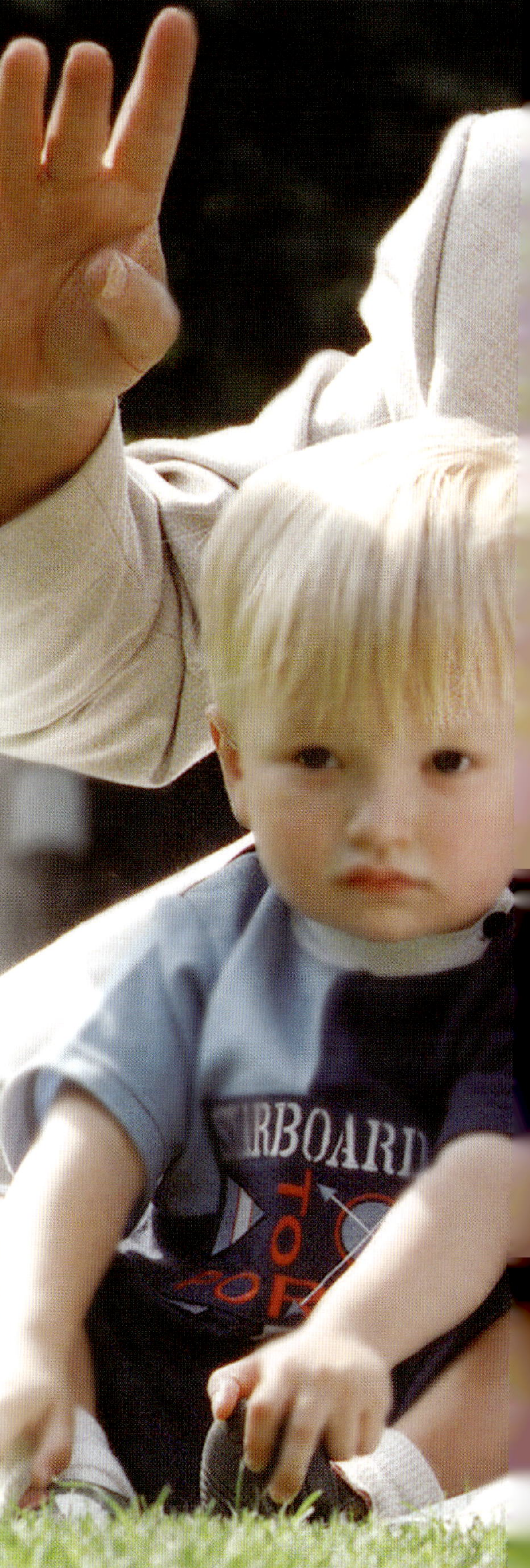

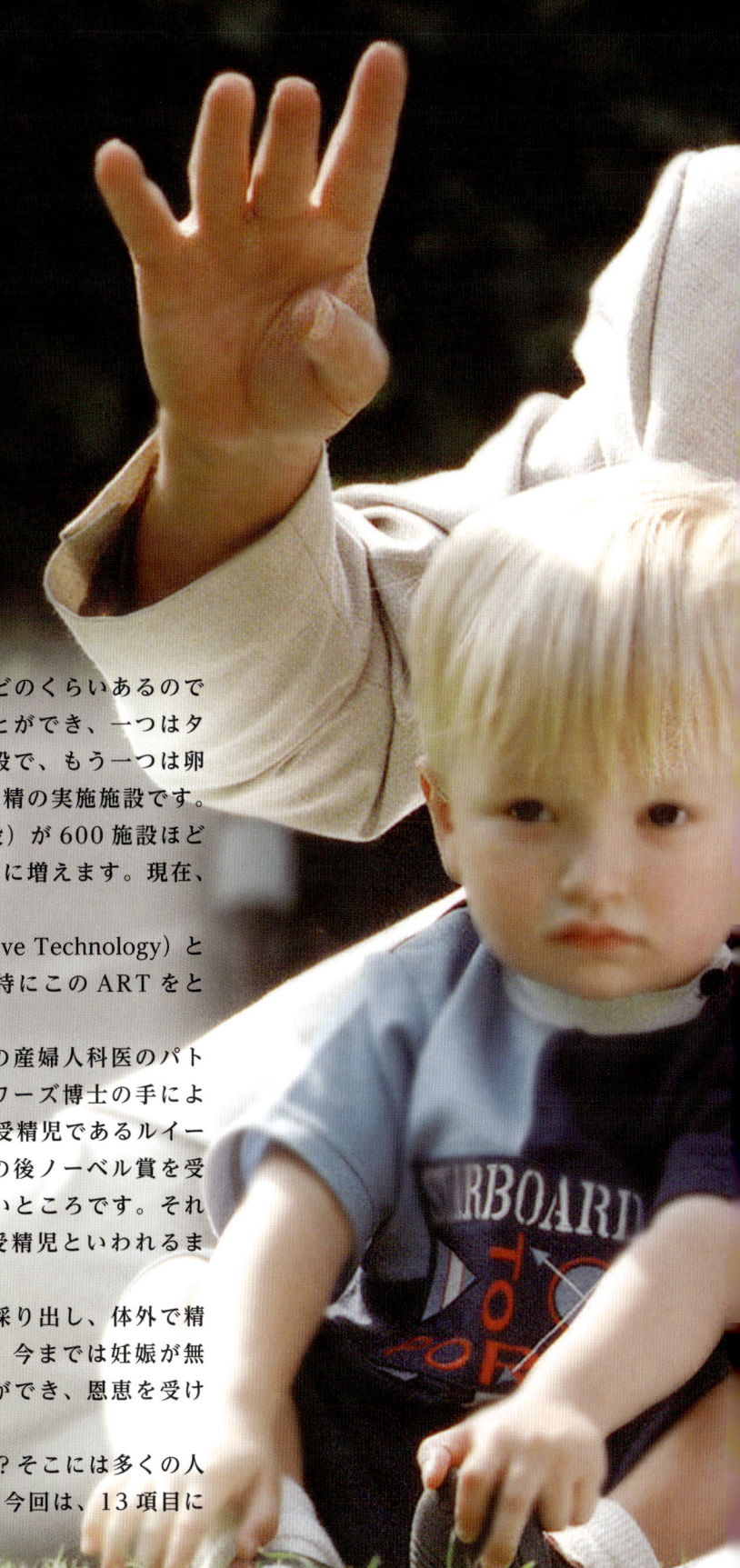

日本には、不妊治療を扱う治療施設＝医療機関はどのくらいあるのでしょう。不妊治療と言っても大きく二つに分けることができ、一つはタイミング療法や人工授精までを行う一般不妊治療施設で、もう一つは卵子を体外に採り出して体外で精子と受精させる体外受精の実施施設です。この体外受精実施施設（日本産科婦人科学会登録施設）が 600 施設ほどあり、一般不妊治療を行う治療施設を含めれば、さらに増えます。現在、不妊治療情報センターでは約 1000 施設を紹介。

体外受精は、ART(生殖補助医療 Assisted Reproductive Technology）と呼ばれることもあります。ここでは、不妊治療でも特にこの ART をとりまく環境について皆様にお伝えしたいと思います。

体外受精が世界で初めて成功したのは、イギリスの産婦人科医のパトリック・ステプトウ博士と研究者のロバート・エドワーズ博士の手によるものでした。1978 年 7 月 25 日に、世界初の体外受精児であるルイーズ・ブラウンさんが誕生したことで広く知られ、その後ノーベル賞を受賞したことでさらに驚きを感じたことは記憶に新しいところです。それが、今や日本では出生児の 8 ～ 10 人に 1 人が体外受精児といわれるまでに発展しています。

この技術の画期的な点は、女性の卵巣から卵子を採り出し、体外で精子と受精させ、子宮に戻すことでした。これにより、今までは妊娠が無理とされてきた不妊症の症状でも新たな妊娠への道ができ、恩恵を受けているご夫婦がたくさんいるということです。

では、今現在、ART を支えているのは誰でしょう？そこには多くの人たちがいて、高い専門性や特殊性も関係してきます。今回は、13 項目に沿ってみていきましょう。

1/13

不妊治療をとりまく環境

国民

医療保険制度

治療
補助医療

行政

2022年4月から、人工授精や体外受精、顕微授精などの生殖補助医療が保険適用となりました。保険適用前から体外受精治療を行った患者さんに対し、助成金制度が設けられていました（現在は廃止）が、より治療を受けやすい環境を整える目的があるのでしょう。

医療現場のニーズに合わせて、保険点数や治療内容の改定を行うなど、今後も不妊治療に関する取り組みは継続されていくでしょう。各省庁の采配に期待です。

医療

妊娠の達成とその後の出産には、様々なハードルがあります。他の医療と異なることは、一人の身体で解決できるものではなく、男性女性二人の身体が関係していることです。男性側では男性不妊を専門とする泌尿器科の医師が、女性側は女性不妊を専門とする婦人科医師が、そして妊娠には妊娠と出産を専門とする産科医師がそれぞれ患者さんを治療します。

それぞれ専門とするものは違うものの、目的とするのは「子どもがいる未来」を提供することです。

学会

生殖補助医療に関連する学会には、生殖医療に携わる多くの医師が加入している学会や、胚培養士の多くが参加している学会、患者さんのココロのケアを目的とする学会などがあります。学会が開催する学術集会では、患者さんにとってよりよい治療を提供するため、加入する医師や医療スタッフが治療や研究のデータを持ち寄り、発表や意見交換をします。

また、資格認定を行い、よりよい医療の発展に貢献している学会もあります。

病院

医療スタッフ

病院やクリニックには、医師のほかに治療をサポートするスタッフがいます。生殖補助医療では、看護師や胚培養士、受付、メディカルアシスタントなどです。看護師は医師の診療のサポートのほか、採血や問診といった患者さんに直接接する業務が多く、胚培養士は卵子や精子、胚の扱いや、関係した研究業務、受付は健康保険の被保険者に診療報酬を請求

企業
（医療機器、医薬品メーカー）

治療で使用されている医療機器や医薬品、生殖補助医療では培養液といった製品を開発する企業も患者さんを支えています。製品の開発には、大学での基礎研究や医療現場での症例が必要ですし、開発後も治療データを集め、よりよい製品の開発、製品の改善に努めています。

特に体外受精治療では、製品によって成績が変わることもあるため、医師や医療者と連携をし、医療を支えています。

社会サポート

企業

不妊治療や妊活を支えている企業も少なくありません。厚生労働省も妊娠に必要な成分として「葉酸」の啓発活動をしているように、サプリメントで日々をサポートしている企業も業界を支えていると言えるでしょう。卵子の質や抗酸化作用に着目し、PQQ やコエンザイム Q10 などのサプリメントの摂取をすすめているクリニックもあります。

また、体質改善のために鍼灸や漢方薬といった方法で支えている企業やクリニックもあります。

不妊 生殖

自助団体

不妊治療は、カップルごとに治療期間や治療結果が異なります。カップルによっては長年治療が続くことや、治療で授かることができず夫婦二人の生活を選択することもあります。それぞれの選択は決して間違っているわけではありません。

NPO 法人 Fine など患者さんのサポートを行う団体も、生殖補助医療を支えています。

患者

生殖補助医療は、費用の負担だけではなく、時間の負担もあります。治療は 100%妊娠できるというものではないため、複数回の人工授精や採卵、移植を行うことも少なくありません。また、その治療のためには卵胞の確認が必要なため、定期的な通院が必要です。

仕事との両立、健康的な食生活や運動による体調管理など、考えなくてはいけないことは沢山あります。保険診療になったとはいえ、経済的な面での計画も必要でしょう。ストレスが少なく、早めの妊娠が何よりの目標かと思います。

する業務、メディカルアシスタントは、看護師や培養士らをサポートする業務を行うなど、それぞれに業務内容は異なります。

また、これらには、カウンセラー資格を持っているスタッフも含まれており、患者さんのお話を聞く専任のスタッフとして活躍している人もいます。

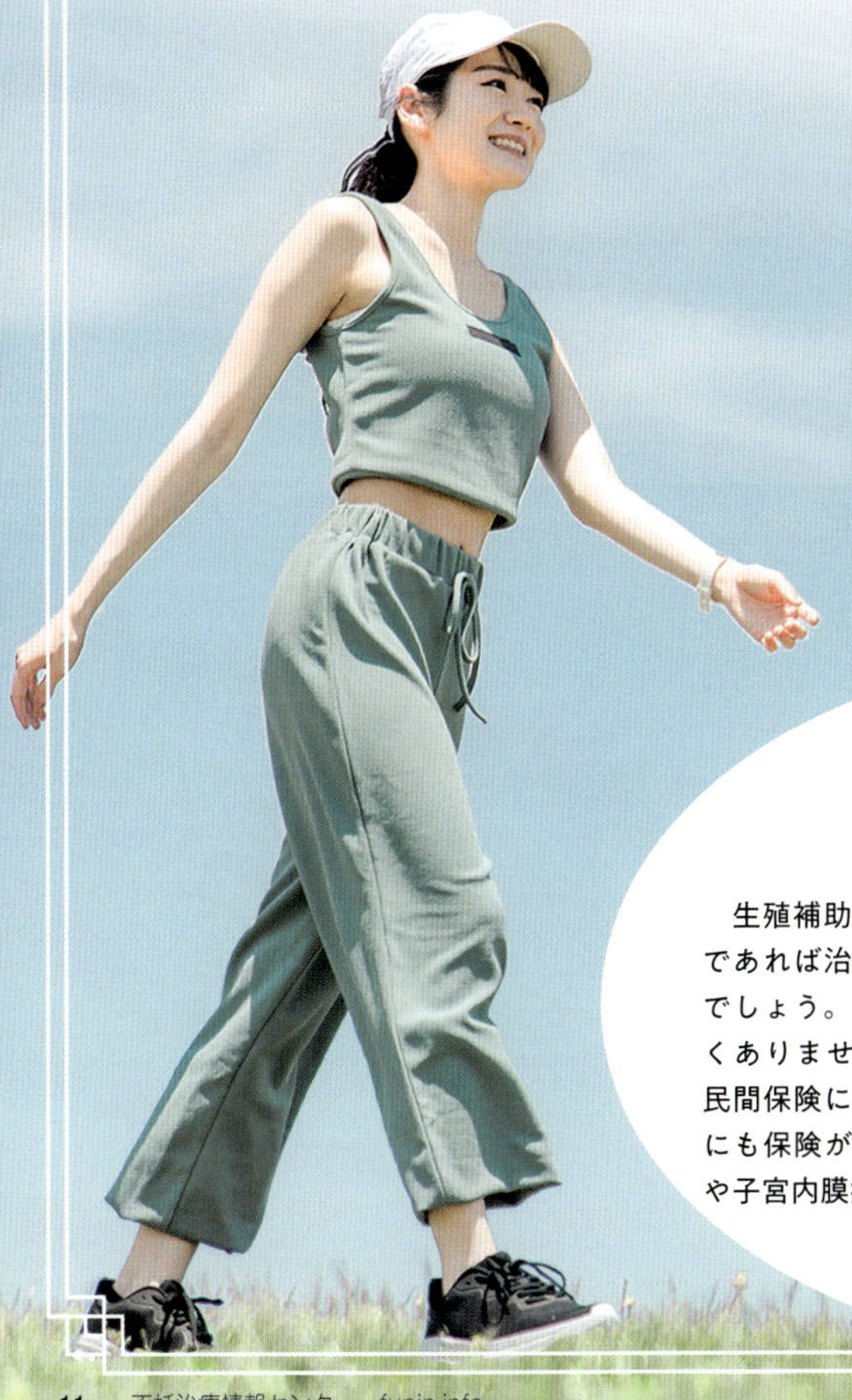

民間保険

生殖補助医療が保険診療化されたことで、保険診療範囲内であれば治療にかかる費用負担が減った患者さんがほとんどでしょう。しかし、まだ費用負担が大きいと感じる方も少なくありません。保険診療化は民間保険にも関係しています。民間保険には入院や大きな手術と考えられない治療をした方にも保険が下りるケースがあります。子宮内膜ポリープ切除や子宮内膜症治療も適応となることがあります。

安全基準

2
13

患者さんの現状

日本は世界的にみても生殖補助医療（ＡＲＴ）を行う施設が多く、それによって生まれている子どもは、年間の出生児の10人に１人と言われ、学校のクラスに平均して１～２人、あるいはそれ以上いる計算になります。ですから患者さんの数は予想以上に多いのかもしれません。

一方で、日本は少子化が進み、結婚しない若者も増え、結婚年齢や出産年齢の高年齢化が目立っていますから、その中にあって不妊治療は大切な医療といってもよいでしょう。

保険で治療を受けることができる時代ですから、早めの受診で夫婦やカップルの子どもが欲しいという願いが後押しされることはとても良いことです。実際のところ、患者さんの状況はどの様なものなのでしょう？

日本の不妊患者数

２０２４年３月の厚生労働省発表データによると、不妊を心配したことがある夫婦は2.6組に１組とのことです。

そして、不妊の検査や治療の経験がある、またはしているという夫婦は、4.4組に１組の割合としています。

患者さんの様子（年齢やよくある例）

不妊治療患者の平均年齢は40歳前後が最も多いとされています。それに対し、２０２２年に不妊治療が保険適用になったことで、若い層でも早めに治療を受ける傾向があり、平均年齢が若干下がったとする治療現場の声もあります。

不妊の原因は、女性側にある場合、男性側にある場合、双方にある場合があり、原因不明不妊もあります。

女性側の原因では、器質性不妊と原因が不明の場合の機能性不妊があり、器質性不妊には卵管因子、卵巣因子、子宮因子、免疫因子などがあります。年齢も大きく関係してきます。

男性側の原因では、大きく３つがあり、造精機能障害、精帰路通過障害、性交障害です。

造精機能障害には、無精子症、乏精子症、精子無力症、精子奇形症、精索静脈瘤などがあります。

精帰路通過障害には、閉塞性無精子症、精巣上体炎、逆行性射精などがあり、性交障害には、射精障害、勃起障害などがあります。

性交渉がうまく持てないという夫婦は、患者さん全体の１～２割といわれています。

男性不妊の治療は、泌尿器科の生殖医療専門医が行い、不妊治療専門のクリニックでは、男性不妊の外来を持っているところも少なくありません。

年齢では、女性の年齢が35歳を超える頃から妊娠率が大きく下がり始めることがわかっています。

また、不妊原因につながる症状や生活習慣として、月経異常がある、生理痛が重い、性感染症や開腹手術などの既往歴がある、適正体重を保てていない、栄養バランスがとれていない、喫煙習慣やアルコールの過剰摂取などがあげられるようです。

不妊が心配
2～3組に1組

検査・治療経験者
4～5組に1組

平均年齢
40歳前後

生活習慣　NG

- 適正体重を保てていない
- 栄養バランスがとれていない
- 喫煙習慣
- アルコールの過剰摂取

男性不妊原因

- 造精機能障害
- 精帰路通過障害
- 性交障害

女性の不妊原因

- 卵管因子
- 卵巣因子
- 子宮因子
- 免疫因子など

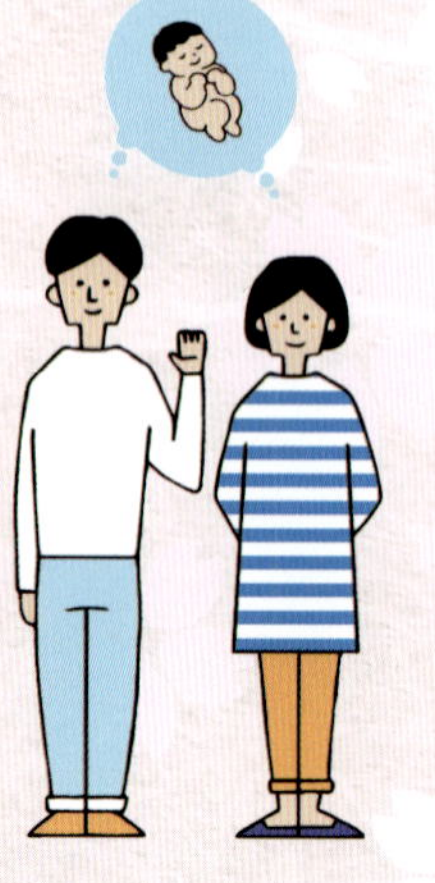

体外受精の適応

不妊原因が分かれば、それに適応する治療が分かります。不妊治療は一般不妊治療と体外受精に分けることができ、体外受精のほうが時間を要し高額になります。一般不妊治療は産婦人科で行うこともできますから、治療件数的にはかなり多いと思われますが、不妊治療を専門にしているART施設での調査では、体外受精の実施割合が多いという結果も出ています。産婦人科で一般不妊治療を診て、高次的にART施設で体外受精を行うという意味ではバランスの良い診療現状といえるでしょう。

患者さん自身は、不妊治療が保険適用になったとはいえ、できることなら身体的にも経済的にも負担が軽い治療を選びたいものです。が、先の不妊原因から体外受精の治療でしか妊娠が見込めないものもありますので、それをみてみましょう。（左コラム）

患者さんの治療への臨み方

不妊治療は特殊性があり、一般的な病気と違って健康体でありながら妊娠に結びつかないという症状があり、そこから妊娠を目指すものです。また、治療しても必ず出産に至る保証はありません。夫婦生活で妊娠していく人に対して、生殖年齢にある夫婦・カップルの1～2割に起こる、稀な出来事かもしれません。

子どもが欲しいという尊い目的から社会でも特別な治療として話題性も高いと思われますが、患者さんはどのように治療に臨んでいるのでしょう？

考えられるタイプとして、①先生にお任せ、②自分たちの希望を優先したい、③転院も覚悟している、④有名な先生に診てもらいたい、などがあるでしょう。

通院先医療スタッフの専門性が高ければ、患者さんも望むところでしょう。

どんな時に体外受精？

体外受精　c-IVFの適応は？

●排卵に問題がある
●卵管の通過性に問題がある
●精子の数、運動精子の数に問題はあるが、精液調整後の精子の数、運動精子の数に大きな問題がない
●抗精子抗体がある
●性生活で妊娠できなかった期間が1年以上で、一般的な検査で夫婦ともに問題が見つからない
●妻の年齢が40歳以上である　など

顕微授精　ICSIの適応は？

● c-IVF では受精しなかった
●重度の抗精子抗体がある
●精子の数、運動精子の数が極端に少ない…無精子症の場合、精巣や精巣上体から精子が回収できた場合も適応　など

患者さんからの意見

● 待ち時間の短縮希望（多数）
● ART が保険適用でありがたい（多数）
● 保険の対象について知りたい（多数）
● 体外受精（採卵周期、移植周期）のスケジュールについて（受診日、受診回数、採血やエコーの有無など）
● 保険と自費治療の成績の違いについて
● クレジットカードは使用可能か（複数）
● 保険診療になってのトータルコスト
● 凍結胚の複数保管が保険診療上難しい点
● 年齢や AMH 値から若いうちに凍結しておきたい
● 目安料金が気になる
（体外受精を始める方から多数）
● 通院回数について（多数）
● 妊娠率（多数）
● 妊娠しない（着床しない）原因について（複数）
● 私は妊娠できるのか（複数）
● 早く妊娠するにはどうしたらよいか（複数）
● 治療の流れ（多数）
● ART 全般について（複数）
● 移植胚の選択基準
● 保険診療で対応できる治療方針決定のプロセスが複雑でわかりにくい
● 診察対応時間も長引き、待ち時間が長くなることへの双方のストレス（頻回なる同意書説明、その他医学的に必要と思われない事務手続きがあり、それが煩雑なため）
● 仕事との両立が大変（複数）
● 一般不妊治療に年齢、回数制限はあるのか
● 自治体の助成金について
● ART 貯卵の可否について
● 排卵時の痛みや麻酔に関する質問
● サプリメントの取り扱いについて
● 何歳で治療を中止すべきか
● 夫が協力してくれない
● 精神的にきつい　など

（特に課題になりそうなものを●にしました）

仕事との両立について アンケート結果

www.funin.info ミニ HP 会員の不妊治療施設の皆様にアンケートした結果、以下の回答が得られています。

②仕事とうまく調整できている患者さんは？

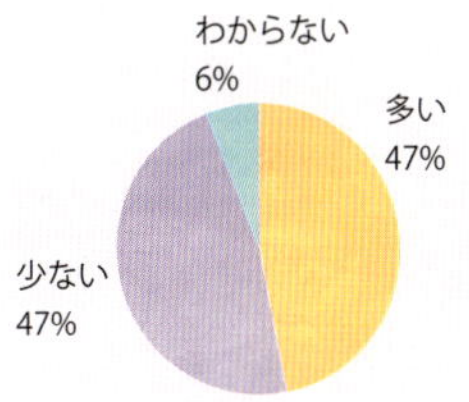

①患者さんに必要なものは？

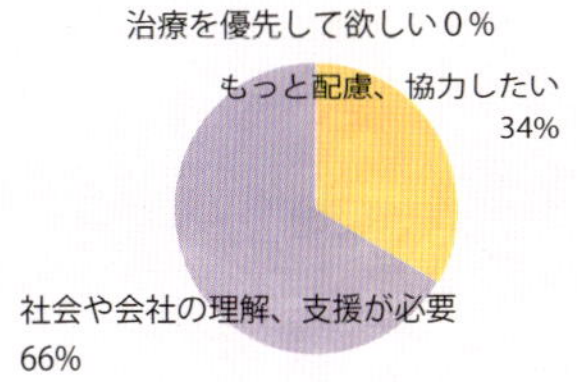

④仕事をしている患者さんは全体のどのくらい？

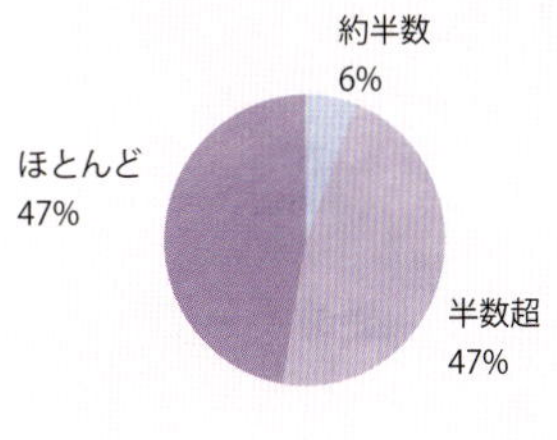

③両立に足りていないのは？

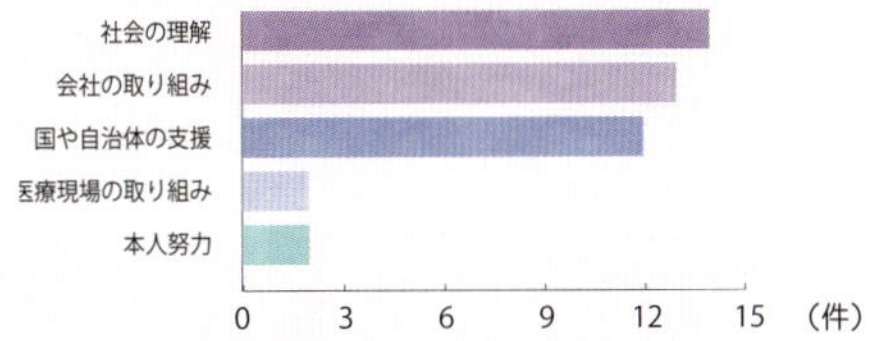

<意見など>
・職場の理解といっても上司が男性だったり、相談しにくい環境にいる場合も多い。
・国や自治体がイニシアチブをもって企業を指導していく方がベターか。
・月経が発来したら排卵までの間に通院可能な日をピックアップしておいてもらうと治療計画を立てやすい。
・患者さんファーストで考えれば、夜遅く無休がベストだが、非現実的。
・ストレスが妊娠につながりにくいときいて、仕事を辞める患者さんもいる。

⑤両立に必要なのは？

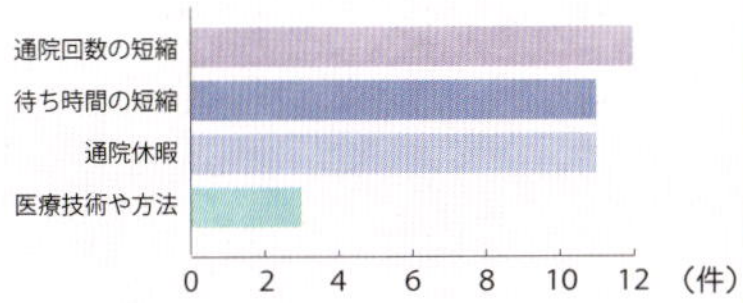

3
13

生殖医療の現状

体外受精は、卵巣から卵子を採り出し、体外で受精させ、受精卵（胚）を子宮に戻すことでしか、妊娠への可能性が期待できない不妊症状に対して行う医療技術（治療）です。

日本には、体外受精ができる医療機関・クリニックが全国に約６００あり、２０２１年には体外受精で生まれた赤ちゃんが過去最多の６万９７９７人を数え、２０２２年には体外受精の総治療件数が過去最多の54万３６３０件を記録しています。

ここ数年、全国の約６００施設の件数に大きな変動はありませんが、自由診療が保険診療になったことで、診療の独自性が保てるのかどうか、その影響などで体外受精（不妊治療）の診療を止めるクリニックも出ています。一方で、保険診療での需要を見込んで将来に羽ばたく新クリニックも出ています。その背景には、初代の医師たちの高齢化や、勤務医の独立、二代目医師による生殖医療への転向などがあります。

また、民間企業の大規模出資によるクリニック経営も話題となっています。

はじめて治療に臨む場合

ご夫婦やカップルが不妊症を心配したり実際に子どもを望んでも妊娠がない場合、病院※（クリニック）に行って診てもらうことになります。

こうしてはじめて治療に臨むことになった場合、病院選びから始まりますが、今はインターネットが普及しているため、情報は集めやすいでしょう。セミナーや勉強会、説明会を実施しているクリニックもありますから、参加してみるとよいでしょう。

病院が決まり、予約をしたら受診となります。夫婦・カップルで受診して不妊原因を問診や検査などから探り、原因がわかれば治療開始となります。

体外受精での妊娠率と挙児率

体外受精での妊娠率（移植胚妊娠率）は25％、挙児率は17％。顕微授精の妊娠率は26％、挙児率は19％との文献があります。（※徳島大学医学部産科婦人科学分野 不妊について より）

この数値を全体の平均値とすると、体外受精を受ける場合、３回前後を目標としておくことで妊娠確率が高まり、その中で最終的に6割以上の患者さんが子どもをもうけていると考えられます。

体外受精の妊娠率
約 25%
３回を目安に！
妊娠確率が高まる
挙児率
約 19%
（参考値）

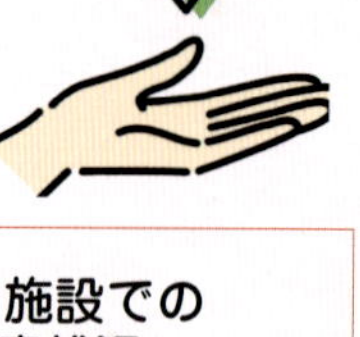

体外受精を行う治療施設のスタッフ

医師

保険診療で不妊治療や男性不妊の治療を受ける場合、産科、婦人科、産婦人科、あるいは泌尿器科の標榜があることが必要です。

保険診療で一般不妊治療を受ける場合、先の保険医療機関において、次のいずれかの経験がある常勤医師1名以上がいることが必要です。

①産科、婦人科もしくは産婦人科について5年以上の経験がある。
②泌尿器科について5年以上の経験がある。

医師は、患者さん夫婦を診て初診・検査を行い、不妊症の原因を診断して治療計画を立て、患者さんへの説明をして同意を得られたら治療を開始します。

そして、妊娠判定までを診ます。

胚培養士

不妊治療の現場で、培養室を管理し、ご夫婦の遺伝情報を含む生殖細胞の卵子と、精子を扱うのが胚培養士です。医師が採卵した卵胞液から卵子を取り出し、受精、培養、受精した胚の凍結保存、移植前の凍結胚融解、移植胚の評価選定などに携わります。

関連の教育機関から入職し、院内で専

ART 施設での治療状況

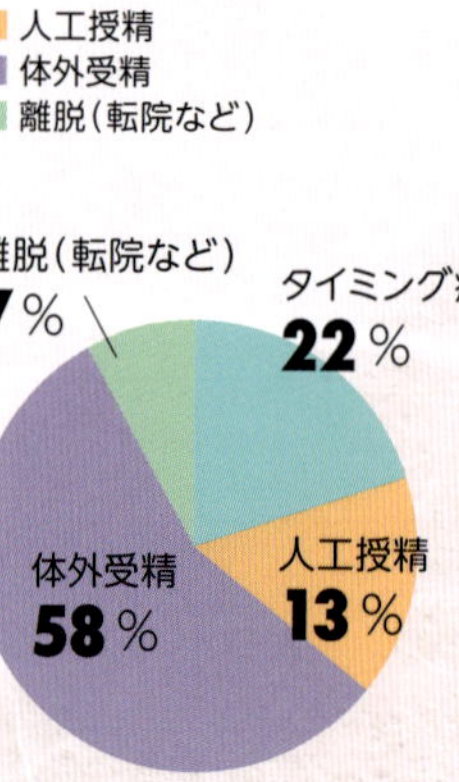

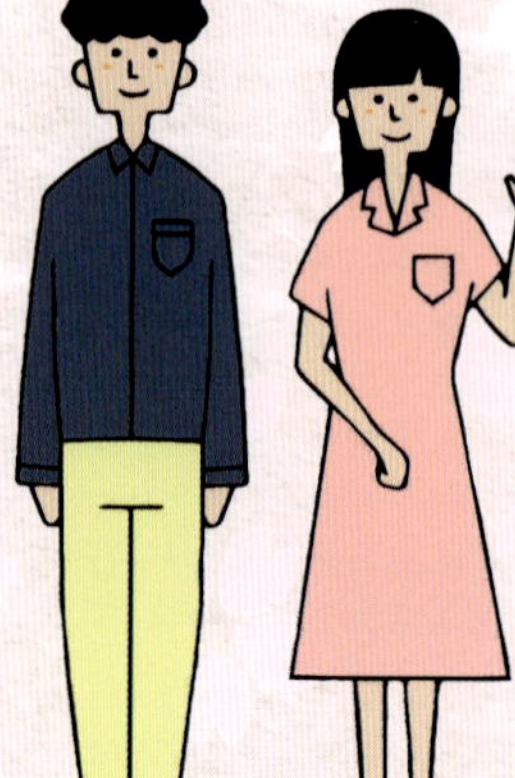

※注：病院は20人以上の患者を入院させるための病床を有するものなので、医院やクリニックが本来の言い方です。

門の知識や技術を学んだスタッフですが、検査技師や看護師が胚培養士になるケースもあるようです。

特に国の定めた資格はありませんが、関連学会として日本卵子学会、日本臨床エンブリオロジスト学会があります。

今後、国家資格化が期待されている分野です。

看護師

問診確認や、採血、注射処置、採卵手術や移植手術補助、処方薬剤の手渡しなど診療の通常看護業務に加え、不妊というデリケートな面での対応をするために、専門的な資格を有する看護師、カウンセリング知識や体外受精のコーディネート知識、栄養知識を持つ者もいます。

日本看護協会が認定している不妊症看護認定看護師もいますが数は少なく、他団体の行う不妊症看護専門の認定もいくつかあるのが現状です。

保険適用後のクリニックの動向

保険適用後の患者数、保険適用後の診療数、保険適用後の売上げ、複数胚移植の希望などの増減、お支払い方法、患者さんからの質問や声をお聞きしたところ、以下の結果が得られました。

①保険適用後の患者増減については、回答110件中、「増えた」が55・5％（61件）、「減った」が13・6％（15件）、「変わらない」が30・9％（34件）でした。

②保険適用後の治療数については、回答110件中、「増えた」が63・6％（70件）、「減った」が16・4％（18件）、「変わらない」が20％（22件）でした。

③保険適用後の売上げについては、回答104件中、「増えた」が33・7％（35件）、「減った」が27・9％（29件）、「変わらない」が38・4％（40件）でした。

④保険適用後の複数胚移植の希望については、回答107件中、「増えた」が38・9％（42件）、「減った」が3・7％（4件）、「変わらない」が57・4％（62件）でした。

⑤お支払い方法については、回答114件中、「現金」が51％（110件）、「クレジット」が45％（88件）、「その他」が4％（8件）でした。

⑥患者さんからの質問や声は、前ページにまとめました。

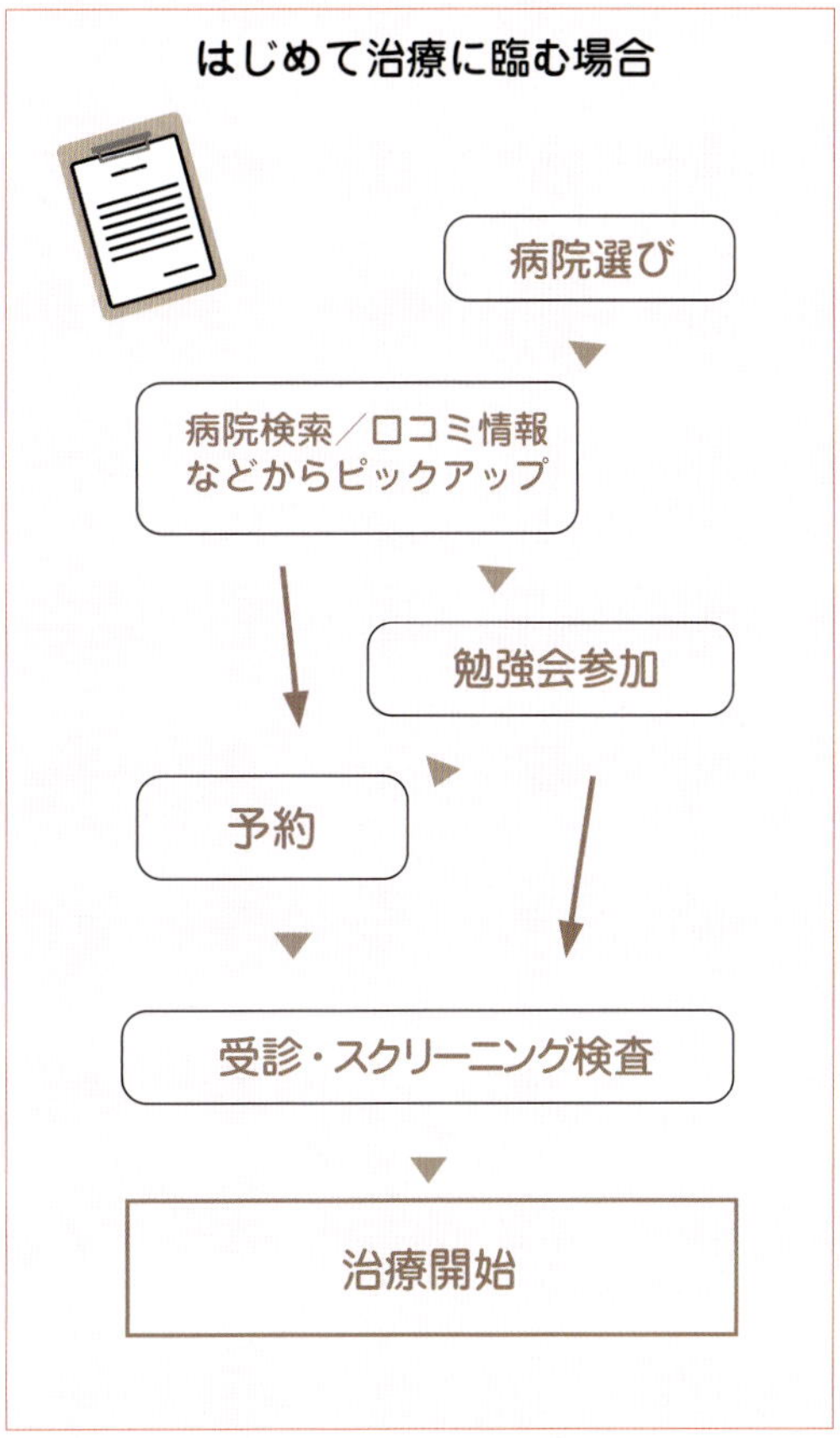

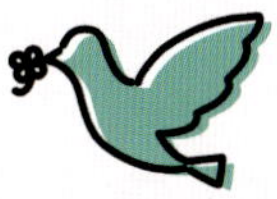

保険適用後のクリニックの様子

❶ 保険適用後の患者数

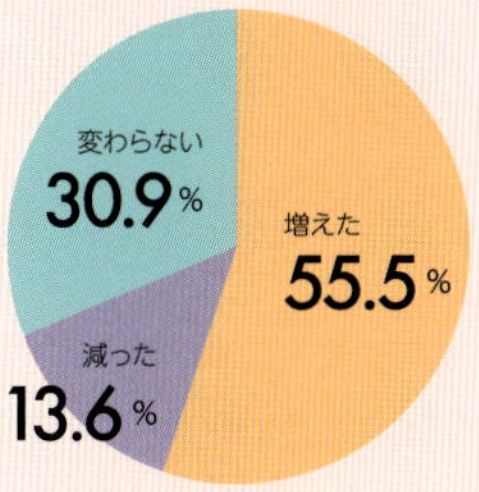

❷ 保険適用後の治療数

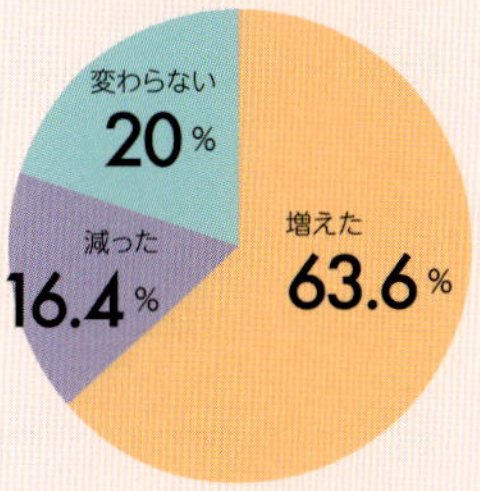

❸ 保険適用後の売上げ

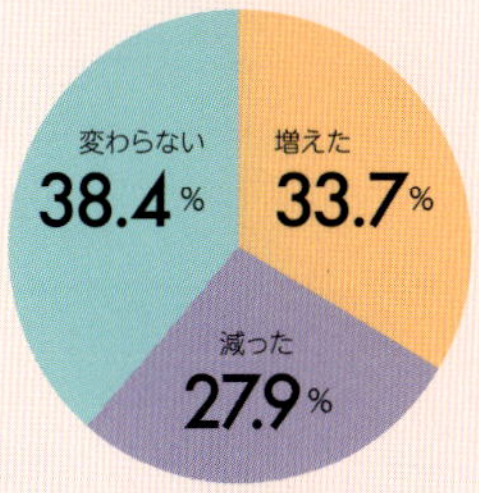

❹ 複数胚移植の希望は保険適用後

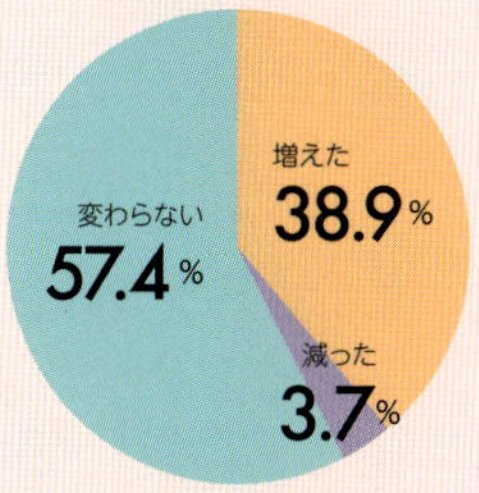

❺ 支払い方法

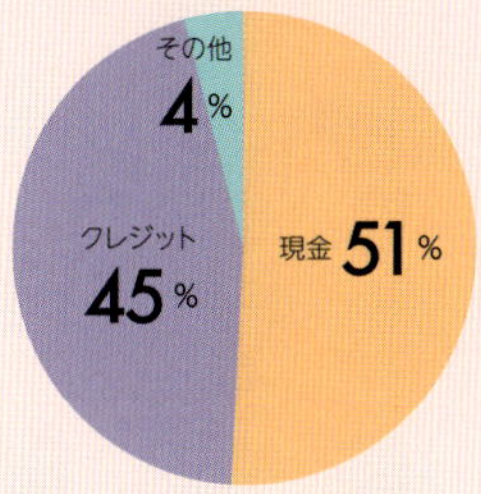

4
13

生殖医療の専門医制度

医師として働くためには、はじめに医師国家資格試験があり、それに合格して免許を取得する必要があります。その後、診療分野ごとに、さまざまな学会認定や特殊な医療を行うための技術検定や試験、制度などがあります。医療は常に進歩しているため、それに合わせた技術や能力を養う必要があり、それを身につけているかを判断するための一つの認定制度として、専門医制度があります。お医者さんに行けば、先生はみんな医師の国家資格を得ているのだから、なんでも診てもらえるというわけにはいかないのです。

もちろんそれを理解していたとしても、細分化された医療を受けるために、病院検索で注意しながら予約をするのが今の時代なのかもしれません。

専門医制度とは
日本専門医機構の場合

日本には、一般社団法人日本専門医機構という組織があります。厚生労働省の「専門医の在り方に関する検討会」の報告書を受けて２０１４年5月に設立。現在、社員として23学会が名を連ねています（表参照）。しかし、ここには生殖医療の分野の日本生殖医学会が含まれていません。

日本には、そもそも学術研究団体＝学会が２０３２学会あります。そのうち臨床医学系（内科系では内科学、小児科学、精神神経医学など。外科系では整形外科学、脳神経外科学、産婦人科学、眼科学など）が３８８学会、基礎医学系（生理学、病理学、ウイルス学、免疫学などの基礎的な理論を学ぶ）が１９８学会です。医学としては、そのほかに法律との関係を研究する法医学、予防医学などを学ぶ社会医学があります。

日本学会名鑑によると、２０２１年現在、公的に認められている学会は２０５１団体となっています。

日本専門医機構の基本理念には、「国民から信頼される専門的医療に熟達した医師を育成し、日本の医療の向上に貢献することを目指します」とあります。また、一般の人向けに「専門医と聞くとスーパードクターのような〝神の手〟をもつ医師のことを想像されるかもしれませんが、実際は内科や外科、小児科、産婦人科などよく知られた診療科において標準的で適切な診断・治療を提供できる医師のこと」とあります。また、ここでいう「標準的」という言葉は、科学的根拠に基づいた観点で、現在利用できる最良の診断・治療という意味です。専門医はそれぞれの診療科において、その時点で科学的に証明された最も効果の高い医療を提供できる医師とあります。

生殖医療専門医
全国に 1084 名
泌尿器科医 100 名未満

指導医
全国に 410 名

ART 施設
約 600

学会数
臨床医学系　388 学会
基礎医学系　198 学会

日本の医師免許取得者の90％以上は専門医あるいは元専門医といわれています。専門医は原則として5年ごとに更新があり、その間の医療の進歩を学ぶとともに、診療実績を積むことなどが更新認定基準として義務づけられています。このような更新制度によって日本の医療の質が保たれています。

専門医の取得には、とくに医師の年齢に関係なく、大学医学部を卒業し、医師国家試験に合格して2年間の臨床研修を終えた医師の多くが、より高度な資格である専門医の取得を目指します。目指す診療科（基本領域）を決め、指導医のもとで決められた年限（3～5年間）の専門研修を行う必要があります。

ここで気になるのが、今、医療現場で働いている医師たちです。技術もあり熟練した医師で年配者も多いことでしょう。開業医なら院長です。医師となったばかりの若い世代で専門医資格者が増え、現場で熟練した医師が、日々の診療の忙しさから専門医資格を取れないでいる状況もあるかもしれません。社会や患者さんからすると、実のところ専門性はどちらが高いの？と思う場面も出てくることでしょう。または、現状で信頼できる医師が少ないの？と思われるかもしれません。その辺のバランスがよくわからないという状況を生んでしまっているのも、専門医制度なのかもしれません。

しかし、日本専門医機構のホームページを改めて見ると、趣旨はよくわかります。とくに役員28名の挨拶からは、いかに社会に信頼ができ、質も高く、一般民衆にも納得のゆく医療を目指して、医師

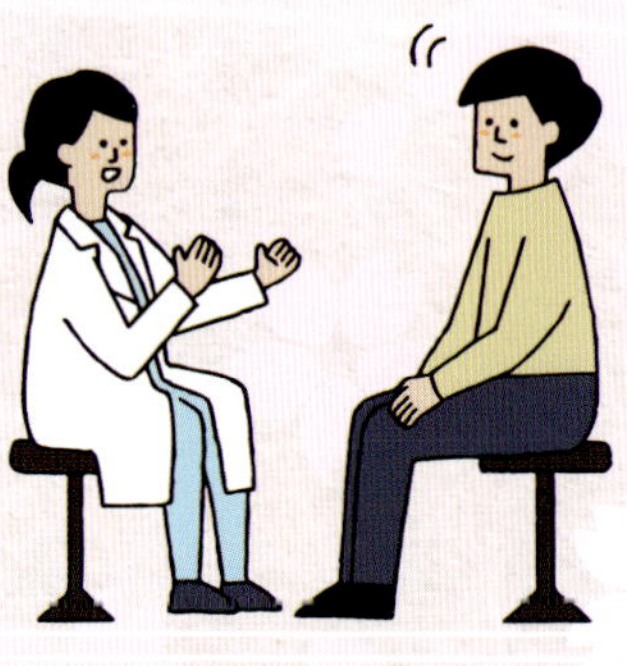

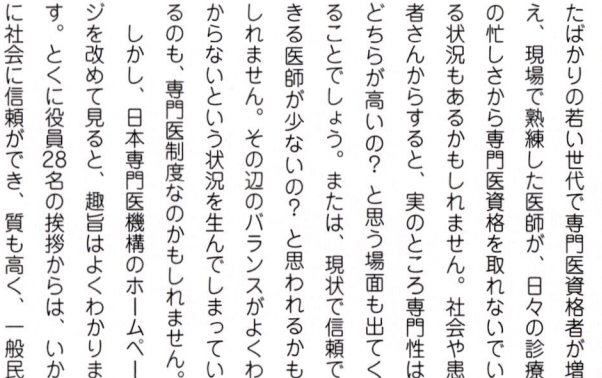

日本専門医機構 社員構成

日本医師会	日本小児科学会	日本眼科学会	日本病理学会
日本医学会連合	日本皮膚科学会	日本耳鼻咽喉科頭頸部外科学会	日本臨床検査医学会
全国医学部長病院長会議	日本精神神経学会	日本泌尿器科学会	日本救急医学会
四病院団体協議会	日本外科学会	日本脳神経外科学会	日本形成外科学会
日本がん治療認定医機構	日本整形外科学会	日本医学放射線学会	日本リハビリテーション医学会
日本内科学会	日本産科婦人科学会	日本麻酔科学会	

※これら学会で専門医資格を取得すると、広告宣伝にも日本専門医機構認定○○専門医との表記ができます。他学会の認定資格は自院のホームページなどオフィシャル以外での表記ができないとされていましたが、令和5年の届出にて、58学会、56資格が表記できるようになりました。（歯科医師、薬剤師、看護師、合計90資格）

ほか民間の有識者が理事に名を連ねて仕事をされているかがわかります。

生殖医療の専門医

生殖医療における専門医制度は、日本生殖医学会が「広い知識、練磨された技能と高い倫理性を備えた医師を養成し、更に生涯にわたる研修を推進することで、生殖医療の水準を高めること」を目的として、専門医の認定を行っています。

新制度では、生殖医療専門医研修のための認定研修施設・研修連携施設の指定を行い、生殖医療専攻医は指導責任医のもと、学会の定めた研修内容に沿って臨床研修を行うことになっています。

ここで専門医の資格を取ることで、日本生殖医学会認定生殖医療専門医として、広告媒体にも標榜ができるようになり、先進医療の実施が可能となったり、また都などでの助成金を受けることができる条件にもなります。

専門医としての資格自体は2002年10月3日に日本生殖医学会によって制定され、2006年4月1日に第1回目の認定が行われました。

現在、日本には約600のART（生殖補助医療）施設（日本産科婦人科学会登録施設）があり、2024年4月1日時点の生殖医療専門医は全国で1084名です。このうち、生殖医療指導医は410名です。この410名の医師が所属している医療機関にて指導を受け、専門医資格認定を目指します。

また、約600のART施設に対し、専門医は1084名ですから、1施設2名の医師が常勤というところまでは至らず、開業医1人スタイルも多く感じます。

医師の健康は社会にとって大事です。患者さんにとっても大事ですから、日頃からの健康管理が何よりも大切です。

男性不妊の専門医

また、生殖医療専門医は産婦人科医が取得するものですが、男性不妊を診る泌尿器科の医師は、100人に満たない人数ですが含まれています。

不妊治療専門のクリニックは開業医が多く、産婦人科の院長が自ら女性を診るだけでなく、男性不妊も専門に診ることもありました。今でも男性も女性も診る医師はいることでしょう。逆に泌尿器科医師が産婦人科医のように女性を診ることができるかといえば、そうではないようです。それほど違う診療内容にも関わらず、生殖医療専門医として並立した資格名称というのは混乱を招きかねません。

しっかり男性不妊を診る称号、例えば生殖医療男性不妊専門医とすればすごくわかりやすいと思うのですが、いかがでしょう？

とはいえ、泌尿器科の専門医は全国に6000名以上います。その中の100人に満たない医師が生殖医療専門医ですから、男性不妊治療がいかに狭いジャンルの医療かが分かります。

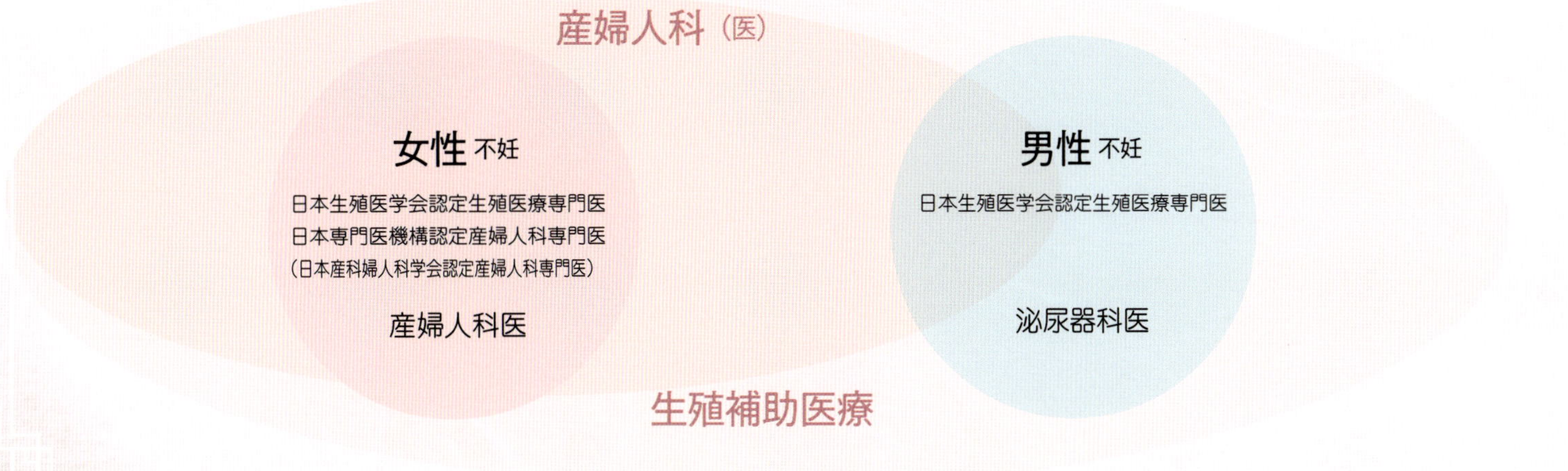

5/13 治療の流れと医師と胚培養士

体外受精はチームで行うものです。すでに医療スタッフを紹介しましたが、診療には受付はじめ看護師、（体外受精コーディネーター、カウンセラー）、胚培養士、そして医師がいます。

ここでは、大きく医師と胚培養士にポイントを絞り、治療の流れを先進医療などの技術や検査を織り交ぜながら紹介します。妊娠までの行程が長いこと、そして医師によるコントロールが大きいこと、また、いかに胚培養士の存在が重要かが改めて確認できます。

体外受精・治療の流れ

体外受精の治療は、受精に向け卵子と精子が準備できるかどうかの確認から始まります。精液検査と月経周期に問題がなければ採卵に向け、必要に応じて調節卵巣刺激を行い、出来るだけ多くの成熟卵子を得られるようにします。

自然な月経周期では、排卵に向けて卵巣内には10個ほどの卵胞がエントリーし、その中の主席卵胞（ホルモンに最も反応した卵胞）から卵子が排出します。

体外受精では、妊娠率を高めるためにこれらエントリーした卵胞の多くを育て、複数の卵子を得るために排卵誘発を行い、採卵します。

採卵は卵胞液ごと卵子を吸い取り、その中から、検卵して成熟卵子を得ていきます。検卵を終えた卵子には、ディッシュ

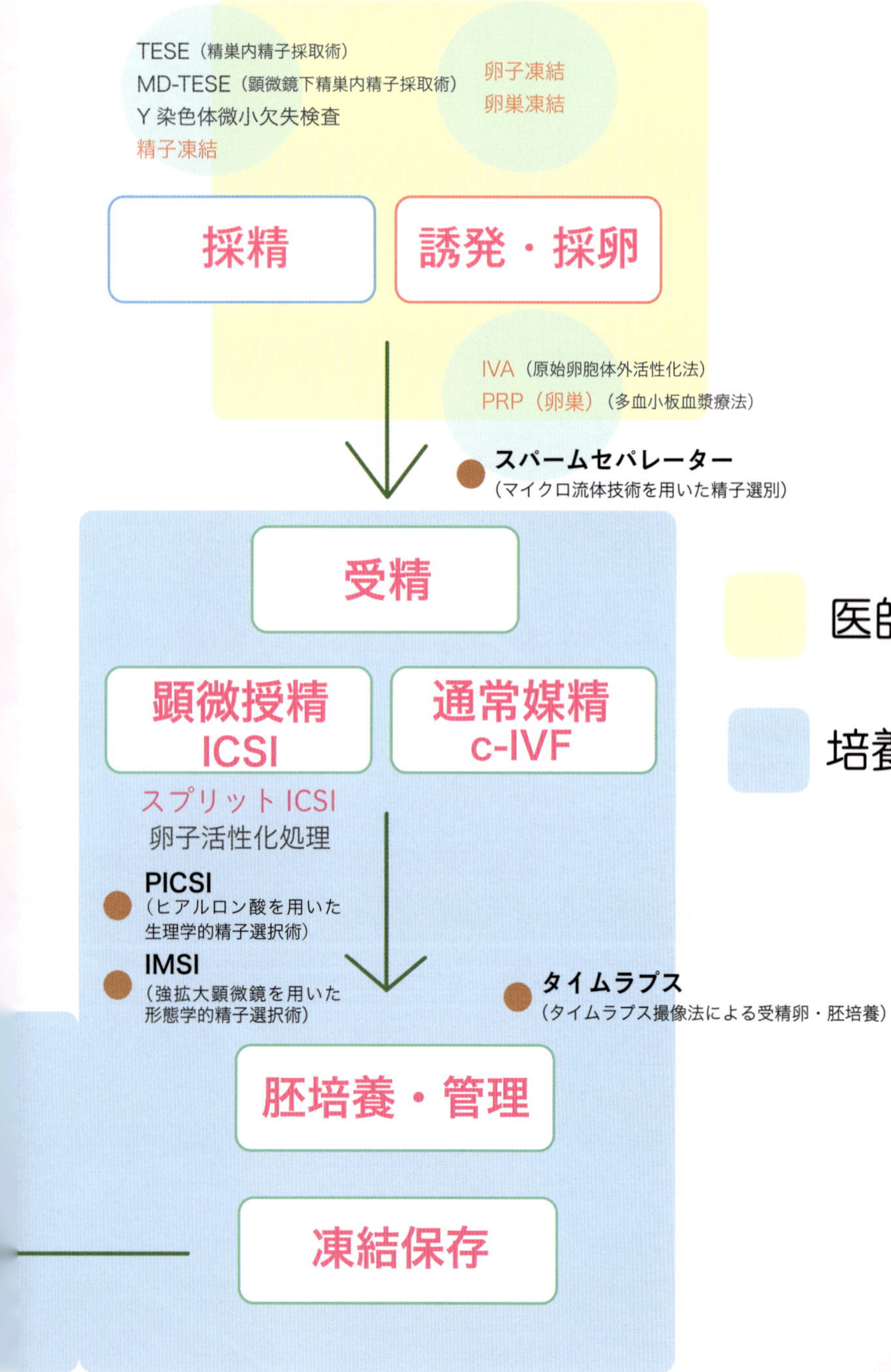

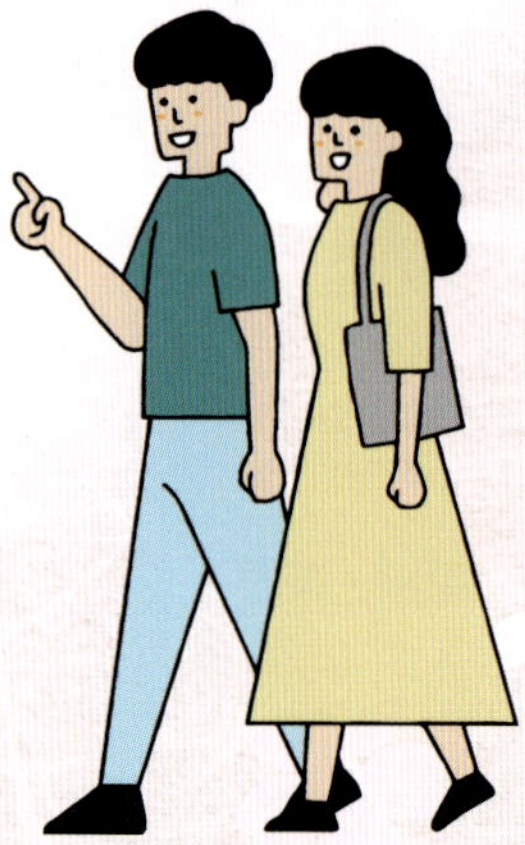

上で調整した精子をふりかけて受精を待ちます。これが通常媒精による体外受精です。精子の状態などによっては、1個の精子を直接卵子に注入する確実性の高い顕微授精を行います。

受精後の受精卵は胚と呼ばれ、培養室の培養器（インキュベーター）の中で発育させ、グレードの良いものから胚移植していきます。胚移植は、採卵周期に行う新鮮胚移植と、一旦凍結保存をして整った月経周期に融解して胚移植をする凍結融解胚移植があります。

これらの全過程で、妊娠の可能性を高めるために先進医療を行うこともあります。下に表したチャートでは、先進医療も表示しました。

医師の行うこと、胚培養士が行うことをそれぞれ色分けしました。

ここで、少し基準についてみておきましょう。

医師に関する基準

産婦人科、産科、婦人科、または女性診療科に従事し、当該診療科について5年以上の経験があり、「産婦人科専門医」であり、かつ生殖医療専門医であることが「先進医療」を行う医師の要件となっています。

他にも技術によって経験年数や経験数が設けられており、例えばSEET法（子宮内膜刺激術）に関しては、10例以上の症例を実施していることが条件となっているといった具合です。

適応に関する基準

「先進医療」技術は、患者さんのだれしもに必要な技術ではなく、医師が必要と判断した場合に受けることができる技術です。例えば、複数回胚移植をしても着床、妊娠しない場合には子宮内膜スクラッチやSEET法が適応になります。最初の移植から希望することはできません。また、EMMA／ALICE検査（子宮内細菌叢検査1）を受けたくても、慢性子宮内膜炎の疑いがなければ適応になりません。

このように、先進医療は医師の判断を伴うものですから、必要時には直接通院先に相談もしくは問合せするとよいでしょう。

施設に関する基準

- ●産婦人科、産科、婦人科又は女性診療科であり、常勤の産婦人科専門医がいること。
- ●配偶子（生殖細胞、精子と卵子）及び胚の管理に携わる責任者がいること。
- ●緊急の場合には、他の保険医療機関と連携体制が取れて対応できること。
- ●患者さんの治療がきちんと行われているか審査する機能を持っているか。
- ●倫理について審査するシステムがあるかどうか。
- ●「先進医療」項目において、決められた症例数以上を実施したことがあるか。

などの施設基準が設けられています。

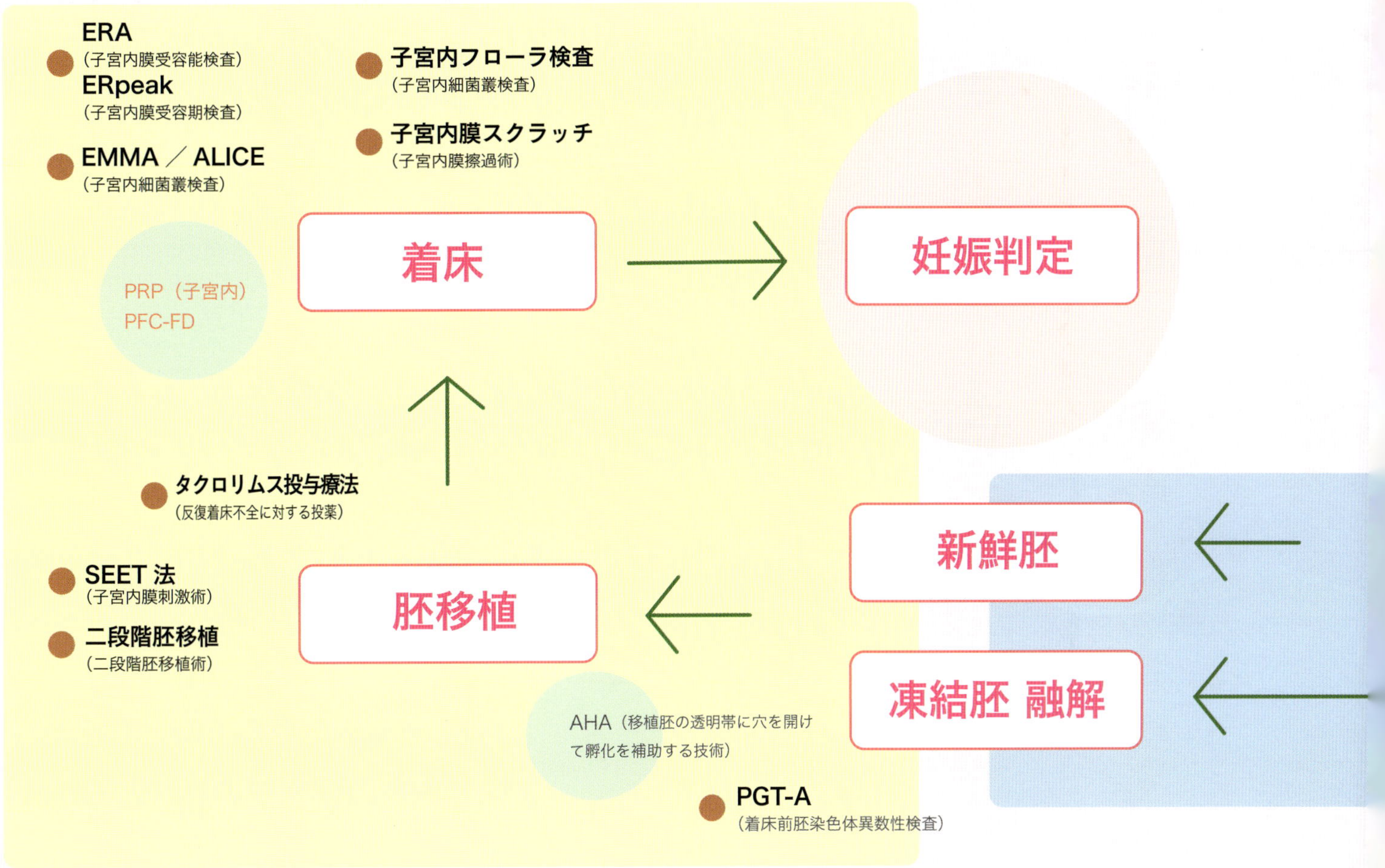

6
13

先進医療とオプション診療

保険診療はまだ始まったばかりですが、生殖医療そのものの医療技術は自由診療の時からあるものです。すでに様々な治療法や検査などが工夫され用いられていました。それが保険適用化となり、採卵から移植までの基本的な診療が保険適用となりました。保険診療として認められた技術（治療法や技術）は、有効性や安全性がしっかり評価されて明らかになっているものです。それに対して、先進医療は自由診療時にオプションとして用いられていた様々な治療法や検査法の中でも、将来的に保険適用が期待されるものとして認定されています。

この認定により、混合診療の枠から外れ、先進医療として保険診療と併用して受けることができます。ただし、費用は全額自己負担です。したがって、先進医療として認められていない医療技術を用いた場合は保険適用が認められなくなり、すべて自由診療となります。

治療にプラス

保険診療として認められた技術（治療法や技術）は、有効性や安全性がしっかり評価されて明らかになっているものです。それにプラスして、今まで行われてきた治療法や検査の中から将来的に保険適用が期待されるものが「先進医療」として認定されています。

先進医療には、【A】と【B】があります。

【A】は未承認、適応外の医薬品、医療機器の使用を伴わないものや伴っても人体への影響が極めて少ないものです。

【B】は適応外の医薬品、医療機器の使用を伴う医療技術などで、実施環境、治療法や検査の効果などについて特に重点的な観察・評価が必要と判断されるものとあります。

「先進医療」は、基本的には全額自費扱いになりますが、保険診療と併用して利用することができます。

ですから、基本的な診療を3割負担という保険のメリットを生かしつつ、効果が期待される「先進医療」の利用が可能ということです。

ここでは、2022年8月25日の段階で認められている「先進医療」（次ページ参照）の説明をします。

先進医療Ａ
11 項目

先進医療 B
2項目

先進医療の決定は？

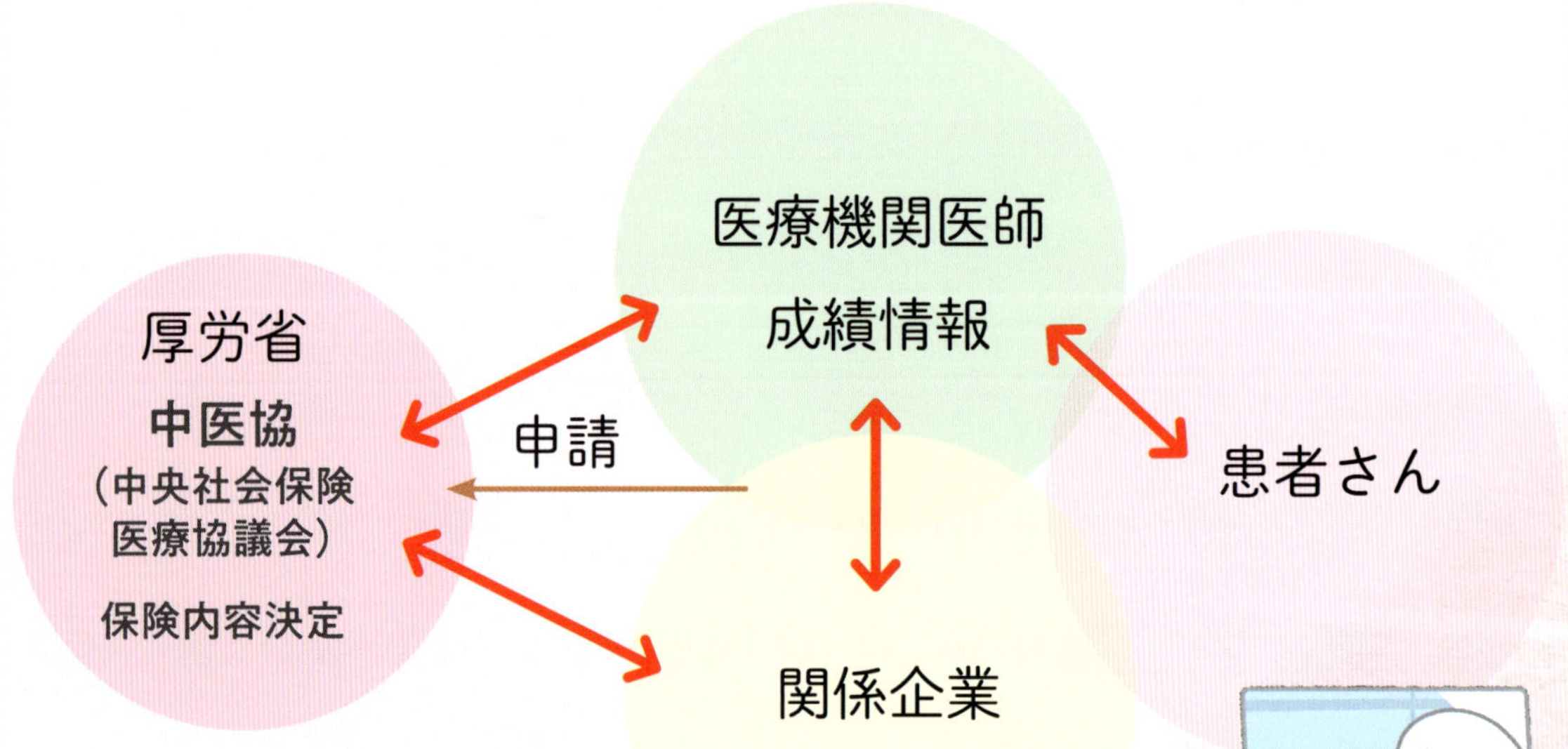

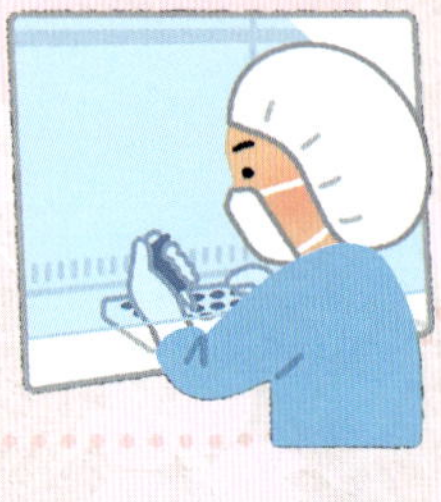

●タイムラプス（タイムラプス撮像法による受精卵・胚培養）

胚移植を必要とし、胚培養を行うときに、培養器に内蔵されたカメラで培養中の胚を一定間隔で撮影し、培養器から取り出すことなく培養し、評価できる。初回の体外受精からタイムラプスインキュベーターでの培養を希望することが可能。

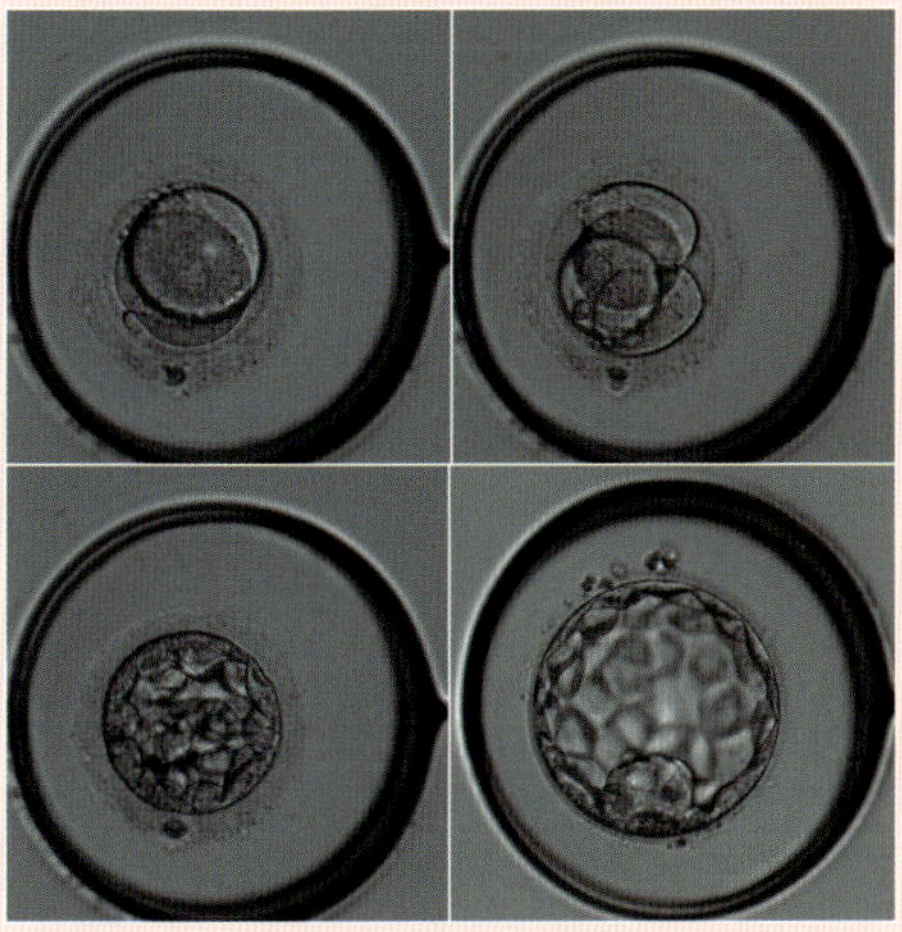

●ERA（子宮内膜受容能検査 1）

これまで反復して着床・妊娠に至らないものに対し、子宮内膜が胚の着床に適した時期を調べる検査。

●ERPeak（子宮内膜受容期検査 2）

これまで反復して着床・妊娠に至らないものに対し、子宮内膜が胚の着床に適した時期を調べる検査。

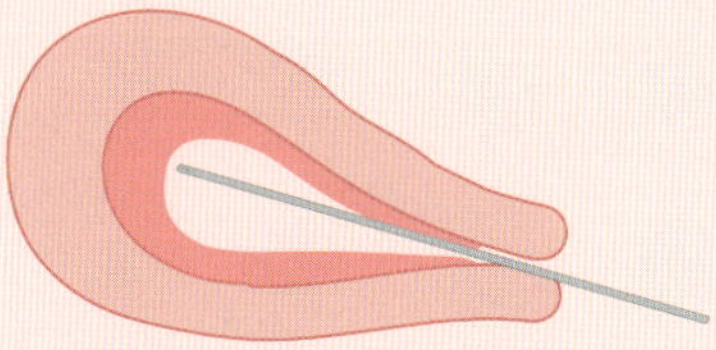

プロゲステロンを開始してから５日後（P＋5）の子宮内膜をピペール（ピペット）で採取する。採取した組織を検査して、着床の窓を調べる。同じタイミングでホルモン補充を始めても、着床の窓が前や後ろにずれている人もいるため、ずれが見つかったら、それに合わせて胚移植日を決める。

●PICSI（ヒアルロン酸を用いた生理学的精子選択術）

胚移植後に反復して流産を認めたもの、あるいは奇形精子を伴うものに対し、ヒアルロン酸と結合している精子を選別してICSIに用いる。

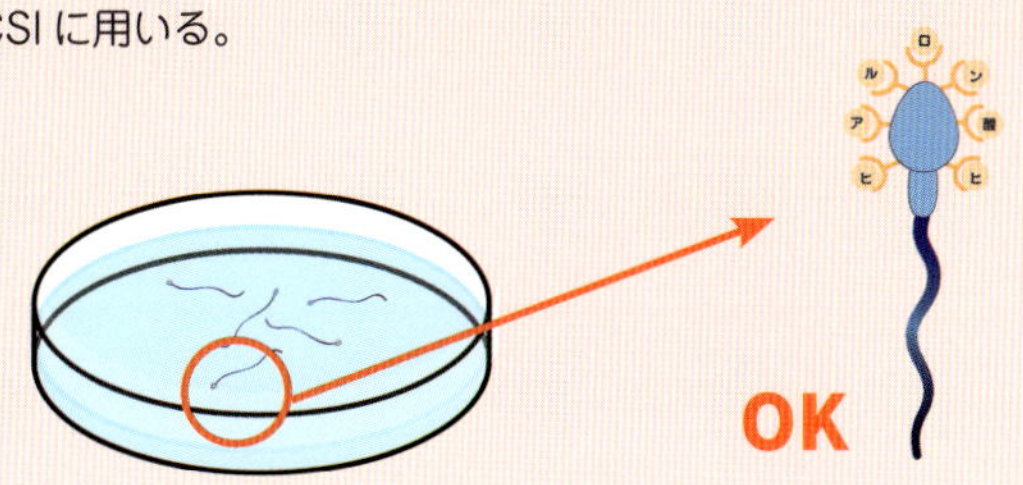

●IMSI（強拡大顕微鏡を用いた形学的精子選択術）

体外授精を実施しても受精卵や移植可能胚を得られず、性状不良精液　精子所見　A）精子濃度：1ml あたりの精子数 3000 万未満。　B）運動率：40％未満。　C）クルーガーテスト：正常形態精子率 3％未満。　D）精子 DNA 断片化：30％以上のうち、２つ以上を満たしており、顕微授精の実施が必要と判断されたものに対し、強拡大顕微鏡を用いて精子を選択する。

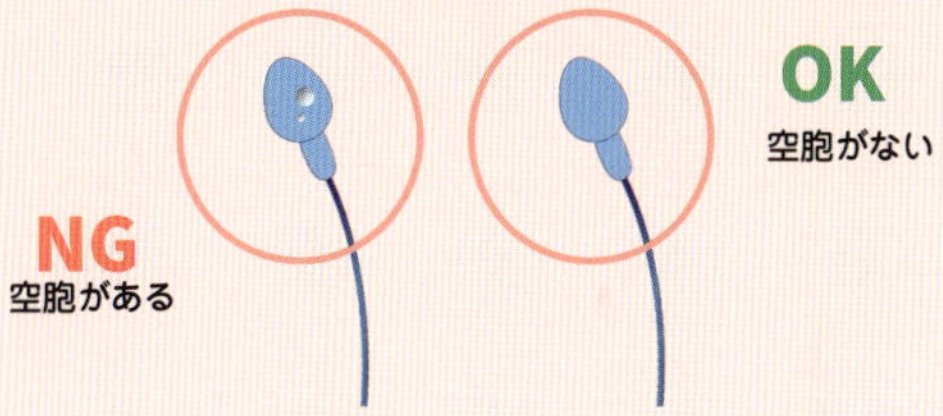

●スパムセパレーター（マイクロ流体技術を用いた精子選別）

ザイモートは、ＤＮＡに傷の少ない精子を回収するためにマイクロ流体技術を用いて精子の選別をする技術。この技術は、遠心分離器を使用しないので遠心時に精子のＤＮＡがちぎれてしまったり、傷がついてしまったりするなどの心配が少なくなる。１回以上顕微授精を実施しても移植可能胚が得られなかった夫婦、また胚移植をしても妊娠に至らなかった夫婦などが対象。

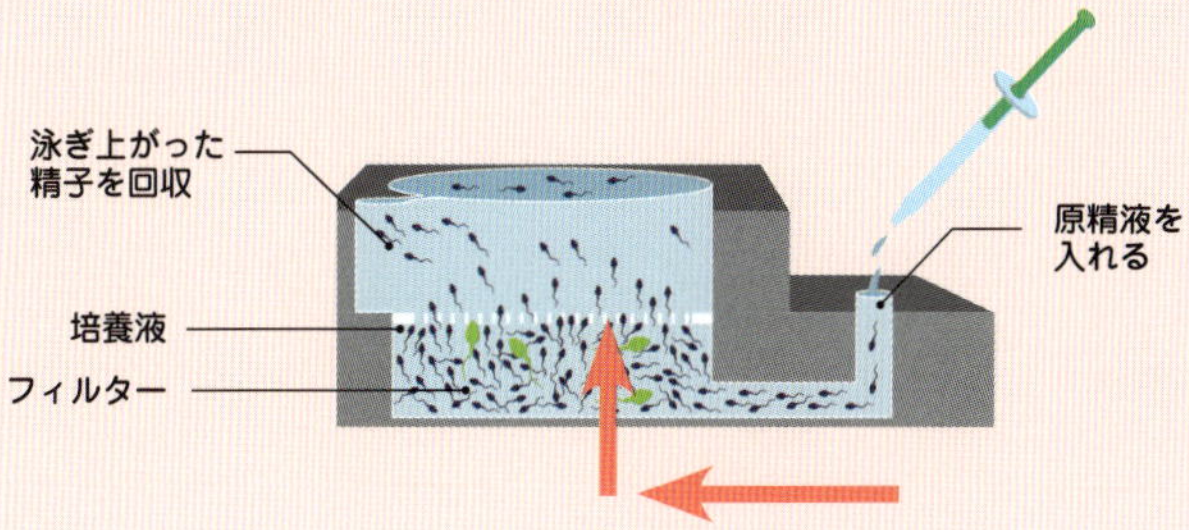

●子宮内膜スクラッチ（子宮内膜擦過術）

これまで反復して着床・妊娠に至らないものに対し、子宮内膜にわずかな傷をつけ、内膜の修復を促し、着床に適した環境に整える。

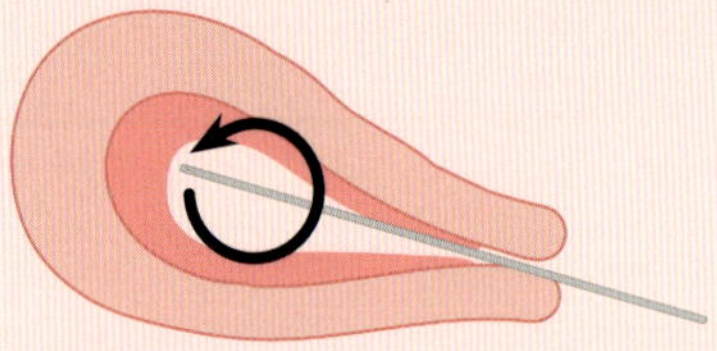

胚移植を行う予定の前周期の黄体期に子宮内膜に擦り傷をつくる。ピペットを同じ方向に数回回転させて擦り傷をつける。

●タクロリムス投与療法（反復着床不全に対する投薬）

着床不全に対する免疫抑制薬を用いた治療。胚は精子と卵子から成る細胞で、母体側からすると半分は非自己となり、異物と捉えられ攻撃されてしまうことがあるため、攻撃する細胞が多い場合はタクロリムスという薬剤を利用し、免疫のバランスを整えた上で移植を行う。

●PGT（着床前遺伝学的検査）

体外受精で得られた胚盤胞の染色体を網羅的に調べる検査。体外受精胚移植の不成功の経験がある、流産を繰り返すなどの夫婦を対象に、日本産科婦人科学会による認定を受けた病院、クリニックで受けることができる。検査で問題のない胚を移植することで、流産を減らし、移植あたりの妊娠の可能性を高めることが期待される。

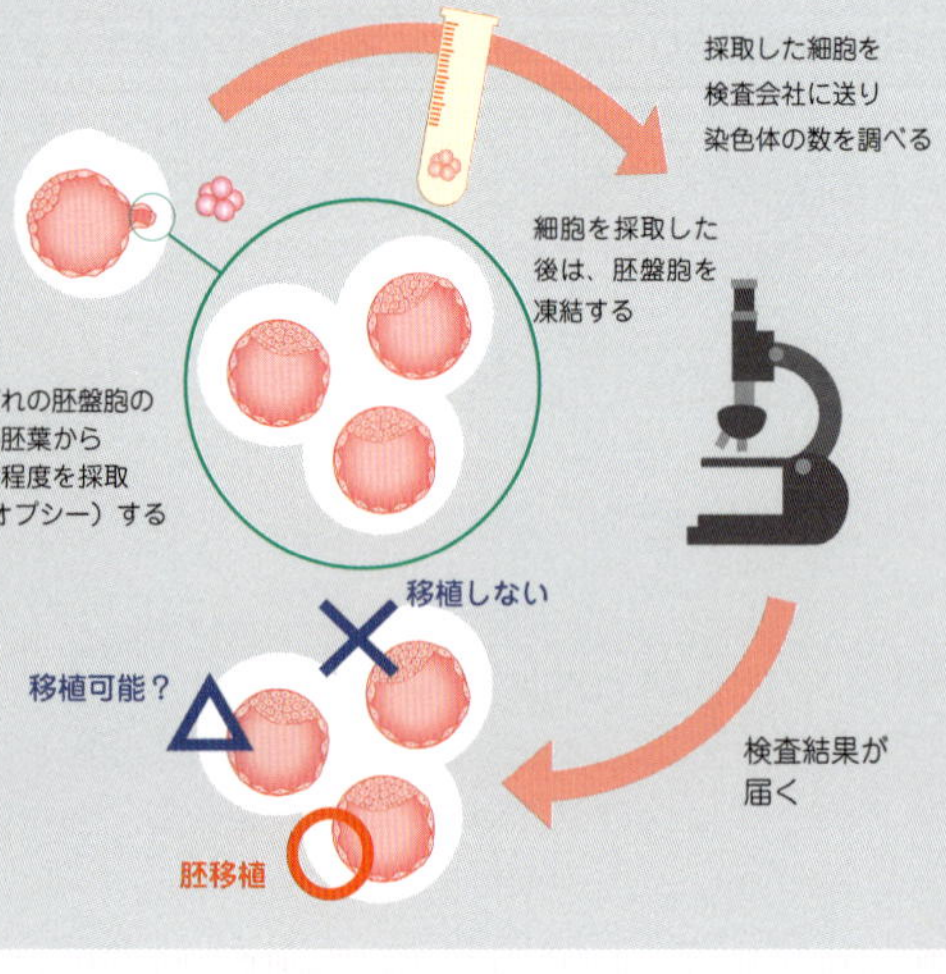

採取した細胞を
検査会社に送り
染色体の数を調べる
細胞を採取した
後は、胚盤胞を
凍結する

それぞれの胚盤胞の
栄養外胚葉から

5細胞程度を採取
（バイオプシー）する
移植しない
移植可能？

検査結果が
届く

●EMMA ／ ALICE（子宮内細菌叢検査 1）

これまで反復して着床・妊娠に至らない慢性子宮内膜炎の疑いのあるものに対し、その菌の特定と子宮内の細菌の状態を調べる検査。子宮内膜が厚くなる高温期（月経約 15 日～25 日目）に、子宮内膜の一部を採取して検査する。

●子宮内フローラ検査（子宮内細菌叢検査 2）

これまで反復して着床・妊娠に至らない患者のうち、慢性子宮内膜炎が疑われるもの、または難治性細菌性症を調べる検査。自然周期では黄体期に、ホルモン補充周期ではプロゲステロン投与後５～６日目に綿棒またはピペットなど用いて子宮内腔液または腟内擦過物を採取する。

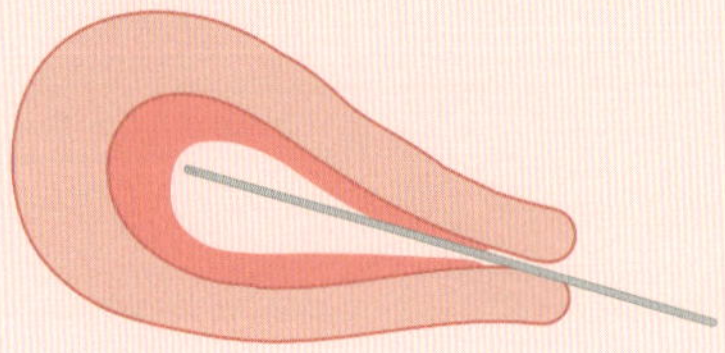

●SEET 法（子宮内膜刺激術）

過去の体外受精治療において、何度か移植したものの着床または妊娠に至っていない場合などに行う。移植予定の２日前に胚培養中の培養液を子宮内に注入し、着床環境を整える効果を期待し、移植予定の胚盤胞まで育った胚を移植する方法。

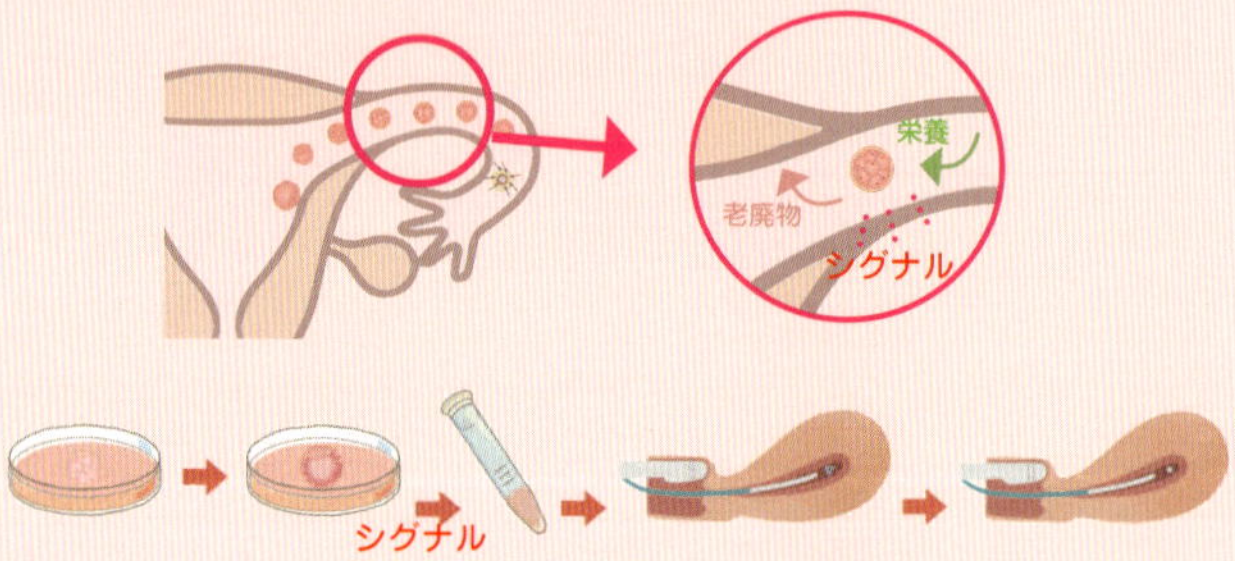

老廃物
シグナル
シグナル

●二段階胚移植法（二段階胚移植術）

受精後２～３日目の胚（初期）と５～６日目の胚（胚盤胞）を、１回の移植周期に移植日をずらして移植する方法。SEET 法と同様に、胚の代謝産物が子宮内膜を整えて着床率を上げることを期待した移植方法

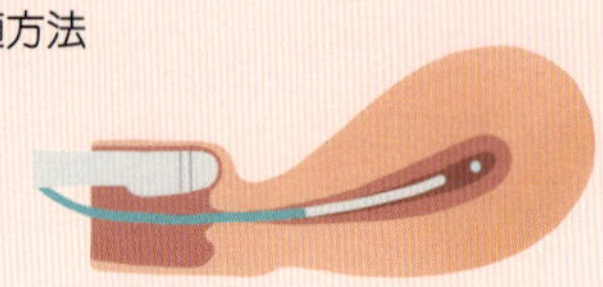

先進医療の技術

「先進医療」の認定は、医師による治療や検査だけでなく胚培養士の胚操作の技術にも適用されています。前ページのチャートでも示したように、治療過程に沿って、採卵後に行われる培養業務での技術、そして移植や着床環境に関する検査や治療があります。

不妊治療では、培養業務が大きな役割を果たしていますが、保険診療化に伴い、培養技術や機器が先進医療の項目に入ったことから、導入のない施設では今後の導入が進むことも考えられます。

しかし、基本は機器に左右されない胚培養士の技術こそが肝心。それが胚培養士の専門性と考えられます。

「先進医療」の項目は、医学的調査対象としての意味もあります。認定をすることで、有効性や安全性を調査しつつ、先進医療に関するデータを全国の治療施設から集めることもできます。そこで有効性が確認できれば、患者さんの利益として発展し、確認できなければ先進医療の項目から外されることも考えられるでしょう。

自由診療では

保険診療でも自由診療でも、体外受精の治療の流れは変わりません。18ページのチャートでは先進医療の治療がどこに当たるのかも示しました。保険診療では保険で認められている先進医療の治療ができ、それがこのチャートでどこにあたるのか理解できるかと思います。

自由診療では、患者さんの妊娠の可能性を高めることが期待できる治療をすべて行うことができるため、年齢や個人の症状などによって自由診療の選択肢も出てきます。排卵誘発方法と使用薬剤の種類・使用法、培養室における機器や培養液の種類と使用法、移植時の治療法などが関係してきます。

先進医療への追加が期待される検査と治療法

「先進医療」の項目に含まれた治療技術の他にも、不妊治療実施施設で使用されている技術があります。

・PRP療法、PFC-FD療法

「PRP（多血小板血漿）治療」は、再生医療のひとつで、患者さんの血液から抽出した高濃度の血小板を子宮内や卵巣に注入する方法で、「PFC-FD療法」とは、PRPの中から必要成分だけを凝縮し、フリーズドライをした後に卵巣や子宮内に注入する方法です。どちらも、卵巣や子宮内膜の機能を改善することを目的としています。

・β2GPIネオセルフ抗体検査

「β2GPIネオセルフ抗体検査」は、β2GPIネオセルフ抗体を、血液を用いて検査する方法です。β2GPIネオセルフ抗体陽は血管の炎症を引き起こし血栓ができやすくなることが知られており、不妊症・不育症の原因の1つと考えられています。検査陽性の場合、血栓を予防する治療を行うことで、不妊症や不育症の方の生児獲得率をあげることができると考えられています。

オプション診療実施率

＜先進医療Ａ＞　自由診療時	実施（扱い）率
PICSI	40 %
IMSI	13 %
スパムセパレーター	40 %
タイムラプス	62 %
子宮内膜受容能検査（ERA）	66 %
子宮内膜受容期検査（ERPeak）	28 %
子宮内細菌叢検査（EMMA/ALICE）	65 %
子宮内フローラ検査	67 %
SEET 法	66 %
二段階胚移植法	63 %
子宮内膜スクラッチ	48 %
＜先進医療Ｂ＞	
反復着床不全に対する投薬（タクロリムス）	41 %
PGT-A	48 %

（2023.10 アンケートより　回答施設数 114 件）

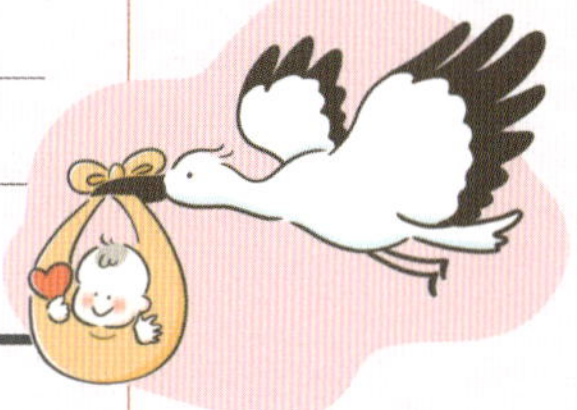

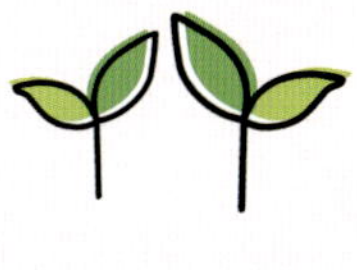

7/13

不妊治療の歴史

超少子高齢化が進むなかで、すべての出生児のうち、生殖補助医療によって生まれた子どもが約10人に1人となり、また実際に不妊の検査や治療を受けたことがある（または受けている）カップルが約4.4組に1組という割合にまでおよぶ日本（2021年のデータより）において、不妊治療（特にART）は社会にとってなくてはならない治療法です。

では、そのARTはそもそもこれまでどのような変遷を辿ってきたのでしょうか。世界と日本における生殖補助医療の歩みをひもといてみましょう。

世界初の体外受精成功者

1978年7月25日午後23時47分、ケンブリッジ大学（イギリス）の生物学者であるロバート・エドワーズ博士と産婦人科医のパトリック・ステプトウ博士のもとで体外受精の治療を受けていた、ブラウン夫妻が、オールダム総合病院で2608gの女児を出産したのが世界で初めての成功例です。不妊原因は卵管性で、出産は帝王切開でした。女児は、ステプトウ博士が名づけ親となりルイーズ・ジョイ・ブラウンと命名され、ルイーズのニュースは「試験管ベビー（Test-tube baby）」の誕生として、世界中に大きな話題と衝撃を与えました。

その後、オーストラリア（1979年）、アメリカ（1981年）、ヨーロッパ各国（1982年〜）など、体外受精の成功例が続いていきます。

そして、ルイーズも妹のナタリー・ブラウン（同じく体外受精で生まれた）も1999年に自然妊娠で子どもをもうけています。

エドワーズ博士が「体外受精技術の開発」により、2010年にノーベル生理学・医学賞を受賞したことは有名です。

日本の最初の体外受精成功者

日本で初めて体外受精によって赤ちゃんが誕生したのは1983年。

日本初の体外受精児をこの世に送り出したのは、現在の東北大学病院で、当時は産婦人科の教授だった鈴木雅洲《まさくに》先生たちでした。

鈴木先生は留学先のアメリカで最先端の不妊治療を目の当たりにし、1960年代前半のころに不妊治療に取り組み始め、35回目、17人目の体外受精にして初めて念願の妊娠・出産に至りました。

今では決して珍しいものではなくなった体外受精ですが、当時はやはり賛否両論あり、ルイーズのように「試験管ベビー」と揶揄されたり、宗教的な反発などもありました。

鈴木先生は退官後、日本で初めて民間の高度不妊治療専門病院「スズキ病院（現・スズキ記念病院）」を設立し、在野で不妊治療に取り組んでいきます。

体外受精の成功は？

イギリス	1978 年
オーストラリア	1979 年
アメリカ	1981 年
ヨーロッパ	1982 年
日本	1983 年

顕微授精のはじまり

やがて、通常の体外受精・胚移植では妊娠が難しいケースに対して、顕微授精（法）が開発されました。顕微授精は、当初は透明帯部分切開法（partial zona disection：PZD）といって、透明帯（卵子を取り囲む膜）に精子が通れる小さな穴を開け、受精させる方法が生まれ、続いて透明帯と卵細胞膜の間に精子を数匹注入して受精させる囲卵腔内精子注入法（subgonal sperm injection：SUZI）が登場します。そして、細いガラス針（ピペット）の先に1個の精子を入れ、それを顕微鏡で確認しながら卵子に直接注入する卵細胞質内精子注入法（Intracytoplasmic Sperm Injection：ICSI）が開発されました。

精子数が非常に少ない、精子の運動能力が低いなど、重度の男性不妊が原因でも治療できる点で大変画期的なものでした。ICSIによる妊娠・出産に初めて成功したのは1992年、ベルギーの医師パレルモ博士たちでした。

日本でも同じ年、顕微授精胚の妊娠・出産によって赤ちゃんが誕生しており、これも鈴木先生が成し遂げています。鈴

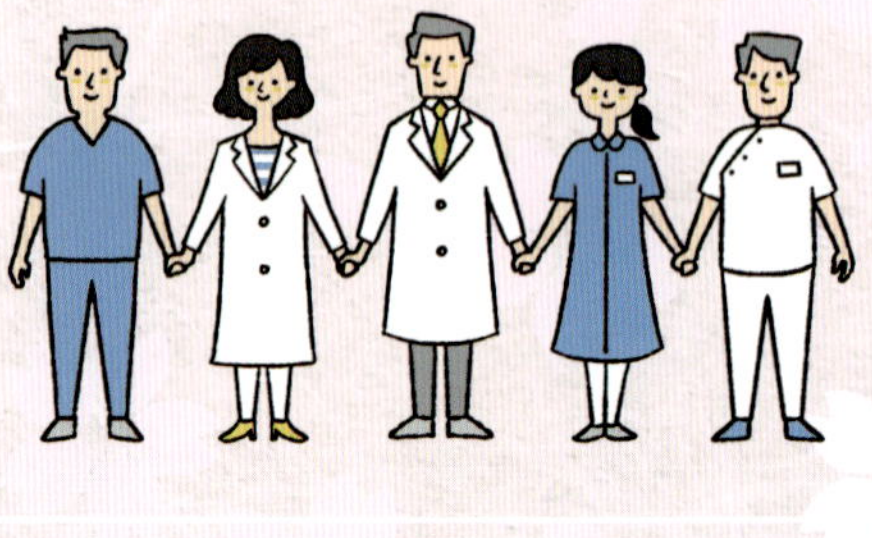

木先生はさらに、その後の2001年に日本で初めて成熟卵子の凍結融解（解凍）後の受精・妊娠・出産も成功させ、長年の功績から、2015年に日本学士院賞を史上最高齢で受賞しました。

顕微授精は体外受精とともに、今や現代の不妊治療において不可欠な治療法となりました。顕微授精の発展は目覚ましく、通常の体外受精（ふりかけ法）で受精しなかった卵子にICSIを行うレスキューICSIや、一度に複数の卵子が採れた場合に、体外受精とICSIの2つのグループにわけて受精させるスプリットICSIなどがあります。

また、紡錘体（成熟卵子の細胞質内に現れる染色体が集合したもの）が見える装置を顕微鏡につけ、紡錘体を傷つけずに顕微授精を行うSL-ICSI、先の尖っていない針でパルス（微振動）によって透明帯や細胞膜を破って受精させるPIEZO-ICSIなどの新しい方法も使われています。

不妊治療の推移

1986年3月から、日本産科婦人科学会は体外受精などの臨床実施について登録報告制を行っています。この報告数からどんなことがわかるでしょうか。

「2022年　体外受精・胚移植等の臨床実施成績」（日本産科婦人科学会）によると、2022年の総治療周期数（不妊治療の実績件数）は54万3630件で、前年に比べて4万5490件増えました。治療を受けている年齢のボリュームゾーンは39～42歳で、最も治療件数が多いのは42歳（4万6095件）です。

2022年4月から体外受精などの基本治療が保険適用化しましたが、これには年齢と治療回数の制限があります。「治療開始時に女性の年齢が43歳未満」「初めての治療開始時の女性の年齢が40歳未満の場合は通算6回、40歳以上43歳未満の場合は通算3回まで（いずれも一子あたり）」というものですが、42歳がピークとなったのは年齢制限を受けた「駆け込み」の可能性、治療件数が40～41歳で減っているのは回数制限の影響の可能性が、それぞれ考えられます。（グラフ1）

生産周期数（出産まで至ったもの）は35～37歳頃をピークに減少していますが、これは加齢により妊娠率が下がるため、不妊治療を行っても、実際に妊娠・出産できる割合は残念ながら少なくなるということです。

次に年齢別の妊娠率・生産率・流産率をみると、妊娠率/総治療（全てのARTのうち妊娠したもの）は33歳頃まで30%弱で推移し、34歳頃から下がります。生産率/総治療（全てのARTのうち出産したもの）のカーブは妊娠率とほぼ平行。流産率/総治療（全てのARTのうち流産したもの）は34歳頃から上がり、40歳頃を境に、妊娠率を流産率が上回ります。（グラフ2）

治療法ごとの出生児数比をみると、新鮮周期（ICSIとIVF）では約1.7%、凍結融解周期（FET）では約26・5%でした。妊娠・出産に至ったケースの約93・5%が凍結融解胚移植によるものということがわかります。（グラフ3）

このデータからわかることは、本誌でもこれまで繰り返しお伝えしていますが、不妊治療を始めるなら開始時期が早いに越したことはなく、確率論としては30代前半までに、適応が合うのであれば凍結融解胚移植を選択することが妊娠・出産に結び付きやすいということになります。

夫婦によって、子どもを持つ背景には様々な事情がありますが、まずは2人で十分に話し合い、担当医ともよく相談して、自分たちに一番合った治療開始のタイミング、治療法などを選ぶことがとても大切と言えるでしょう。

日本産科婦人科学会ARTデータより

グラフ1

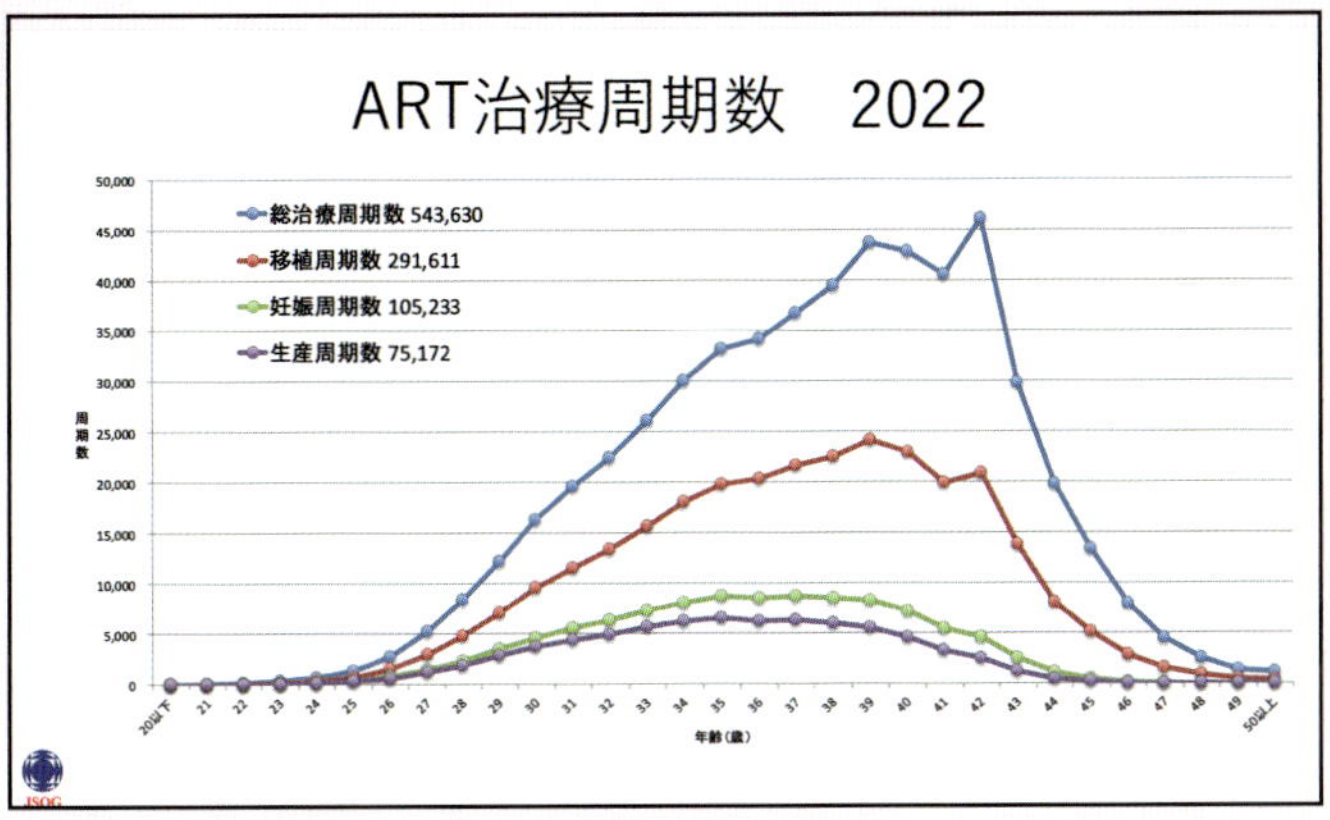

グラフ2

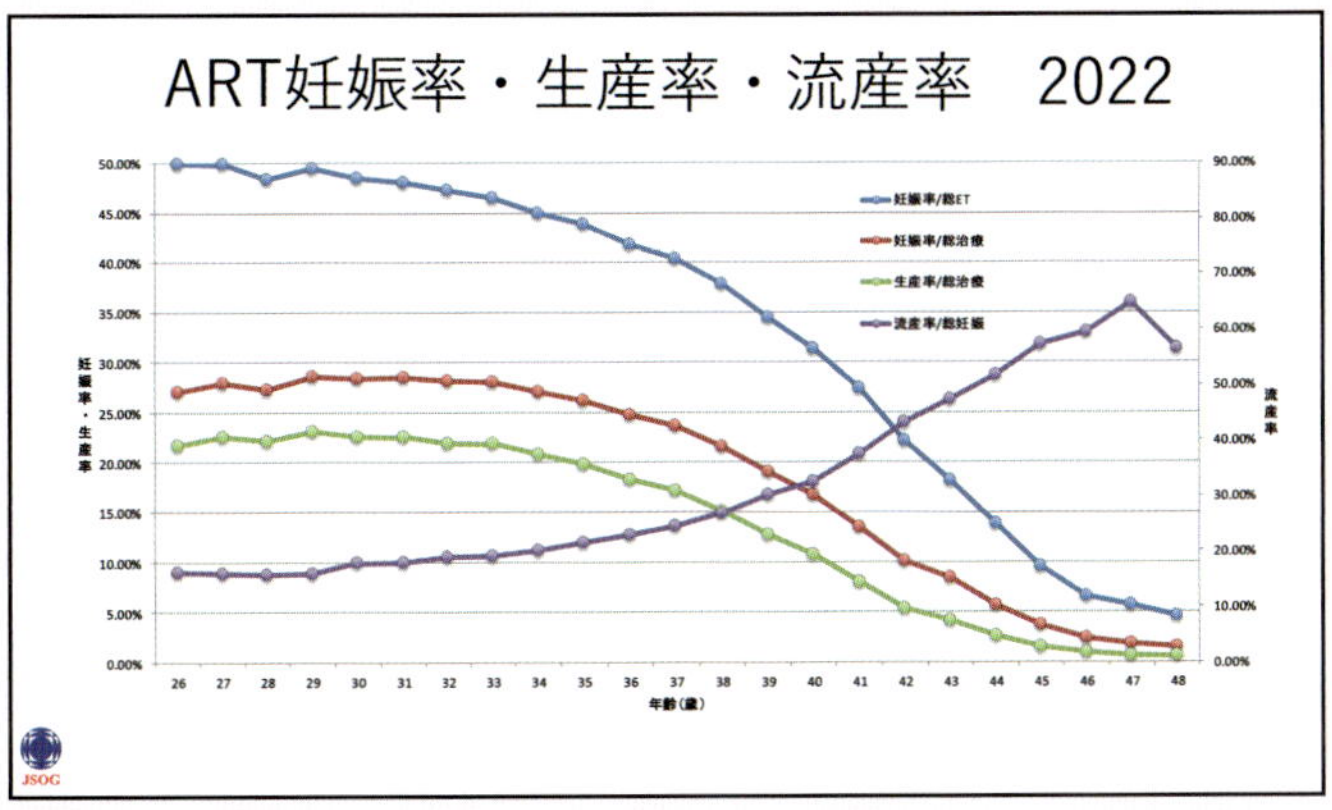

グラフ3

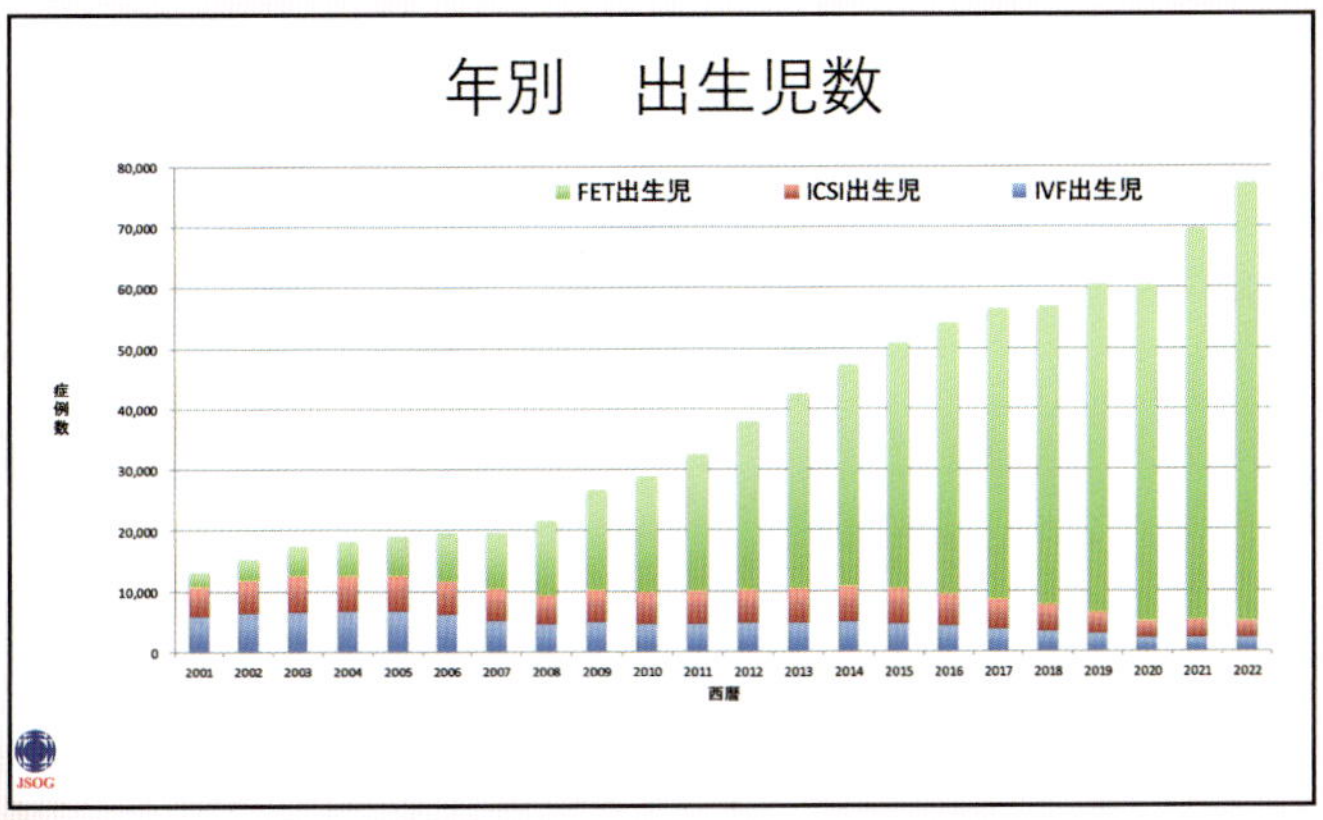

8
13

行政の支援

不妊治療（体外受精）には高額な費用がかかることから、２０００年を前に、厚労省でも支援が検討され、自治体によっては不妊治療に対してすでに助成金を出すところが出ていました。そして、国と地方自治体折半による特定不妊治療費助成事業が２００４年にスタートしました。

不妊治療には経済的な負担だけでなく、精神的なストレスもかかるため、支援事業には助成金とともに全国の自治体に相談センターの設置が推進されています。本誌が発刊されたのも２００３年で、当時から不妊治療（体外受精）を行っている全国の治療施設をネット紹介し、本誌へも掲載するとともに、全国の行政窓口、相談センターのリストを掲載しています。

その後、20年以上を経て２０２２年から不妊治療は保険適用化となり、子どもを望むも不妊症に悩む夫婦やカップルにとって、より受けやすい治療となりました。

保険適用化への道のり

2004 年〜特定不妊治療費助成事業
2011 年〜不妊に悩む方への特定治療支援事業
2021 年〜保険適用化に向けてのガイドライン
2022 年〜保険適用化

不妊治療の保険適用化

２０２２年４月。不妊治療が保険適用化となりました。適用化には、関係学会のガイドラインなどで治療の有効性・安全性が確認される必要があり、一般不妊治療及び体外受精が制限付きで適応となりました。したがって患者さんの治療費負担は10割から3割と軽くなりました。

また、助成金は無くなりましたが、自治体によってはいろいろな方法に変わり継続されているものもあるようです。

いくつか治療費の具体例をあげますので、ご参考にしてください。高額療養費制度とも併用できますし、条件はありますが、確定申告で医療費控除を受けることもできます。ぜひ調べてみましょう。

保険適用

一般不妊治療……………………タイミング法、人工授精
生殖補助医療（ART）………体外受精、顕微授精
※ ART に加えて行われることがある「オプション治療」「先進医療（保険外の先進的な医療技術として認められたもの）」には保険適用されたもの、保険診療と併用できるものがあります。

厚労省案内

ART の年齢・回数制限
年齢：治療開始時に女性が 43 歳未満（男性は制限なし）
回数：初めての治療開始時の年齢が 40 歳未満　通算 6 回まで（一子ごと）
40 歳以上 43 歳未満　通算 3 回まで（一子ごと）

患者負担額

一般不妊治療／検査費用

一般不妊治療管理料‥‥750 円	精液一般検査‥‥‥‥‥210 円
人工授精‥‥‥‥‥‥5,460 円	卵管通気通水通色素検査 300 円
	FT 卵管鏡下卵管形成術 139,230 円
	子宮鏡検査‥‥‥‥‥1,860 円
	他、各種検査

体外受精にかかる費用

採卵術（基本）‥‥‥9,600 円	胚培養管理料
採卵 1 個‥‥‥‥‥7,200 円	初期胚 1 個 ‥‥‥13,500 円〜
採卵 2〜5個‥‥‥10,800 円	胚盤胞 1 個‥‥‥‥4,500 円〜
採卵 6〜9個‥‥‥16,500 円	胚凍結保存 1 個 ‥‥15,000 円〜
採卵 10 個〜‥‥‥21,600 円	胚凍結延長 1 年 ‥‥10,500 円
体外受精（c-IVF）‥‥12,600 円	胚移植術新鮮胚‥‥22,500 円
顕微授精（ICSI）1 個　14,400 円	胚移植術融解胚‥‥36,000 円
2〜5個 ‥‥‥‥20,400 円	卵子活性化‥‥‥‥‥3,000 円
6〜9個 ‥‥‥‥30,000 円	AHA（孵化補助）‥‥3,000 円
10 個 〜 ‥‥‥‥38,400 円	

行政支援・助成の歩み

不妊治療の保険適用までにどのような歴史があったのでしょう。ここでは行政支援、助成制度の歩みを振り返ってみます。

国（厚生労働省）が主体の不妊治療支援は、１９９６年度の「不妊専門センター事業」が最初です。これは不妊に悩む夫婦を対象に、医療従事者が相談・指導を行ったり、診療機関ごとの不妊治療の実施状況などの情報を提供するほか、不妊相談を行う専門員の研修を行うもので、医師や助産師、保健師、カウンセラーなどにより、全国の都道府県、指定都市、中核市61箇所のセンターからスタートしました。当時は生殖補助医療（ＡＲＴ）

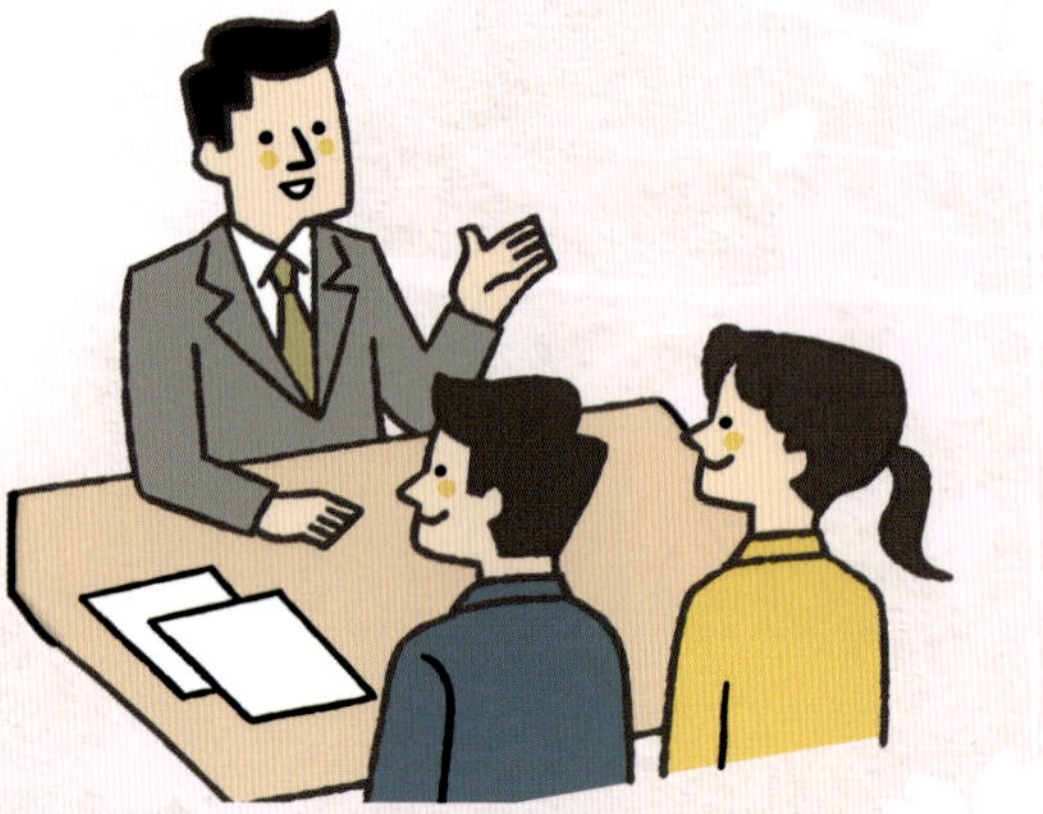

への公費助成はまだありませんでした。

治療費の負担軽減を求める声が高まっていくと、2002年7月の国会で坂口力厚生労働大臣（当時）が、少子化対策の一環として、人工授精やARTへの公的支援を行う意向を示し、省内でARTに対する経済的支援の本格的な検討が始まりました。保険適用拡大も視野に入れた公的支援について議論が重なるも、この段階ではそこまで至りませんでした。

ただ、2004年度から「特定不妊治療費助成事業（2011年度から「不妊に悩む方への特定治療支援事業」）」が始まりました。これは都道府県、指定都市、中核市が主体となり、ARTを受けた患者に対して国と都道府県等が2分の1ずつ負担して助成するものです。

制度が充実するにつれて助成件数は急増していき、2016年度からは、助成内容が見直されました。

このように少しずつ変更を繰り返すなか、2020年9月、不妊治療の保険適用を政策の目玉のひとつに掲げた菅内閣が発足します。その方針は、不妊治療への保険適用を検討し、適用までの間は、暫定的に助成内容を拡充しようというものでした。短期実現には、現場医師をはじめ、学会等関係者による尽力がありました。

保険適用の決定に当たり、2021年の夏ごろまでに、日本産科婦人科学会などが医療機関向けに診療ガイドラインを策定後、中央社会保険医療協議会（中医協）がARTの標準的な治療法や診療報酬について議論し、有効性・安全性などを検証するプロセスが決められました。「先進医療」などの保険外併用を活用することにより、できるだけ広く医療技術を実施可能とするという方針も示されました。

約26年の年月をかけ、こうしてようやく現在の不妊治療の保険適用が始まったのです。

今後の課題

保険診療、先進医療に関しては、今後も医療技術の発展や社会的・経済的背景、医療現場、患者さんの必要性などに応じてベストな方法への見直しが定期的に行われていくものと思われます。

また、国だけでなく、自治体ベースの支援など、その地域で暮らす住民がより幸せに生活でき、将来的に地域が潤うよう行政支援があって欲しいものです。

プレコンセプションケアの助成

目的

若い世代が将来の妊娠・出産の正しい知識を身につけ、プレコンセプションケアに取り組むことを促す。初診料、再診料、助言・相談料、対象となる検査を受ける費用の一部を助成。

対象

妊娠・出産をこれから考える、都内在住の 18 ～ 39 歳（パートナーの有無は不問）。「TOKYO プレコンゼミ」を受講して検査を正しく理解する、受講後かつ年度内に検査とそれをふまえた助言・相談を受ける、都に住民登録があるなどの諸条件をすべて満たしていること。

助成内容

上限額 3 万円（女性）/ 2 万円（男性）　※超えた分は自己負担

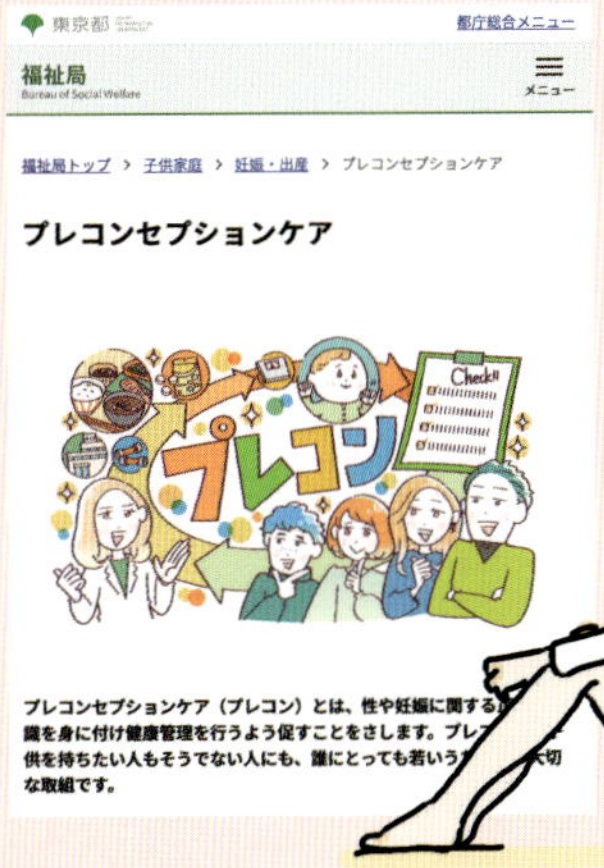

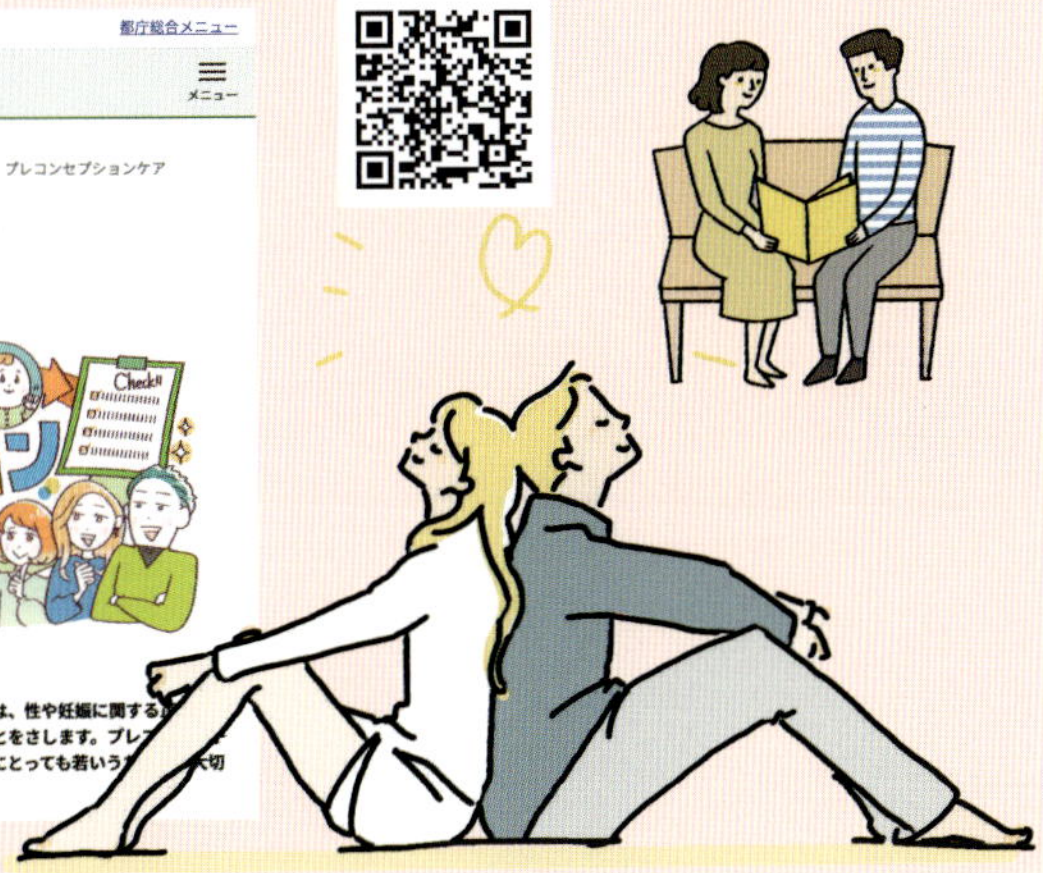

養子縁組

養子縁組とは、養親と養子との間に法律上の親子関係を作り出す法制度のことです。

不妊治療をされている方にとって、「自分達の子どもがほしい」という願いは共通していると思います。しかし、体外受精技術が進歩してきているとはいえ、未だ 100％妊娠や出産ができるというのは難しいことです。治療を受ける患者さんの年齢や、卵巣年齢や精子の有無など様々で、カップル毎に治療は違い、費やす期間も違います。また、治療を続けた結果、授かるのが難しい場合もゼロではありません。そのような患者さんには、病院側から「養子縁組」の情報を提供されることがあります。

不妊治療は 100%の治療ではないと同時に、妊娠確率は０％ということも言えません。だからこそ、医療者は不妊治療をされる患者さんにとって、治療を諦められない想いもあるのでしょう。そのような方の中には、養子縁組を決断されて、様々な苦労を乗り越え、今では幸せな生活を送られている方々もいらっしゃいます。

治療で行き詰ってしまった時や、クリニックから養子縁組についての情報提供をされた時、選択肢の１つとして考えることも、将来を考えることにつながります。

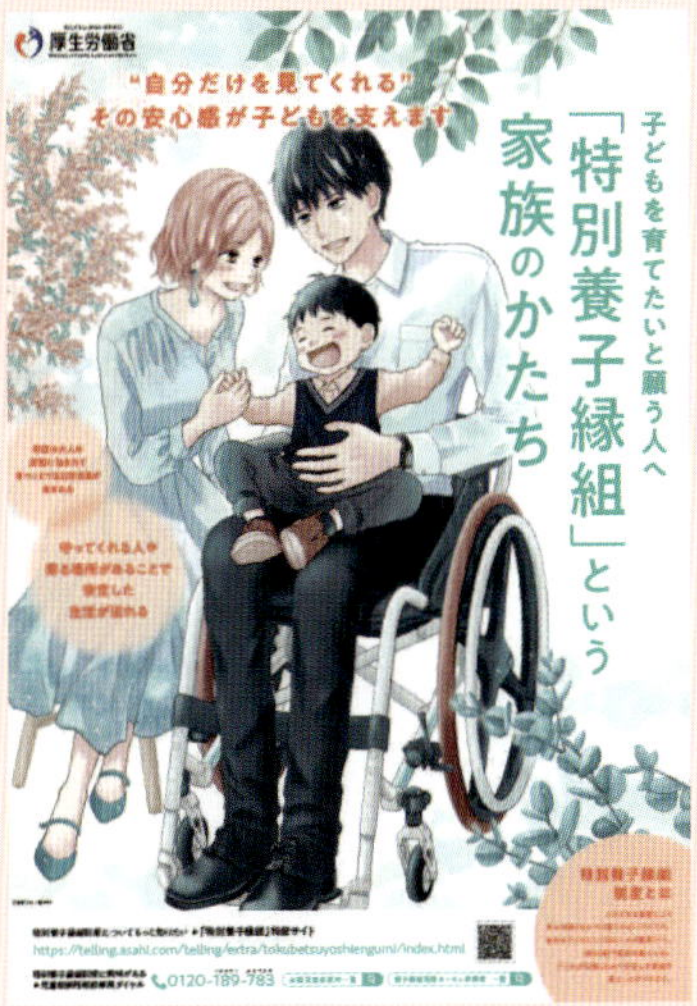

9/13

地方自治体の支援

地方にとっても国にとっても、子どもは将来へ希望を託せる財産です。したがって、子どもが欲しいご夫婦に対しては手厚い支援が行われています。経済的な支援はじめ、相談センターの充実も欠かせません。不妊治療が保険適用になったことで、支援の方法も、不妊相談だけでなくより大きな幅を持って広がりを見せているように思います。例えば、プレコンセプションケアをはじめ、時代の変化や社会情勢などから子どもの成長に寄り添うもの、本来の不妊治療においては医療相談から流産時の辛さや治療を終了される時の心にも寄り添う当事者主体のものまで。これら子どもが増えることに関しては、厚生労働省、文部科学省、こども家庭庁などが関係してきます。

自治体による助成金の歩みと相談センター

行政支援のページで触れたとおり、不妊治療に関して国が初めて主導したものは厚生労働省の「不妊専門相談センター事業」（1996年度）です。不妊の夫婦に対し、医師や助産師、保健師、カウンセラーなどが相談・指導をしたり、診療機関や治療に関する情報提供をするものです。コストは、国と都道府県などが半分ずつ負担しています。

不妊専門相談センターの取り組みは現在も続いており、不妊治療に対する支援の大きな柱のひとつです。2022年度からは「性と健康の相談センター事業」として、男女問わずプレコンセプションケアを推進するため、思春期、妊娠、出産などのライフステージに応じた相談支援などを行っています。2023年4月1日現在の窓口の数は、センター事業としては362箇所（全都道府県を含む90都道府県、指定都市、中核市）、他の事業または自治体単独の事業としては212箇所と、合わせると事業開始時の9倍以上に増えています。こども家庭庁のホームページに相談センターの一覧が掲載されており、自治体、開設場所、可能な相談方法（電話・面接・オンライン）、連絡先などがわかります。

では、東京都と大阪府の例をみてみましょう。東京都では「不妊・不育ホットライン」として、医師の監修のもと不妊・不育相談（原則は電話相談）を行っています。男女とも対象で、不妊で同じように悩んだ経験のある（不育相談では専門の研修を受けた）スタッフが、ピアカウンセラーとして相談を受けています。悩み相談だけでなく、検査や治療に関する情報提供も行っています。

大阪府では「おおさか性と健康の相談センター」を開設し、ホームページ「caran-coron（カランコロン）」で情報提供をしています。不妊・不育相談は、電話相談や面談、カウンセリング、サポートグループ（女性のみ）などのスタイルで、子どもをもつことへの不安、不妊治療の情報、仕事との両立、治療中止のことなど、さまざまな相談を受けられます。

カラダと性の相談は、生理やセックス、妊娠、性感染症のことなどの悩み・不安をチャットで気軽に相談できます（男女とも）。グリーフケアは、対面か個別相談（オンライン）、お話会の形で、流産・死産（人工死産）や胞状奇胎、新生児死亡などで小さな赤ちゃんを亡くした悲しみや不安を相談できます。

自治体独自の支援 ～東京都のケース～

次に、自治体独自の不妊治療支援をみてみましょう。ここでは、例として東京都独自の助成制度をとりあげました（左ページ参照）。おそらく他に抜きんでて充実した制度となっていますが、さまざまな自治体で不育症・不妊症に対する助成制度があります。

厚生労働省の「不妊治療保険適用専門サイトFCH」で、不妊治療の助成金制度が検索できますので、お住まいの自治体を調べてみるとよいでしょう。いずれも、詳しい条件や最新情報はホームページなどで必ずご確認ください。

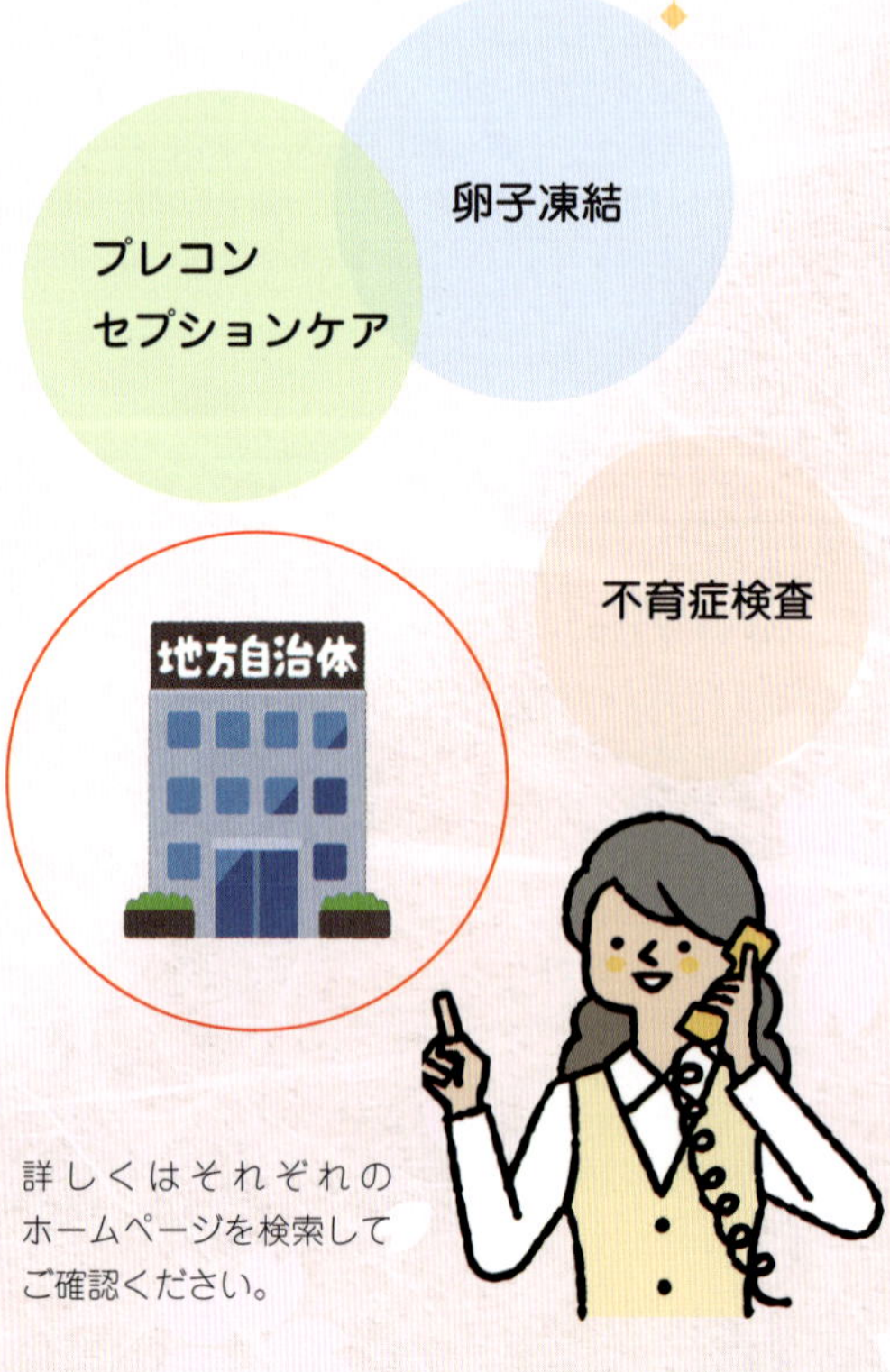
卵子凍結
プレコンセプションケア
不育症検査
地方自治体
詳しくはそれぞれのホームページを検索してご確認ください。

東京都特定不妊治療費（先進医療）の助成

目的

不妊治療の経済的負担を軽減するため、1 回の ART（保険診療）と併せて自費で行った「先進医療に係る費用」の一部を助成。
※保険診療部分、一般不妊治療、全額自己負担での ART、単独で行った先進医療は対象外。

対象

「1 回の治療」の初日から申請日まで夫婦（事実婚を含む）であり、妻の年齢が 43 歳未満であること、いずれかが継続して都に住民登録していること、保険診療で ART を受け、登録医療機関で先進医療を受けたことなどの諸条件をすべて満たすこと。

助成内容

先進医療にかかった費用の 10 分の 7（上限額 15 万円）。助成回数は、保険診療の回数制限に準じる。

申請期限

「1 回の治療」終了日（胚移植をして妊娠を確認した日または医師の判断でやむを得ず治療終了した日）が属する年度末。

卵子凍結に係る費用の助成

目的

加齢などによる妊娠機能の低下を懸念して卵子凍結をした場合、採卵準備の投薬・採卵・卵子凍結の費用を助成。

対象

都在住で採卵日の年齢が 18 ～ 39 歳までの女性。助成対象者向け説明会への参加、調査協力、都に住民登録があるなどの諸条件をすべて満たしていること。
※不妊症の診断を受けて不妊治療を目的に採卵・卵子凍結する場合や、東京都若年がん患者等生殖機能温存治療費助成事業（小児・AYA 世代のがん患者等の妊孕性温存療法研究促進事業）の対象となる場合は対象外。

助成内容

1 人 1 回、上限額 20 万円 / 卵子凍結の実施年度。次年度以降、保管に係る調査に回答すると一律 2 万円（～２０２８年度まで実施）を予定。

申請期限

卵子凍結に係る医療行為の終了日（未受精卵子の凍結日）

凍結卵子を使用した生殖補助医療への助成

目的

凍結卵子（未受精）で ART を行った場合、卵子融解・授精・胚培養・胚凍結・胚移植・妊娠確認の費用を助成。

対象

妻が 42 歳以下の夫婦で、指定医療機関で凍結卵子を使用した ART を行った人。「1 回の生殖補助医療」の開始日（凍結卵子の融解日か移植準備のための薬品投与の開始日）～申請日までの間に夫婦（事実婚を含む）かつその関係が継続している、夫婦どちらかが都に住民登録している、治療による出生児を認知する意向があるなどの諸条件をすべて満たしていること。
※東京都若年がん患者等生殖機能温存治療費助成事業（小児・AYA 世代のがん患者等の妊孕性温存療法研究促進事業）の対象となる人、保険適用の ART を行う不妊症の人、男性不妊治療（TESE など）に伴う未受精卵子凍結をする人などは対象外。ただし、不妊症などの判明前に不妊治療を目的としない卵子凍結（未受精）をし、それを使用して治療した場合は対象。

助成内容

凍結卵子を融解して受精した場合は上限額 25 万円 / 回、「以前に凍結卵子を融解し作成した凍結胚」を融解して胚移植した場合は上限額 10 万円 / 回。
※妻の年齢が、初めて助成を受けた際の「1 回の医療行為」の開始日に 40 歳未満の場合は 6 回まで、40 歳以上の場合は 3 回まで（一子につき）。

申請期限

「1 回の生殖補助医療」終了日が属する年度末。
卵子凍結に係る医療行為の終了日（未受精卵子の凍結日）

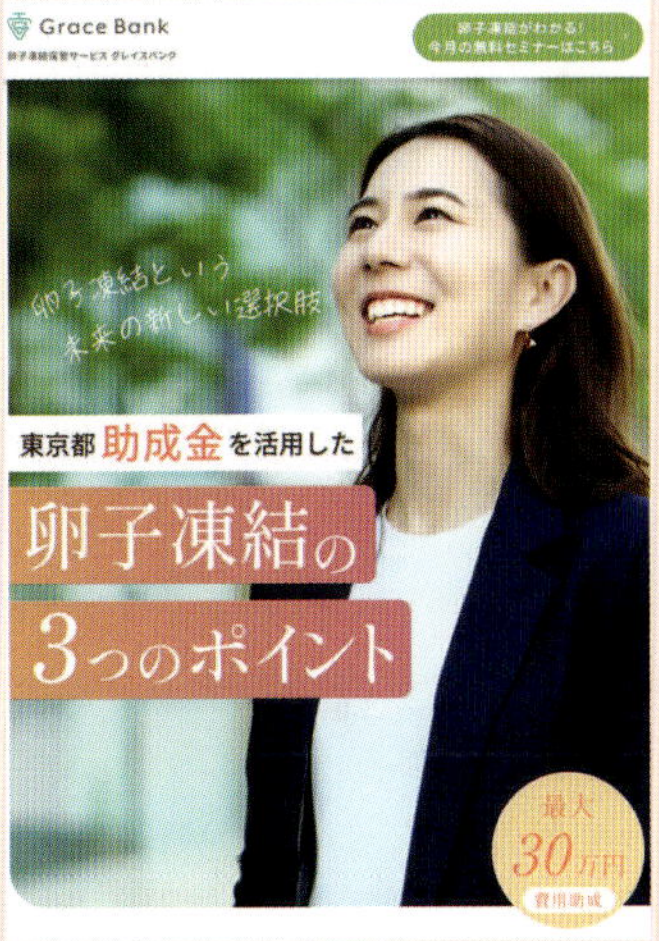

不育症検査の助成

目的

妊娠はするものの、2 回以上の流産や死産を繰り返し、結果的に子供を持てないとされるいわゆる不育症について、リスク因子を特定し、適切な治療及び出産につなげるため、検査に係る費用の一部を助成。

対象

検査開始日～申請日までに夫婦であるなど（事実婚を含む）

助成内容

上限額 5 万円、夫婦 1 組につき 1 回

申請期限

検査終了日から 6 か月以内 に申請。

不妊検査等の助成

目的

子どもを望む夫婦が早期に検査し、必要に応じて適切な治療を開始できるよう、保険医療機関で行った不妊検査（※）や一般不妊治療の費用（保険薬局での調剤を含む）の一部を助成。
※不妊症が疑われる場合の検査が対象。健診目的での検査（ブライダルチェックなど）や ART、第三者を介する検査・治療、検査・治療に直接関係のない費用は対象外。

対象

検査開始日～申請日までに夫婦であるなど（事実婚を含む）

助成内容

上限額 5 万円、夫婦 1 組につき 1 回

申請期限

検査開始日（夫婦どちらかの早い日）から 1 年間。
※検査開始日から 1 年以内でも妊娠が判明したり、特定不妊治療に移った時点で終了。

10／13

関連学会の役割

学会といえば、第一に学術論文をイメージし、格式高く感じる人は少なくないでしょう。生殖医療の専門性にとって大変大きな意味を持つものをはじめ、関連学会においてはそれぞれに役割を持って社会貢献を果たす目的があります。それをもって人の暮らしが幸せに結びつくことが肝心です。一方、社会貢献を謳うものの、その特殊性から一般社会への理解が不足しがちの面もあるようです。医療においては、患者と医療者双方の利益が守られ、かつ社会からも十分に理解が得られる存在であることが大切です。

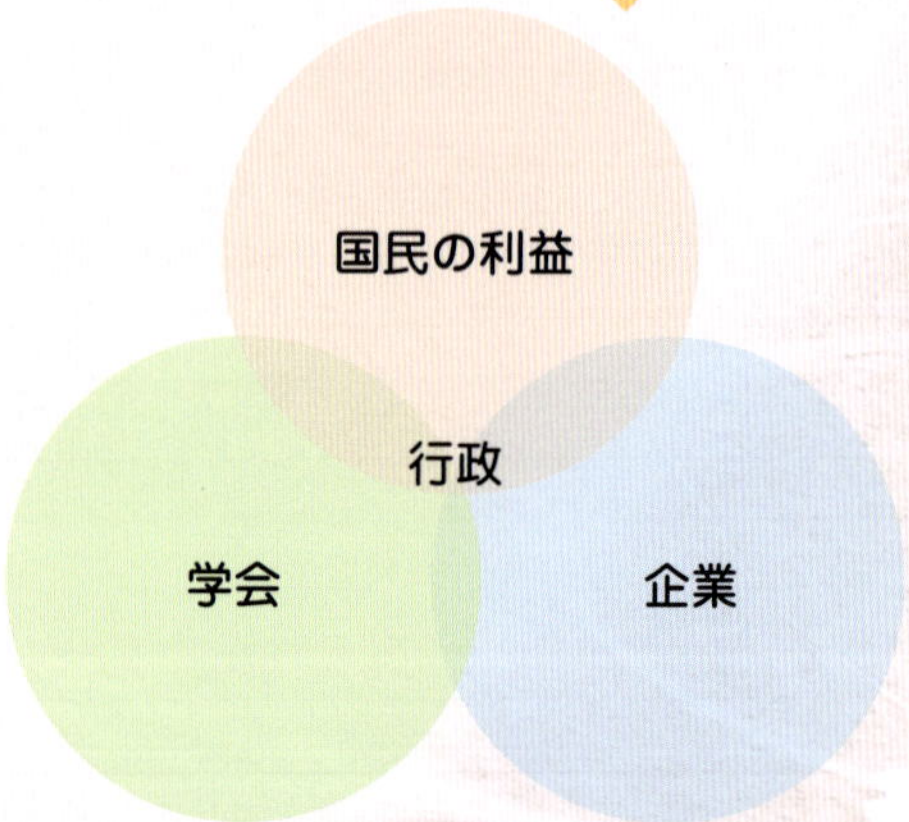

不妊治療において学会が果たす役割とは

日本には現在、厚生労働省に届出のある体外受精実施施設（ART実施登録施設＝生殖補助医療機関）が600以上あり、そこで体外受精を受けることができます。不妊治療では、医師や看護師はもちろん、胚培養士やカウンセラーなどの医療従事者が、治療の各プロセスに関わっています。そうした専門家たちをまとめ、研修などによりレベルアップさせたり、携わる分野（学問領域）を発展させたり、職業としての地位を向上させたりするために、さまざまな学会が活動しています。

ここでは、不妊治療と密接な関係にある代表的な学会をいくつか取り上げてみました。

日本産科婦人科学会

Japan Society of Obstetrics and Gynecology（JSOG）

❶目的

産科学及び婦人科学の進歩・発展を図り、もって人類・社会の福祉に貢献すること

❷参加者

JSOG の目的に賛同する医師又はその他の自然科学者で入会したもの（正会員）

❸主な活動

・学術集会の開催
・機関誌や図書などの刊行（電磁的方法を含む）
・学術的調査研究
・産婦人科専門医の認定、研修・国際及び各国産科婦人科学会その他内外関係学術団体との連絡、提携
・日本学術会議、日本医学会、日本医師会、諸官庁や諸団体からの諮問に対する答申、建議
・産科婦人科の医療や保健に関する啓発、普及活動　など

❹人材育成

＜産婦人科専門医＞

JSOG 会員で、そこが定める到達目標に沿って認定された専門研修施設で所定の専門研修（専攻医としての研修）を修め、専門医認定試験に合格すると、産婦人科領域での広い知識、錬磨された技能、高い倫理性を備えた「産婦人科専門医」として認定される。

❺ここに注目！

産婦人科専門医は言うまでもなく不妊治療に不可欠な存在であり、先進医療を保険診療と併用して行う場合に医師が「産婦人科専門医」かつ「生殖医療専門医」でなければならない（そうでなければすべて自由診療）ことを考えても、JSOG が果たす役割や影響力は大きい。

公式サイトでは、一般向けに産婦人科系の病気の解説ページや専門医検索ページなどがあるとともに、健康手帳「HUMAN+」を無料公開している。内容は、思春期について（体の変化や性自認、セックス、避妊、性感染症予防、性暴力など）、青年期について（ライフスタイルと結婚・妊娠・出産、がん検診、DV など）、妊活や不妊について、妊娠・出産について、中高年期について（多発する病気や更年期など）と、男女を問わず幅広く扱い、医学的に正しい情報がわかりやすくまとめられている。

また、倫理委員会では不妊治療に限らず、産婦人科領域に関する見解・声明なども発表している。たとえば「HPV ワクチン」「産婦人科専門医制度」「分娩取り扱い病院での産婦人科医の環境改善」のほか、「代理懐胎」「出生前検査」「精子の凍結保存」「提供精子を用いた人工授精」「ヒト受精胚、卵子の凍結保存と移植」など。「ヒト受精卵のゲノム編集の臨床応用」については、日本遺伝子細胞治療学会、日本人類遺伝学会、日本生殖医学会と合同で反対声明を出している。

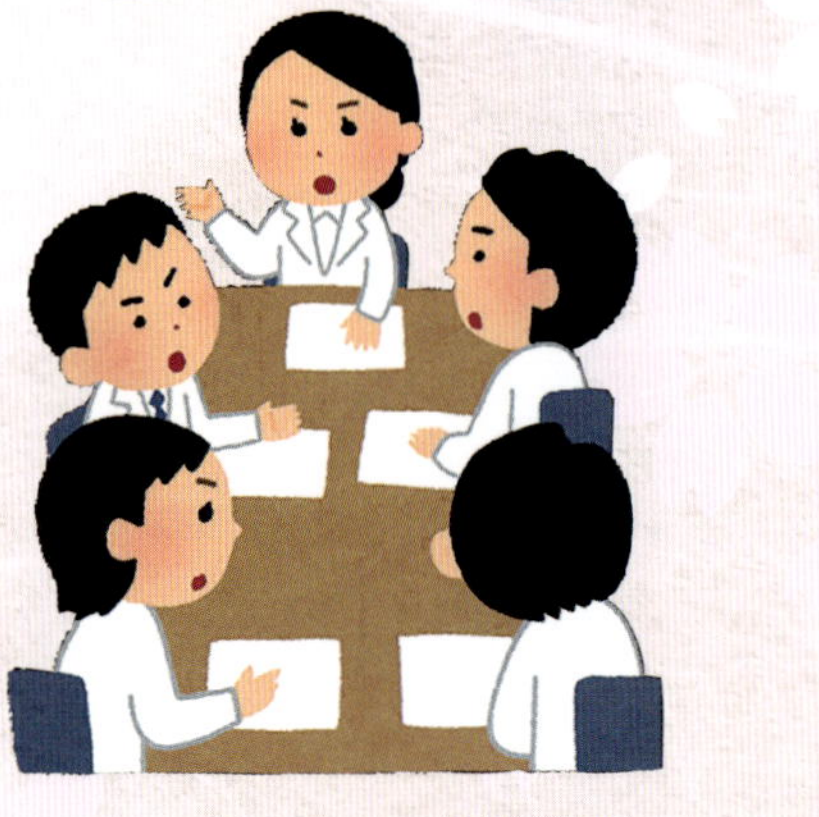

日本受精着床学会

Japan Society of Fertilization and Implantation（JSFI）

❶目的

受精及び着床に関する学術活動を推進して、生殖医療・生殖科学の発展に寄与し、人類の幸福に貢献すること

❷参加者

JSFI の目的に賛同し、当法人の会員となることを希望する個人（一般会員）

❸主な活動

・学術集会の開催
・学術的調査、研究
・関連学術団体との連絡、提携、協賛、後援
・会誌の発行　など

❹人材育成

＜ ART 生涯研修＞

さらなる ART の向上に貢献するため、ART 施設における医師や胚培養士などの再教育プログラムを目的として毎年開催。内容は、現場ですぐ役立つ講習会（生殖科学分野の基礎的内容を中心とする基礎教育セミナー、最新トピックに関する特別講演、ランチョンセミナー、教育講演など）と実技研修（過去には、培養室業務の体験、ICSI や受精卵・卵子凍結保存の実技講習など）の二本柱である。この研修は、生殖補助医療胚培養士（日本卵子学会）、生殖心理カウンセラー、不妊相談士（日本生殖心理カウンセリング学会）、認定臨床エンブリオロジスト（日本臨床エンブリオロジスト学会）（※生殖補助医療胚培養士に統一）資格更新の要件に加えられ、不妊認定看護師（日本看護協会）の資格更新認定要件候補としても提出できる。

❺ここに注目！

ART や医療現場に直結した研修を行ってレベルアップを図り、医師はもとより胚培養士、カウンセラー、看護師などの関連学会とも積極的に連携している。倫理委員会では、「卵子提供」「凍結精子を用いた死後生殖」「減数（胎）手術」「非配偶者間での生殖補助医療の実施」など、不妊治療では避けて通れないテーマに関する見解・提言を発表している。

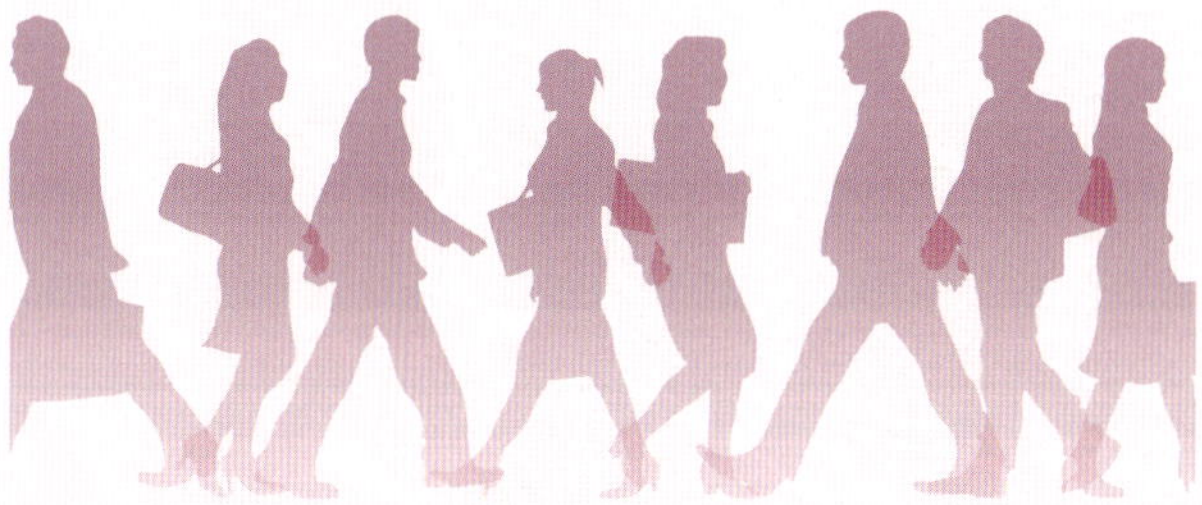

日本生殖医学会

Japan Society for Reproductive Medicine（JSRM）

❶目的

人類及び家畜と動物の生殖に関する基礎的及び臨床的研究について、研究業績の発表、知識の交換、情報の提供などを行ない、もって学術の発展と人類の福祉に寄与すること

❷参加者

JSRM の目的に賛同して入会した個人、団体（正会員）

❸主な活動

・研究発表会、学術講演会の開催
・国内外の研究の調査、奨励
・機関誌（英文を含む）や学術図書の刊行
・国内外の関連学会等との連絡、協力
・専門医や保健に関する普及啓発　など

❹人材育成

＜生殖医療専門医、生殖医療コーディネーター、生殖補助医療管理胚培養士＞

JSRM 会員で、指導医の下、認定研修施設に専任として所属して研修を積み、症例レポートの作成や講習会への出席、学術講演会での発表、論文作成などの条件を満たし、所定の審査・試験に合格すると「生殖医療専門医」に認定される。

また、看護師免許をもち、生殖医療・看護の広い知識と熟練した技能、高い倫理性を備えた態度・姿勢で、生殖医療に関わるすべての職種と連携して生殖医療チームの調整を行い、生殖医療の質向上に努めるものが「生殖医療コーディネーター」として JSRM に認定される。

生殖補助医療管理胚培養士については、日本卵子学会の項で扱う。

❺ここに注目！

産婦人科専門医と同じ理由で、生殖医療専門医も不妊治療には欠かせない存在であり、不妊治療において担う役割や影響力は大きい。「生殖医療コーディネーター」として、看護師も含めて会員がいるところも特徴。「卵子・胚発生」「男性不妊」「生殖工学・再生医学」など特定分野の会員間の自由な情報交換の場として、学術委員会のなかに「SIG（Special Interest Group）」があり、より専門的な研究活動、広報活動に力を入れている。

JSRM もまた、「代理母」「非配偶者間の人工授精と精子提供」「クローン技術の生殖医療への応用」「精子の凍結保存」「ヒト受精卵のゲノム編集の臨床応用（既出）」などのテーマで、生殖医療に関するガイドラインや声明を発表して、日本産科婦人科学会と同じく不妊治療や研究の発展をけん引している。

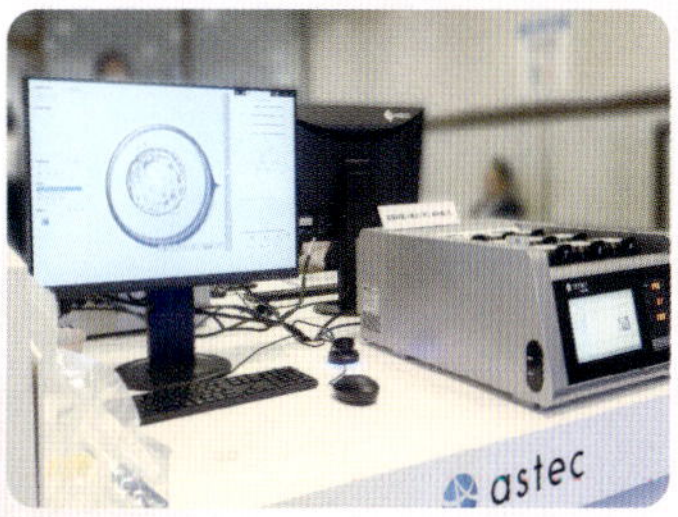

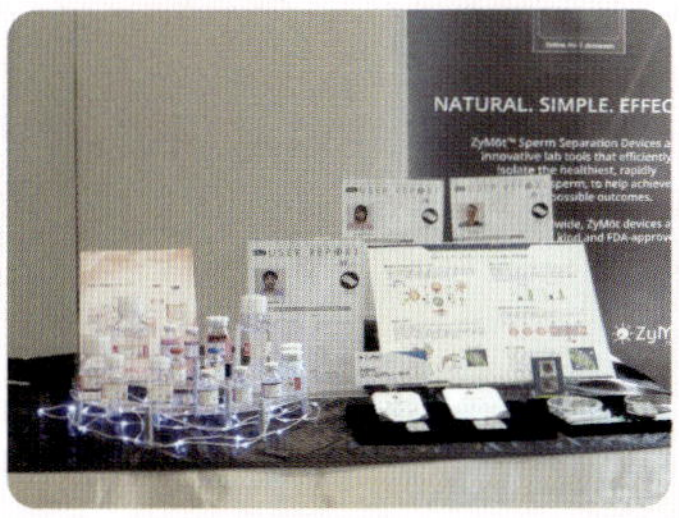

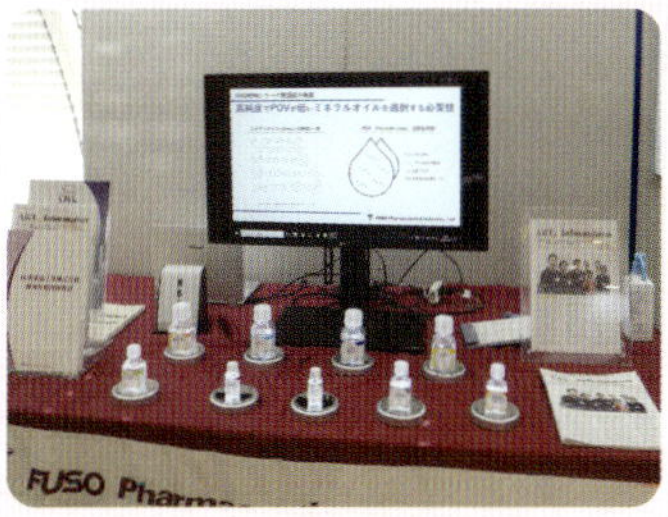

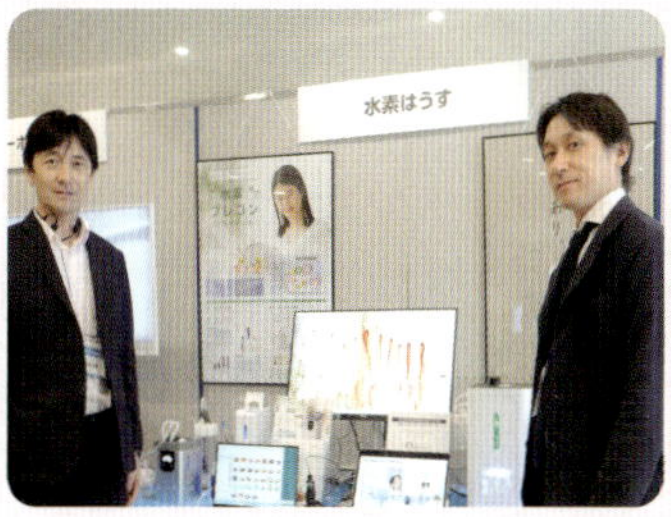

学会イベントでは、協賛企業の展示コーナーが設けられています。

日本臨床エンブリオロジスト学会

JAPANESE SOCIETY OF CLINICAL EMBRYOLOGIST（JSCE）

❶目的

生殖医療に関する知識と技術の普及を行い、あわせて研究活動の推進を助成し、もって生殖医療の発展に寄与し、世界人類の幸福に貢献すること

❷参加者

JSCE の目的に賛同して入会した生殖医療技術者、医師および自然科学者、その他の個人（正会員）

❸主な活動

・学術集会の開催
・機関誌や図書などの刊行
・学術調査研究
・臨床エンブリオロジストの認定、研修→人材育成の項へ
・国内外関係学術団体との連絡、提携
・諸官庁や諸団体からの諮問に対する答申、建議
・生殖医療に関する情報の社会一般への啓発、普及活動の推進　など

❹人材育成

＜臨床エンブリオロジストの認定を行っていたが、2024 年度から日本卵子学会の「生殖補助医療胚培養士」と資格統合＞
により終了となった。

❺ここに注目！

採卵後、採精後から受精させ、移植するまでのプロセスを預かる胚培養士は、専門的かつ重要な仕事でありながら、認定資格であって公的（国家）資格ではない。生物系や農学系大学の卒業生や臨床検査技師などが胚培養士となるケースが多い。胚培養士のスキルが治療成績に影響することもあり、技術水準の統一や社会的地位の向上をはかるためにも、胚培養士の国家資格化の必要性は今後も高まるものと思われる。日本卵子学会との資格統一はその足がかりと言える。

日本卵子学会

Japan Society for Ova Research（JSOR）

❶目的

人類及び動物の生殖に関する基礎的及び臨床的研究について、研究業績の発表、知識の交換、情報の提供等を行い、もって学術の発展と人類の福祉と健康に寄与すること

❷参加者

JSOR の目的に賛同して入会した個人（正会員）

❸主な活動

・研究発表会、学術集会の開催
・研究の調査、奨励
・機関誌や学術図書の刊行
・生殖補助医療胚培養士（管理胚培養士を含む）の育成、認定
・関連学会等との連絡、協力　など

❹人材育成

＜生殖補助医療胚培養士、生殖補助医療管理胚培養士＞

生殖補助医療に携わる胚培養士の水準を向上させ、胚培養士として認定するために「生殖補助医療胚培養士資格認定制度」を運営している（日本生殖医学会と共同）。受験資格がある者は e- ラーニングでの講習会を経て、筆記試験と口述試験を行う（管理胚培養士は、胚培養士より長期の実務経験、より高度な知識や能力、倫理観を有するもの）。

生殖補助医療胚培養士は、2024 年度から日本臨床エンブリオロジスト学会の認定する「臨床エンブリオロジスト」と資格統合されている（臨床エンブリオロジストは終了）。

❺ここに注目！

不妊治療のなかでも、特に体外受精（顕微授精）では、胚培養士が受け持つ役割は幅広くかつ重要である。培養室の要ともいうべき胚培養士を育成し、認定している JSOR が不妊治療において果たす役割は看過できない。

学会＋諸団体一覧

・公益社団法人 日本産科婦人科学会
・一般社団法人 日本生殖医学会
・一般社団法人 日本受精着床学会
・一般社団法人 日本卵子学会
・一般社団法人 日本ＩＶＦ学会
・一般社団法人 日本臨床エンブリオロジスト学会
・日本生殖看護学会
・一般社団法人 日本がん・生殖医療学会
・日本生殖免疫学会
・日本生殖内分泌学会
・日本生殖発生医学会（旧日本生殖再生医学会）
・日本アンドロロジー学会
・日本麻酔科学会
・一般社団法人 日本生殖心理学会
・日本Ａ－ＰＡＲＴ
・ＪＩＳＡＲＴ（日本生殖補助医療標準化機関）
・ＮＰＯ法人 日本不妊カウンセリング学会
・ＮＰＯ法人 Ｆｉｎｅ
・ＮＰＯ法人 フォレシア
・ＮＰＯ法人 ＴＧＰ
・一般社団法人 ライフキャリア妊活サポート・モリーブ
・厚生労働省
・こども家庭庁　など

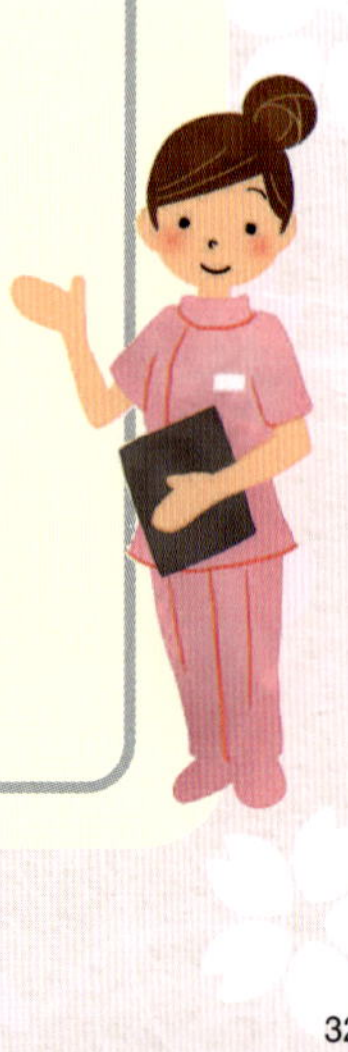

日本不妊カウンセリング学会

Japan Society for Infertility Counseling（JSIC）

❶目的

広く一般市民を対象に妊娠・出産や不妊に関する適切な情報提供活動を行い、また特に不妊で悩んでいる人々に対して、カップルが最適の不妊治療を選択することができるよう不妊カウンセリング・ケアの発展と普及を図ると共に、不妊カウンセリング・ケアに係わるさまざまな研究や実践を通して、この法人が定め公表する認定基準のもとに不妊カウンセラーや体外受精コーディネーターの養成講座の開催や認定を行い、もって国民の医療・福祉の向上に寄与すること

❷参加者

JSICの目的に賛同し、所定の手続きを経た者（正会員）

❸主な活動

・生殖医療や不妊についての正しい知識の普及と啓発（学会誌や研究報告書等の発行、ホームページによる不妊カウンセリング、体外受精等の不妊に関する情報提供、不妊カウンセリング、体外受精等の不妊に関する公開討論会、セミナー、シンポジウム等の開催）

・不妊カウンセリング・ケアに関する調査研究

・生涯教育と研鑽のための事業（学術集会、研究会など）

・不妊カウンセラー、体外受精コーディネーターなどの専門家の養成（認定基準の公表、資格認定、養成講座等の開催）

❹人材育成

＜不妊カウンセラー、体外受精コーディネーター＞

不妊カウンセラーは、不妊で悩む人々に対し、妊娠・出産や不妊に関する適切な情報提供活動を行い、カップルが最適の不妊治療を選択できるよう不妊カウンセリング・ケアの実践や研究活動を行う。体外受精コーディネーターは、特に体外受精や顕微授精などのARTを受ける人々に対して、適切な情報提供活動を行い、カップルが最適の不妊治療を選択できるよう不妊カウンセリング・ケアの実践や研究活動を行う。

両者に共通した到達目標（生殖医療や不妊治療の基礎知識、不妊の患者心理や社会的問題の理解、適切な情報伝達力など）があり、そこに達していること、所定の養成講座を必要な回数受講していること、JSIC会員であるなどの条件を満たし、筆記試験・面接試験に合格すれば認定される。

❺ここに注目！

認定を受けた不妊カウンセラーも体外受精コーディネーターも、不妊のカップルがベストな不妊治療を受けられるよう、気持ちに寄り添い、最新の正しい情報をわかりやすく提供し、複雑な問題を抱える2人を支援することが目標である。この「患者中心」のスタンスは、治療を受ける上でひとつの心の支えになりうるもの。不妊カウンセリングを受けたい場合は、通院先に「不妊カウンセラーのカウンセリングが受けたい」との希望を伝えることから始めるのもよい。

日本生殖看護学会

Japanese Society of Fertility Nursing

❶目的

不妊治療に携わる看護師、もしくは関心を持つ看護師が地域を超えてつながることで、生殖不妊医療領域の情報を共有しているほか、生殖医療に関係する職種や社会一般の人々に不妊看護の分野に対する認識・関心を広めること

変わり続ける生殖不妊医療の領域に合わせ、不妊看護に関する臨床・教育・研究の充実をはかることを目的に、同ネットワークを学術的に、専門性を培う場として発展させるために活動すること

❷参加者

本学会の目的に賛同する看護職者および医療関連者等の個人（正会員）

❸主な活動

・日本生殖看護学会学術集会の運営

・日本生殖看護学会ニュースレターの発刊

・生殖看護分野認定看護師の取り組み（活動支援、役割の明確化など）

・研究発表の奨励

・関連する医学系・看護系学会やNPO法人等との連携

❹人材育成

<英ウィメンズクリニック・大阪信愛学院大学生殖看護認定看護師教育研修センターによる教育課程の推奨（生殖看護分野認定看護師）>に関係している。

❺ここに注目！

思春期からのプレコンセプションケアや不妊治療中からの心身の健康支援、親になる支援、妊孕性が障害されるがん治療等による妊孕性温存治療への支援など、不妊症に限らず生殖全般に関する高度看護の実践と、看護職への指導、相談ができる生殖看護認定看護師を育成を目的とした、生殖看護分野認定看護師の育成事業に関わっている。

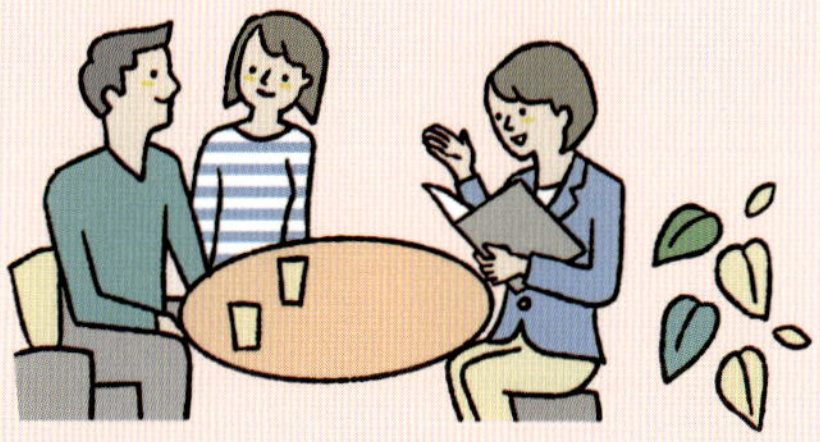

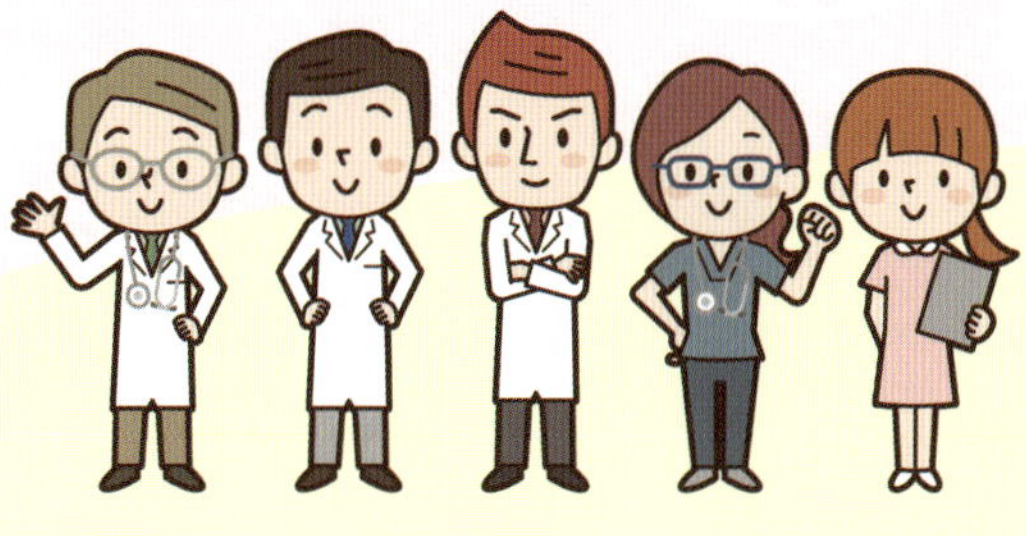

11
13

関連企業の役割

不妊治療が発展してきた背景には、企業の存在が欠かせません。不妊治療で使用される機器や薬剤、関連製品は需要に応じて企業（メーカー）からの供給があってこそ診療が成り立ちます。

また、必要とする治療を実現するための開発面でも、企業が密接に関係してきます。学会の役割同様、企業努力の目的や役割は医療の発展に通じるもので、そこに患者利益と医療者の利益、社会の利益があるものと考えます。その先端情報の収集なども、専門性には欠かせないと思われます。

医療機器や培養液、薬剤を提供する企業の役割

●医療機器製品提供企業としての役割

高度生殖医療だけではなく、医療を提供するために最も欠かせないものは、治療に対応した医療機器を筆頭とする製品です。

高度生殖医療で使用される医療機器には、卵巣の状態を超音波で検査できる超音波診断装置、採卵時の卵子吸引に必要不可欠な吸引ポンプのほか、血液検査をするための検査機器、胚を培養するためのインキュベーターやタイムラプスインキュベーター、精液内の精子を自動で検査する機器など不可欠なものがあります。

高度生殖医療においては、治療に使用する機器に加えて培養液も非常に重要な役割を果たしています。体外で卵子が受精する、または受精した胚が育つのになくてはならないものが培養液です。

ふりかけ法で卵子と精子を受精させるための培養液、精子や卵子をインキュベーターの外で操作するために使用する培養液、発育させるための培養液、移植するための培養液など、培養液と一言でいっても、用途によって様々なものがあります。そして、それぞれの成分には違いがあります。

また、胚は体外で培養すると、様々なストレスに晒されます。例えば酸素濃度は酸化ストレスに直結し、正常な発育をしなかったり、発育が止まったりする要因となります。培養液には、これを防ぐための成分や、pH を中性に保つための成分などが含まれ、メーカーごとに工夫が凝らされています。

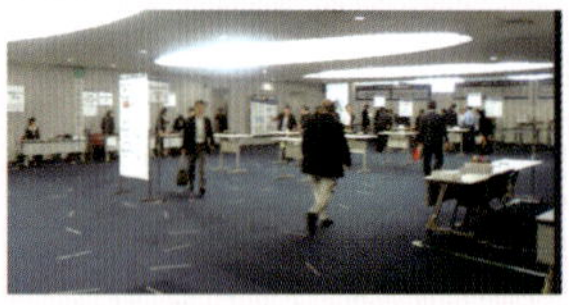

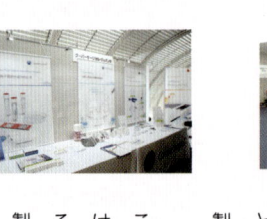

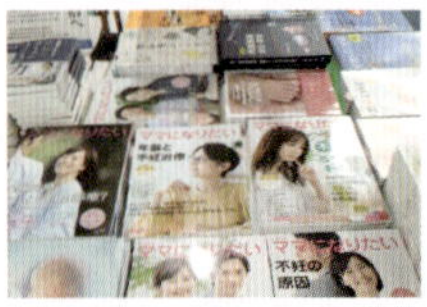

●研究開発企業としての役割

医療機器や培養液は年々進化していますが、その進化の裏には企業主体の研究があります。様々な学会や論文で報告された、エビデンスがあると考えられた方法や成分を、どのように機器や製品に生かすかを考え、開発されます。販売された後も、導入した大学病院やクリニックと連携してデータを集積し、次の研究や製品の改良に生かしています。

製品によって使用感や使用方法が違うことは勿論ですが、特に生殖医療業界では「培養液による治療成績の違い」があることも知られていて、成績に直結する製品であることから、日々の開発が盛んと言えます。学会や論文報告でも、培養液の比較についての内容も少なくありません。

不妊治療はカップルごとに症状が違い、100％確実に妊娠できる方法はないことが知られていますが、培養液も同様と言えます。胚が100％確実に成長するという培養液はなく、それぞれの胚のポテンシャルをどれだけ生かせるかということが重要です。

そのため、メーカーごとに開発目的が異なっており、胚のダメージを減らす目的を持って開発された製品や、卵管内の成分（体内では受精から発生までは卵管内で行われています）を再現することを目的で開発された製品など様々です。

実際にクリニックによって使用されている培養液は違います。しかし、それぞれのメーカーは「一人でも多くの不妊で悩む方の成功を願って」日々、研究開発を行っています。

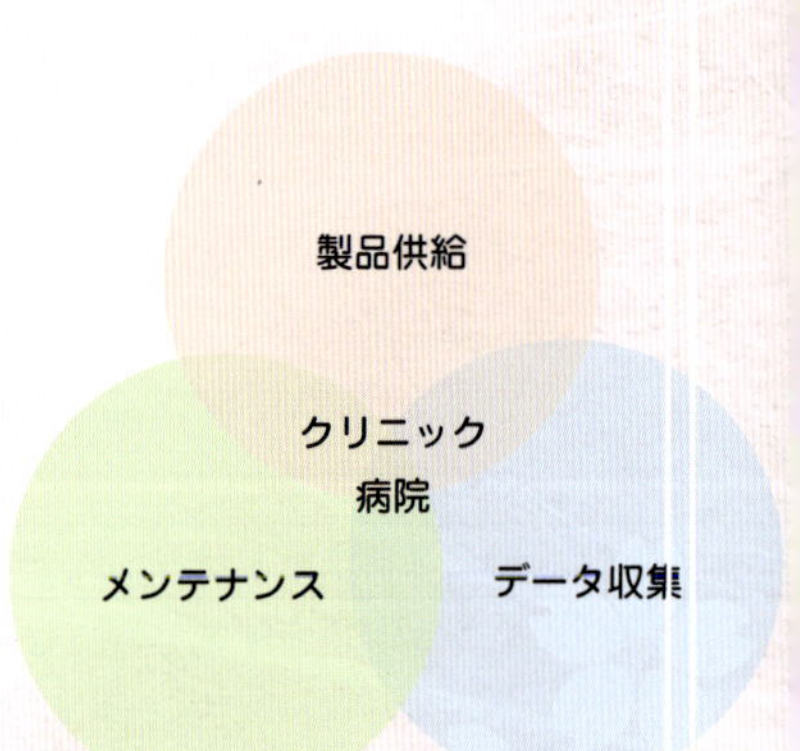

診療をサポートする企業

日々の診療には医療機器のほかにも、様々な製品が活躍しています。患者さんが病院の予約をとるための予約システム、患者さんの診療情報や結果を管理する電子カルテ、培養結果を患者さんごとに管理できる培養管理システムです。院内のデジタル化が進む中、これらを導入しているクリニックは多く、より患者さん一人ひとりを大事にした診療が行われ

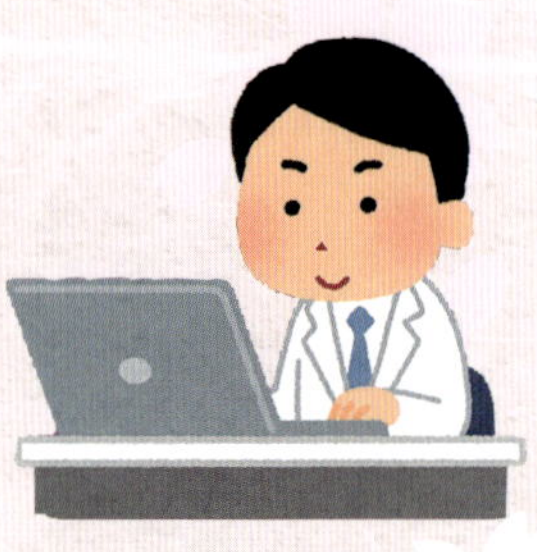

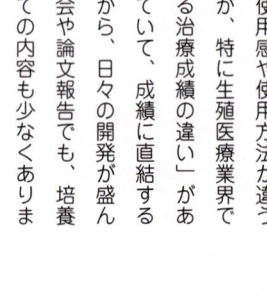

ています。

例えば、通院予約の仕組みはクリニックごとに違い、そのクリニック専用のアプリケーションから予約する方法をとっているクリニックもあれば、オフィシャル（専用）ホームページから予約するクリニックもあります。予約システムを運用、販売している企業は、それぞれのクリニックに合った方法を提供していますが、多くに共通しているのが「患者さんの待ち時間を減らす」「医療従事者の時間的負担を減らす」ことを目的としていることです。特に患者さんの待ち時間に関しては、不妊治療自体が一人ひとりの診療に予定よりも多く時間がかかってしまうことも少なくないため、結果的に待ち時間が長くなり、病院に不満を持ってしまう患者さんもいらっしゃいます。そのため、診療時間近くなると、連絡が患者さんに届く機能を連携するアプリケーションを設けていることもあります。また、受精確認や凍結胚の結果などの連絡、案内事項の連絡をアプリケーション経由で患者さんに一斉送信することで、病院側の時間的負担を軽減するといった機能を設け、医療者の負担を減らすサポートも行っています。また、電子カルテと連携させることにより、患者さんの間違いなどを減らすこともでき、より安全な医療が提供できるようになっています。

培養管理システムは、ほとんどの不妊治療のクリニックに導入されているシステムです。逐次、卵子や精子の状態、受精結果、培養結果などが細かく記載でき、一人ひとりに合った方法を考えています。

胚培養士はその結果を見て、受精や成長の傾向を判断したり、場合によっては次回の採卵で別な方法を提案することもあり、診療には欠かせないシステムです。

近年、タイムラプスインキュベーターの需要が高まっていることから、システム連携をしてタイムラプスインキュベーターの画像データを保存し、患者さんと共有しているクリニックもあります。

このように、不妊治療を支える企業は製品を開発する企業の他にも様々です。

そして運用している医療者の「患者さんの負担を減らしたい」「患者さんに安全と安心を届けたい」という想いもあり、これらのシステムを導入しています。診療をサポートする企業はこれらの医療者の想いをくみ、日々運営しています。

妊活や不妊治療をサポートする企業

●サプリメントを販売する会社

妊活や不妊治療をしている方の中には、サプリメントを飲用されている方もいらっしゃると思います。妊娠はまだまだ未解明な部分が多く、妊娠に必要とされる成分や日々の過ごし方もエビデンスがあると言える方法は少ないのが現状です。しかし、その中で葉酸成分については、こども家庭庁の「妊娠中と産後の食事について」に書かれている通り、妊娠時の胎児リスクも加味し、摂取を推奨しています。

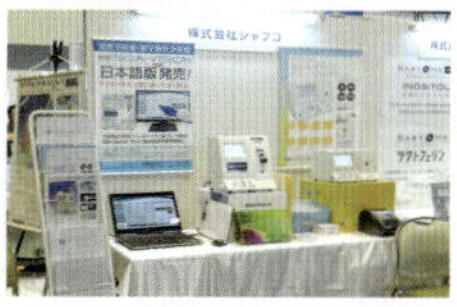

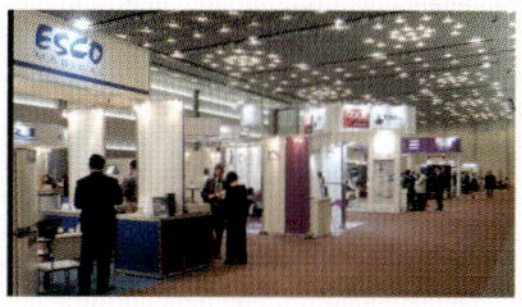

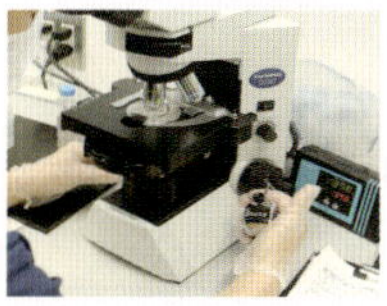

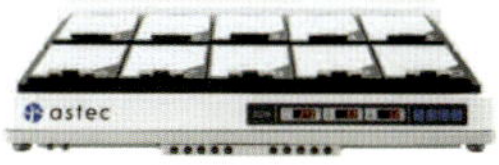

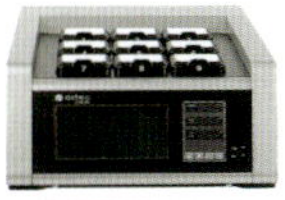

クリニックで販売している葉酸サプリは、この葉酸を筆頭に、葉酸の吸収率を上げる成分であるビタミンB6やビタミンB12といった成分、妊活・妊娠初期・妊娠中後期に必要なミネラルを配合し、マルチビタミンサプリメントとして販売されているものが多いです。市販されているものも同様ではあるのですが、これらのサプリメントは共通して健康食品であり、さらに成分の吸収率は人によって異なることや、含まれている量も異なっていることから、どの製品が効果があるとは言いにくい側面があります。そのため、サプリメントを販売する企業では、クリニックと連携しデータ収集をしていることもあります。

また、クリニックによっては採卵を繰り返してもなかなか胚が育たない患者さんや、採卵できる卵子の質が良くない患者さんには、ＰＱＱやコエンザイムQ10、レスベラトロールといった、抗酸化成分のサプリメントを勧めていることもあります。これらの成分は、学会でも報告されている成分ではありますが、まだまだデータも少なく、クリニックによって見解が異なることがあります。

このように、サプリメントも様々な種類がある中、クリニックと連携することで患者さんの妊娠や出産をサポートしています。

●不妊治療の情報を提供する企業

妊活や不妊治療はカップルごとに、費す時間に大きな差があることが知られています。そのため、うまくいかない時には不安になる方も多く、クリニックや医師に直接聞ける患者さんもいますが、なかなか聞けないという方も少なくありません。そのような時には、信頼できる情報を提供するサイトを探すことがよいでしょう。

例えば、通われているクリニックのホームページにあるコラムサイト、論文を基に説明されている医師のSNSなどもよい参考になります。

他にも、医師の顔が見えるインタビュー記事なども良いかもしれません。それらのサイトを運営し、情報発信をしている企業も、不妊治療を支えている企業の1つと言えます。

ただし、これらの情報は、すべてが必ずしも正しいわけではありません。カップルごとに必要な治療は異なりますし、場合によっては検索した情報以外の要因が潜んでいる可能性もあります。そのため、信用のおける情報を探すだけではなく、出てきた情報をクリニックや医師に確認することも必要になってきます。

実際にクリニックに来院される患者さんの中にも、ネットの情報と違うといった声もあるように、調べて治療について自分で理解するだけではなく、その情報が正しいのか、その情報が自分に合っているのかを専門性のある医師に確認することも非常に重要です。

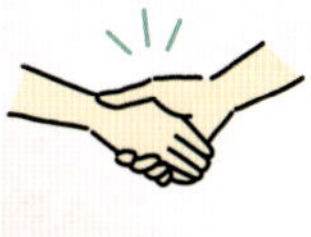

12/13

自助団体の役割

医療機関の医師やスタッフは、子どもを授かりたいという患者さんの希望を叶えるためにベストな不妊治療を提供しようと努めていますし、患者さんも通院のほかに自分たちにできることがないか模索しながら、日々治療（妊活）に取り組んでいます。ただ、不妊治療には治療すれば必ず子どもを授かる保証がありません。不妊原因は男女半々にありますし、カップル2人が当事者の問題ですが、特に女性は治療での体への負担が男性より大きく、つらい経験をすることも多くなりがちです。そうしたつらさは、周囲の人々になかなか話せなかったり、通院先では遠慮して相談しにくかったり、パートナーにさえ言えないことがあるかもしれません。それを分かち合える場所の1つに、不妊治療に関わる自助（セルフ・ヘルプ）グループがあります。

ここでは「フィンレージの会」を中心に、代表的な自助グループや、自助グループが不妊治療で果たす役割などを見てみましょう。

フィンレージの会

「フィンレージの会」は、不妊で悩む人や不妊の問題を抱えている人のための自助グループです。『不妊—いま何が行われているか』（邦題）の翻訳・出版をきっかけに、1991年1月に発足して、活動期間は30年以上という先駆者的な存在です。「フィンレージ」とは聞き慣れない言葉ですが、『不妊』の原著を編集した「FINRRAGE（Feminist International Network of Resistance to Reproductive and Genetic Engineering：生殖および遺伝子工学に抵抗するフェミニストの国際ネットワーク）」からとったものです。

フィンレージの会は「不妊について語り合える、同じ立場の人同士が体験や痛みをわかちあいながら、仲間との交流を通して、不妊の問題を自分自身の中でとらえ直していける」場所となり、ひいては女性がひとりでも安心して年齢を重ねられる社会を目指しています。主な活動は、会報の発行、井戸端会議（集まっておしゃべりする）、講演・取材、セミナーやイベントの開催などで、アンケート調査や出版活動等も行っています。

Fine

「NPO法人Fine（ファイン）」は「不妊治療患者が正しい情報に基づき、自分で納得して選択した治療を安心して受け」ることができ、「不妊体験者が社会から孤立することなく、健全な精神を持ち続けられる」環境を目指して、2004年に設立された自助グループです。

主な対象は不妊体験をもつ男女（必須条件ではない）で、情報提供やコミュニケーションのためのウェブサイト運営、講演会やシンポジウムの開催、関係機関への働きかけ、勉強会や交流会・親睦会などの開催、カウンセリング、年報やメルマガなどの発行、SNSによる情報発信など、多岐にわたる活動を行っています。International Consumer Support for Infertility Community（iCSi、国際不妊患者団体連合）とも、情報交換に関して協力しています。

MoLive

「一般社団法人ライフキャリア妊活サポート・モリーブ」は、不妊に悩むカップルの心のケアや不妊治療を受ける患者さん（とその家族）のメンタルサポートをベースに、企業や教育機関・医療機関と連携しながら、妊活・不妊の啓発や理解を促し、それぞれの人生を充実させることができる社会を作りたいと、2014年9月に設立された団体です。

主な活動は、妊活や不妊治療に関する情報提供、オンライン相談室や茶話会の開催、医療機関の紹介、企業に対する研修・カウンセリングの実施、学校等での出張授業や教育現場のスタッフへの研修、不妊治療中の患者さんや医療従事者向けのセミナーの開催などです。「くぷる（couple）カード」は、不妊治療の同志(同士)であり運命共同体であるカップル2人が本音を言い合える助けとなるよう、クラウドファンディングを使用して開発されたコミュニケーションツールです。

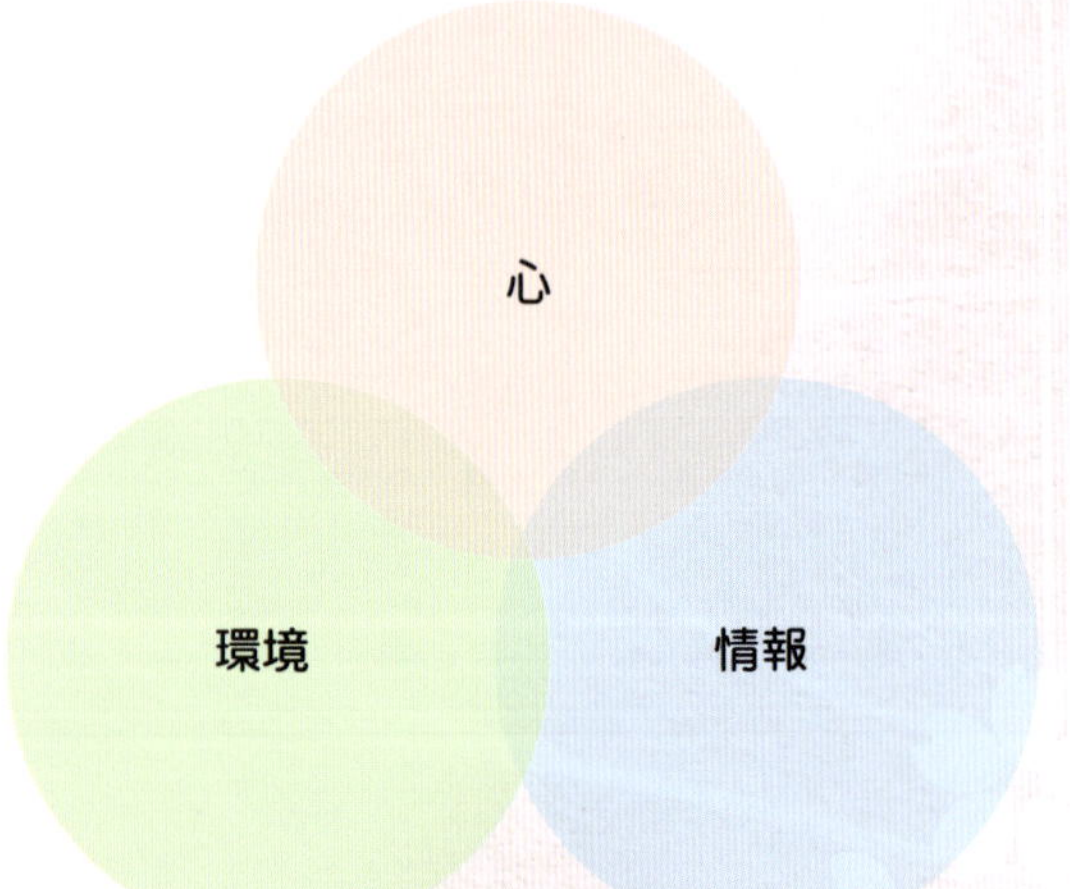

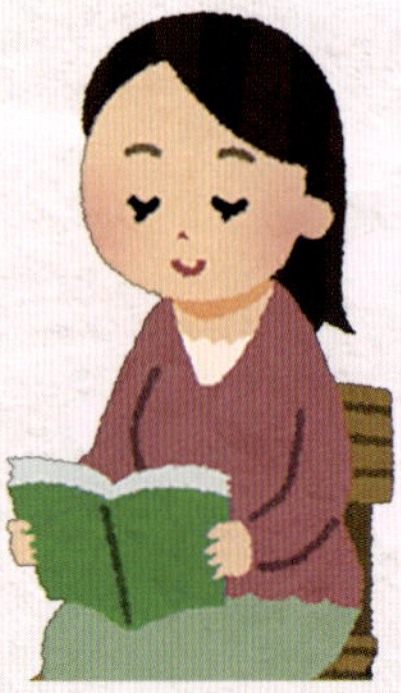

悩みに寄り添い、コミュニケーションをはかる場の提供

ここからは、どの団体にもある程度共通している活動をみていきましょう。そもそもの出発点として、基本的には「不妊」という壁にぶつかっている人同士が、悩みやつらさを受け入れ、それを同じ境遇にある仲間と話し、わかち合うことで、治療への一歩が踏み出せなかった人の背中を押したり、前向きに治療に取り組む力を取り戻したり、時には治療中止の決断にも納得することができたり、それぞれの「不妊」との向き合い方を応援したいという精神があるのではないでしょうか。

フィンレージの会では「井戸端会議」、Ｆｉｎｅでは「ほっとサロン」「Ｆｉｎｅ Ｓｐｉｋａ」や支部ごとのおしゃべり会、モリーブでは「茶話会」（オンラインン）など、不妊に悩む人が何らかの形で集まり、コミュニケーションをはかる場を設けています。モリーブの公式サイトには、不妊治療を諦めようとしている人に向けた医療従事者からのメッセージや、養子縁組の体験談が掲載されており、不妊治療で子どもをもつことが人生の最終的なゴールではないということも伝えています。

また、カウンセリングも重要な役割を果たしています。モリーブの「ハナセルフ」は、不妊のことはもちろん、それにまつわる人間関係や仕事の悩みなどをオンラインで相談できるサービスです。

Ｆｉｎｅは設立当初からカウンセリングに力を入れており、現在は自分自身も不妊体験をもつカウンセラーによる「不妊ピア・カウンセリング」や、そのカウンセラーの養成も行っています。

フィンレージの会

Fine

MoLive
standing by you

適切な情報提供・啓蒙活動

不妊治療の内容からクリニック選びまで、不妊治療に関する情報は、書籍や雑誌などのメディアからインターネットまで溢れています。医療機関が開催している事前説明会や勉強会、実際の治療を通じて得られる情報はエビデンスに基づくものだとしても、特にインターネットで検索して得られるものは間違っていることも多く玉石混淆。正しい情報を知ることがとても大切です。

それぞれが発行している機関紙（誌）やメルマガはもちろん、たとえばＦｉｎｅでは大学のゼミナールで授業を行ったり、学術大会でワークショップを開催したり、妊活・不妊治療の現状を理解してもらうために情報発信も行っています。

モリーブでは、公式サイトで不妊治療を８段階にわけて、それぞれの段階で知っておきたい知識やサポート情報を「お役立ち情報」として掲載しています。

行政への働きかけ

フィンレージの会では、厚生労働省の不妊治療に関するヒアリングや社会保障審議会（医療部会）に参加して、不妊治療をめぐる現状や問題点、患者さんたちの生の声を届ける活動をしています。

Ｆｉｎｅでは、より積極的に行政（国政）への働きかけを行っています。たとえば、不妊治療を受けている患者さんの経済的負担を少しでも軽くするために署名活動を行い、日本産科婦人科学会登録の不妊専門医療施設（ＡＲＴ施設）に署名簿などの設置を呼びかけたり、誰でも署名できるようインターネットで呼びかけるなどで活動を広げ、集まった署名は賛同する国会議員の助けをかりて国会に請願しています。

また、日本で未許可の新薬や治療法などにアクセスしにくい環境を改善するため、厚労省に要望書を提出したり、不妊や不妊治療を当事者以外にも啓発するため、党派を問わず、国会議員会館で勉強会を開催（または開かれた勉強会に参加）するなど、立法に携わる議員と意見交換をはかっています。

こうした地道な活動が、不妊治療の助成金制度や保険適用などに少なからず結びついています。

医療者側との架け橋

モリーブでは、医療従事者に対して、たとえば「不妊治療中の患者心理」「不妊治療を経て子どもをもった人が抱える感情」「仕事と治療の両立の難しさ」「不妊治療中の患者が、治療の成果のほかに医療機関に求めるもの」などについてのセミナーを行っています。また、公式サイトに、不妊治療を考えている人などが自分にあった受診先を選べるよう、医療機関を直接取材して得られた情報をもとに医療機関の紹介ページを作ったり、先に触れたように不妊治療を諦めようとしている人に向けて医療従事者からのメッセージを届けたりしています。

Ｆｉｎｅは、参加者が５００人以上にもなる「Ｆｉｎｅ祭り」を年１回開催しています。仲間と出会うきっかけとなる談話室があったり、医師や心理士、医療関係者などによる講演が行われたり、関連企業が出展しています。不妊に悩む当事者だけでなく、その人たちを支えたい人もまた一堂に会するイベントです。

また、患者支援団体代表審査員として、２００５年からＪ－ＳＡＲＴ（日本生殖補助医療標準化機関：子どもを望むカップルが安心して治療を受けられることを目的に、不妊治療専門クリニックが結成した団体）の認定審査に加わっています。Ｆｉｎｅは審査に先立って行われる患者アンケートの設計も担当し、不妊治療で通院中の患者さんのリアルな声を審査に反映させる役割を果たしています。

13/13

保険診療についてのアンケートでは

「全国体外受精実施施設ガイドブック2024」（シオン刊）によると、体外受精が保険適用になってからの先生方の意見として、様々なことがあげられていました。

ここでは、保険診療の影響、ポジティブな意見、改善の意見、その他に分けて掲載しました。

そして、保険診療の適用枠から外れてしまう患者さんについて、治療をどうされているのかの様子をうかがっていますので、合わせて見てみましょう。

保険診療の影響

- ●制限が多くなり、胚が残っている状態での検査治療が混合診療となるため、すべて自費で治療をせざるを得ない場合があるなど、患者負担が増えるケースがある
- ●治療の中止中断を余儀なくされる患者様も出る
- ●他地域で保険が切られていないものが切られていたりする
- ●施設登録関係の書類等、自費でもう少し自由にできていた治療がし辛くなったり、基本的に書類が多くなったり、面倒なことが増えた
- ●保険で先発品が使えて後発品が使えなかったりすることが困る
- ●プロゲステロン製剤やHMG製剤など、重要な薬が入手困難となっている、国が保険支出を減らすため薬価を下げ過ぎ、製薬会社が薬の原料に出せる価格が下がり、全世界的にはよく高く買う国へ原料が売られ、日本に来なくなってきている
- ●補助金（助成金）の時と同じ回数制限で、「保険診療」と銘を打たれると医療を行いづらく感じることがある
- ●全例静脈麻酔の為、静脈麻酔を希望してくる転院者が多い
- ●不妊治療を受ける心構えが不十分なまま体外受精を受けるカップルが増加した
- ●妊娠できなかった時の対応に時間を要するようになった
- ●不成功の度に重症化が急速に進む38～42歳の方々にとっては、失敗を重ねてより不利となる人が増える
- ●本当に必要な方に必要な治療が提供できないと感じている
- ●多くのクリニックが新たにできて競争が激しくなり、保険診療をきちんとやっていない医療機関が多い
- ●回数に制限があり、重い不妊原因の方や高年齢の方は回数内で妊娠できず、自費診療になるため、以前のような助成金制度がないと再び経済的に大変になるケースが出る
- ●胚移植回数が規定されたため、治療を受けている患者さん、そして治療者側にもストレスを与えている印象を持つ

ポジティブな意見

- ●これまで高価であった薬剤を処方しやすくなった
- ●保険になり、20代30代の患者様のエントリーが増え、クリニックの妊娠率は上昇している
- ●人工授精、体外受精に進みやすくなった
- ●経済的負担が減り、不妊に悩む方が以前より安心して治療を受けることができている

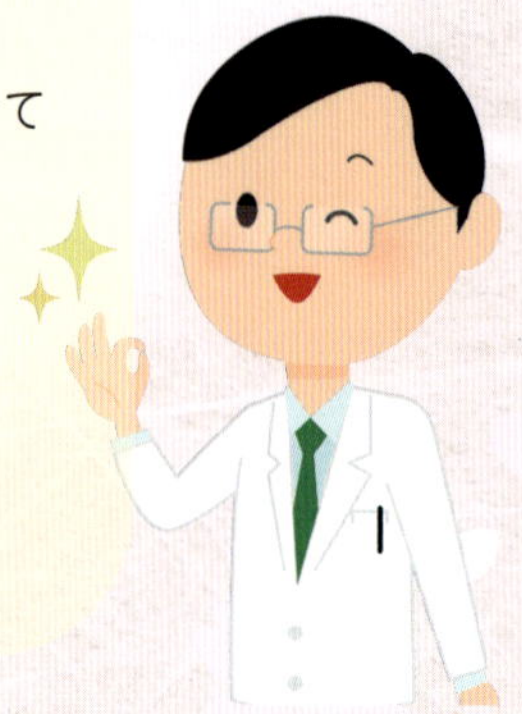

その他

●保険の料金設定が根拠不明

●グレーゾーンが多すぎて分かりにくい

●自治体により助成のしくみや範囲、金額に違いがあり、不公平感がある

●効率の良い治療をどのように進めていくか医療機関側もまだまだ課題が多い

●収入は増加傾向ではあるがあまり変わらない

●体外受精は保険診療には含まれないと思う

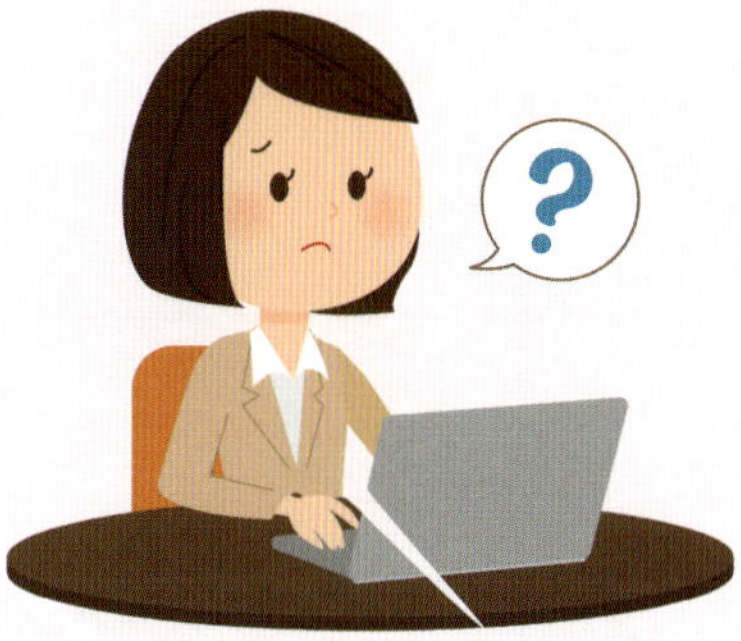

改善の意見

●ＰＧＴを先進医療Ａにするべき

●レセプトを提出する上で算定できる・できないを含めて解釈が分からないため、薬の投与量やエコー、採血の回数なども含めて、詳しく記載した説明が欲しい

●薬剤（ジュリナなど）の使用方法には改善の余地がある

●超音波検査の回数制限は混合診療にならない様に注意が必要なので、混合診療を認めて欲しい

●年齢制限、回数制限は無くすべき

●ホルモン採血の保険回数の上限を増やしてほしい。クロミッドはＡＲＴにおいては保険適用の 10 錠では不十分である。一般不妊治療でもＧｎＲＨアゴニストを保険適用にしてほしい。ＡＭＨは治療内容に関わらず保険適用が望ましい

●男性の感染症検査、卵子凍結、精子凍結を保険適用に

●凍結精子の扱いについて保険点数に入れてほしい

保険診療の対象から外れる患者さんについて

保険診療の対象から外れてくる患者さんについて、どう対処されているかの様子を知りたく、一般不妊治療を続けるケースが多いのか、自由診療で体外受精を続けるケースが多いのか、あるいは治療を辞めるケースが多いのか、その他のケースも設けながら確認しました。

結果、116 回答中、自由診療で体外受精を続けるケースが多いが72件（62%）、治療を辞めるが29件（25%）、一般不妊治療を続けるが18件（16%）、その他が7件（6%）でした。

その他には、「一般不妊治療と体外受精をする」「①、②、③、同じくらい」「状況に応じて同じくらいの割合」「まだ保険診療での回数上限に達した人が少なくてこれから」「外れる前に妊娠されている」などがありました。

昨年同様、保険診療から外れる患者さんが自由診療での体外受精を続けているケースが多いこともわかりました。今後、民間の保険が充実してくれば、これら環境にも変化が出てくるのかもしれません。また、地方などでは助成金が使える地域があることも、不妊治療を受けることができる理由にあるようです。

（有効回答数　116件）

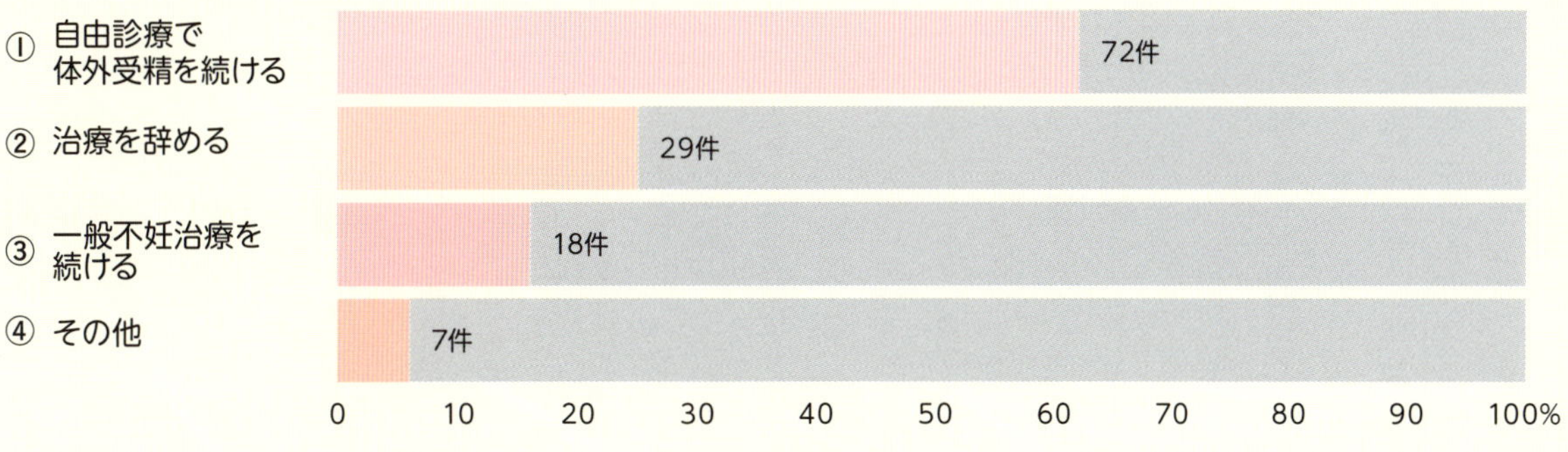

その他▶まだわからない、状況に応じて、まだ治療中に外れたことがない、同じくらいの割合、一般不妊治療と体外受精をする、まだ保険の上限に達した人が少ないためこれからかと思う

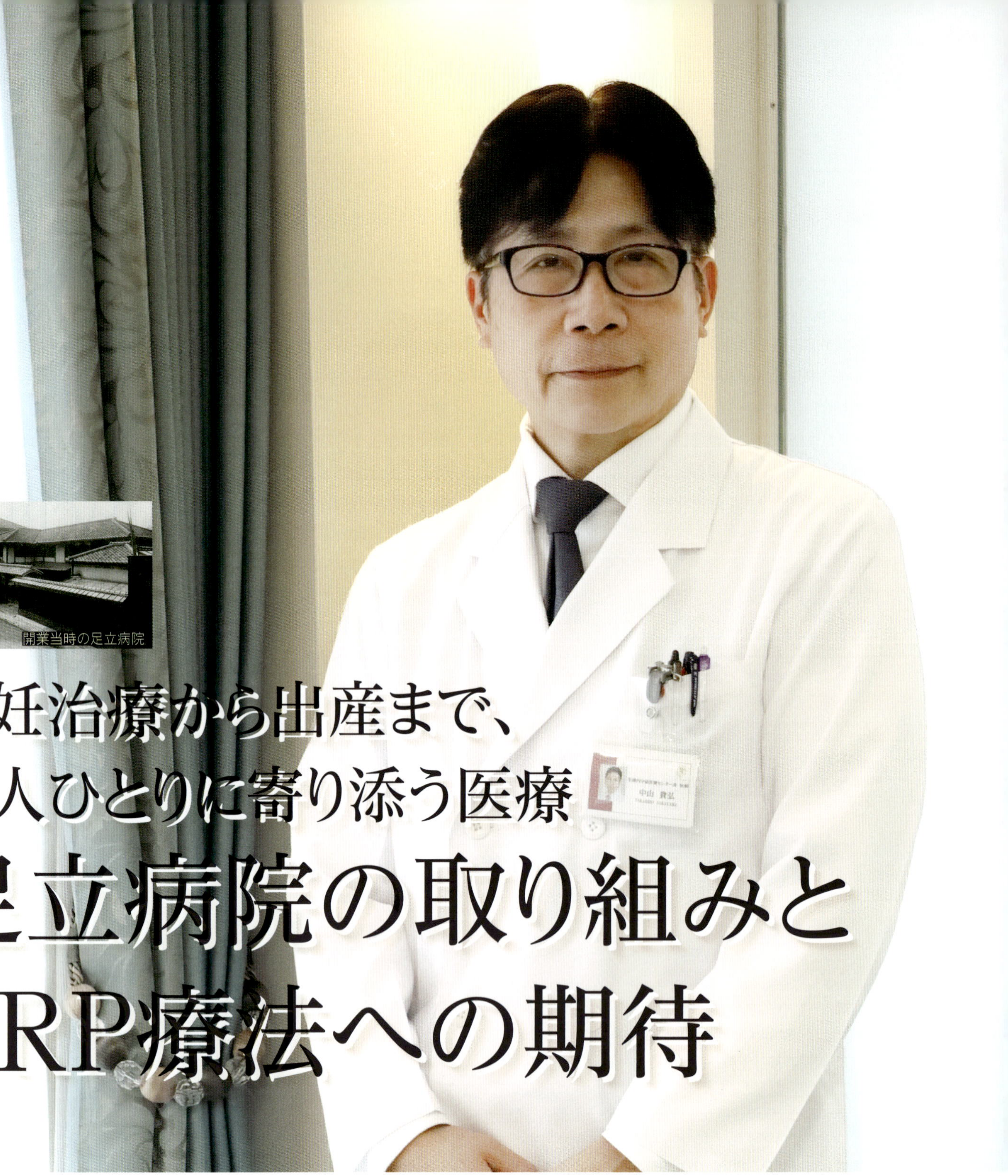

開業当時の足立病院

不妊治療から出産まで、一人ひとりに寄り添う医療
足立病院の取り組みとPRP療法への期待

一組ひと組の患者さまに寄り添い、より良い生殖医療を提供するために、院内の婦人科・産科が連携し、一貫したサポートを行っています。

京都市中京区
足立病院生殖医療センター
センター長 **中山 貴弘** 先生

120年以上続く、国内でも由緒ある産婦人科として地域に貢献してきた足立病院。その歴史の中で、不妊治療から出産、育児まで一貫した医療を提供し、多くの家族の希望を支えてきました。近年ではPRP療法を導入し、妊娠を目指す方々に向けた新たな選択肢の一つとして活用されています。地域の信頼を大切にしながら、一人ひとりに寄り添う医療を追求し続けています。

不妊治療を続ける中で、

「何度移植しても着床しない…」

「もう採卵が難しいかもしれない…」

そのような方にこそ知ってほしいのが、今注目のＰＲＰ（多血小板血漿）療法です。これまで難しかった着床や採卵が、あなたの新たな選択肢になるかもしれません。

ＰＲＰ療法では、自分の血液を使って子宮や卵巣の機能を良くすることが期待できます。ＰＲＰに含まれる成長因子が、子宮や卵巣の細胞を活性化させることで、着床環境を整えたり、卵巣機能に良い影響を与える可能性があると考えられています。

ただ、「妊娠」のために治療をすればいいというものではありません。体外受精治療でなぜ、妊娠にいたらないのか、赤ちゃんを授かった後も安全で安心な妊婦生活を送れるのか、出産に問題となることはないか、それらをよく検討することも大切です。

今回は、京都・足立病院 生殖医療センター長の中山貴弘医師にＰＲＰ治療の可能性や実際の効果、そして「安全で安心できる妊娠・出産」について、お話をお聞きしました。

足立病院の歴史と理念

　足立病院は、明治時代に開院し120年以上の歴史をもつ由緒ある病院です。明治、大正、昭和、平成、そして令和と時代は移り変わりましたが、いつの時代も多くの人に親しまれ、代々にわたってお産や婦人科の診療を受けるご家族を支えてきました。創立当時はまだ妊産婦の死亡率が高い時代であったことから、母子保健の改善と向上のため、政府が後押しする形で全国に3つの民間病院が設立されました。その1つが京都の足立病院です（他は東京の愛育病院、熊本の福田病院）。

　足立病院は創立当初より日本の母子保健と周産期医療に貢献する使命を帯びていると言っても過言ではありません。

　こうした設立経緯もあって、不妊治療から妊娠・出産、そして育児へつながる医療を中心に、女性の一生を総合的にサポートする病院として、今日まで尽力してきました。

産科と生殖医療の発展

　足立病院は産科を中心に発展してきましたが、時代の流れとともに生殖医療や小児科、NICU（新生児集中治療室）の必要性が増し、それに応じて病院の規模も拡大してきました。この生殖医療センターは、妊娠し出産していくご家族がいる一方で、なかなか赤ちゃんが授からず辛い思いをしている女性やご家族のために、2003年に設立されました。

　長年にわたり産婦人科医療を提供する中で、赤ちゃんがなかなか授からない女性はどの時代にもいらっしゃいました。そうした方々のために、従来の婦人科診療の枠組みではなく、専門的に生殖医療を提供することが、女性の一生を総合的にサポートするために必要であると考えたからです。不妊治療から妊娠、出産、育児まで一貫した医療を提供できる点が私たちの強みです。

足立病院のチーム医療

　生殖医療の段階から患者さまの妊娠・出産を見据えた医療を提供するためには、適切な方法であるかをチームで検討することも大切です。

　たとえば、子宮筋腫や子宮内膜症、子宮内膜ポリープなど、妊娠を妨げたり、妊娠中の健康リスクとなったりする疾患は、妊娠にトライする前に治療することが重要です。しかし、妊娠のしやすさは年齢とともに低下するため、手術を何カ月も先延ばしにすることは患者さまにとって不利益となります。そのため、必要があれば速やかに婦人科を受診し、治療や手術の計画を立て、その後、生殖医療センターで不妊治療を進めていきます。

　このように、手術が必要な患者さまへの対応も院内でできるため、適切なタイミングで治療を受けていただくことができます。

　また、体外受精が適応となる患者さまの場合は、手術前に採卵を行い、その後、子宮筋腫や子宮内膜症などの手術を受けることで、安心して回復に専念することができます。こうすることで、手術や手術後の回復にかかる時間的なロスや精神的負担を軽減し、胚移植からスムーズに治療を再開できます。

　さらに、婦人科手術においても、患者さまの妊娠の可能性を考慮した治療方針を採用し、できる限り妊娠機能を温存する方法を取り入れています。「とにかく摘出する」「すべて切除する」といった方針ではなく、患者さまの妊娠・出産、そしてその後の人生までを視野に入れた手術を行っています。

不妊治療の「その先」を考える

　不妊治療をしていると、「妊娠すること」がゴールのように思えてしまうこともあります。でも、本当のゴールは、その先の「元気な赤ちゃんを産み、育てること」だと考えています。

　足立病院は、「不妊治療のその先」も見据え、不妊治療で授かった赤ちゃんを、そのまま産科で迎え、小児科まで一貫してサポートできる体制が整っています。

足立病院のチーム医療

❶ 初診・検査
生殖医療センター ＆ 婦人科受診
▶ 妊娠を妨げる要因の確認
▶ 子宮筋腫・内膜症・ポリープなどの検査

❷ 治療計画の決定
チーム医療の検討
▶ 婦人科での治療 or 生殖医療センターで受診
▶ 手術が必要な場合は婦人科へ

❸ 婦人科での治療・手術
婦人科診療
▶ 手術（必要な場合）
▶ 治療・経過観察

❹ 回復後、生殖医療へ
生殖医療センター受診
▶ 体外受精が必要なら「採卵」から「胚凍結」まで
▶ 回復を待って胚移植へ（スムーズな治療再開）

❺ 妊娠・出産
産科で妊娠管理・出産
▶ 必要に応じて小児科と連携
▶ 母子ともに健康な出産へ

❻ 小児科での検診
小児科で新生児・乳児検診
▶ 1ヵ月検診など行う
▶ 健やかな育児へのバックアップ

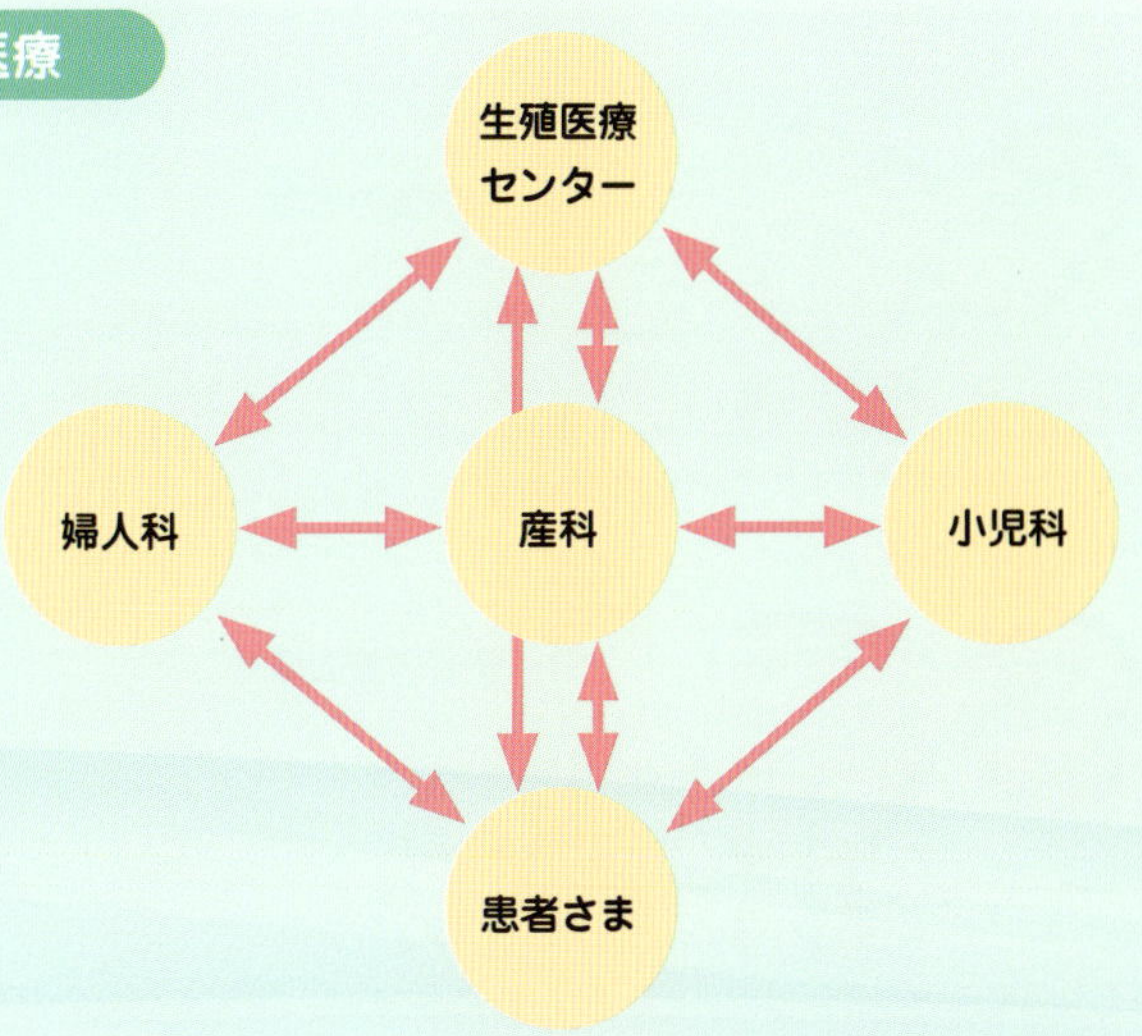

　また、不妊治療を受けた患者さまがそのまま足立病院で出産するケースが多いのも特徴です。医師も20名以上が在籍し、生殖医療の段階から患者さまの妊娠・出産を見据えた診療を行い、それが小児科へとつながることで、安心して出産・育児へつなげる環境を整えています。

　実際に、不妊治療を受けた患者さまは、妊娠経過に不安を感じることも少なくありません。しかし、同じ病院で出産し、小児科で赤ちゃんを診てもらえることは、大きな安心感につながっていると聞いています。

　以前は、私も分娩に立ち会い、当直もしていました。胚移植をした患者さまの帝王切開手術をしたことも何度もありました。そのたびに、「あんなに小さかった胚が、こんなに大きくなって。無事に生まれてきてくれてありがとう」と思ったものです。

　生殖医療から出産まで立ち会えたことは、産婦人科医冥利に尽きますし、妊娠のその先を考えて医療を提供することの大切さを積み重ねての今日だと思っています。

不妊治療から妊娠へ

　不妊治療を必要とする患者さまは、年々増加しています。２０２２年から保険が適用されるようになり、若い世代での受診率と比較的高年齢の受診率が増加しています。医療費の負担が軽減されたことで、不妊治療へのハードルが下がり、体外受精への認知度や理解度が上がったように思います。

　これらのうち、多くのカップルは妊娠していきますが、なかには妊娠が難しいカップルもおられます。その状況は、保険適用以前も、以後も大きな変化はありません。

　それには大きく、卵巣の問題と子宮の問題に分けることができます。

妊娠が難しい

① 卵巣の問題

　卵巣の問題は、卵巣の機能低下から卵胞が発育してこないケースです。

　卵胞が発育しなければ、卵子を採取することができません。平均閉経年齢は約50歳ですが、それよりも前に30代や40代前半で閉経を迎えてしまいそうになることを早発卵巣不全（早発閉経）といいます。

　ＡＭＨ（抗ミュラー管ホルモン）検査をすると、極めて低い値がでますし、月経初期のＦＳＨ（卵胞刺激ホルモン）が高い値を示すこと、胞状卵胞が確認できない、またはしづらいことなどでわかります。

　月経周期によっては、卵胞が発育してくることもあるので、毎周期丁寧に診察することで妊娠に至るケースもあります。

　しかし、比較的年齢の高い患者さまの場合は、卵巣機能に加えて、卵子の質の低下もあり、卵子が採取できても、妊娠が難しいことも少なくありません。

② 子宮の問題

　子宮の問題は、着床環境が整っていないことがあげられます。

　良好胚を複数回移植しても着床しない場合は、先進医療の検査や治療をおすすめしています。

　たとえば、着床の窓の時期を調べる検査（ＥＲＡ検査）や子宮環境を調べる検査（ＥＭＭＡ、ＡＬＩＣＥ検査）などがあります。胚が着床しやすい時期（着床の窓）には、ズレのある人がいます。この場合、良好胚を移植しても、内膜が胚を受け入れられないため着床が難しくなりますが、検査で適切な着床時期を調べ、それに合わせて移植することで妊娠するケースも多くあります。

　子宮環境については、子宮内フローラが適切でなかったり、慢性子宮内膜炎などがあったりすると着床が難しくなります。そのため、検査で問題があった場合は、フローラを適切な環境にするためのサプリメントや慢性子宮内膜炎を治療する抗生物質などで改善し、胚移植をして妊娠を目指します。

　良好胚を移植しても、なかなか妊娠が難しかったカップルの多くが、これらの検査や治療後の胚移植で妊娠に至っています。

　しかし、それでも妊娠が難しいカッ

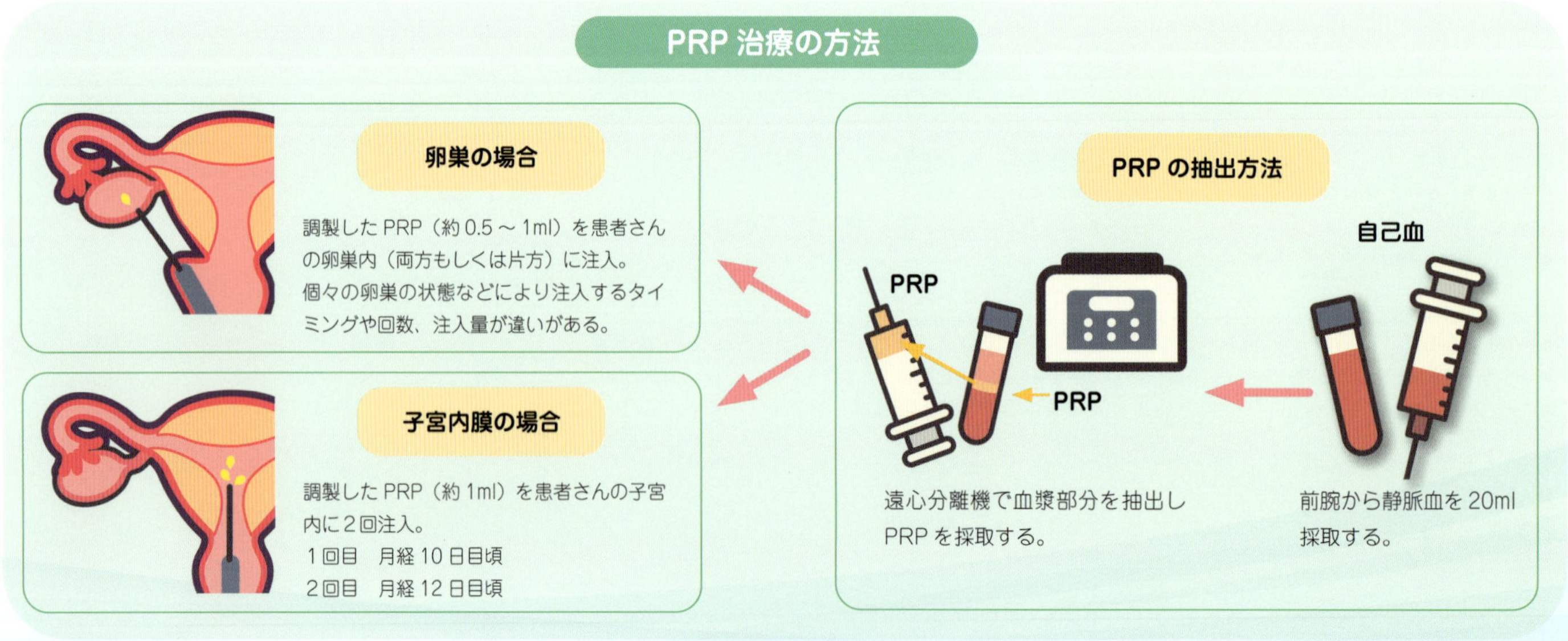
PRP 治療の方法
卵巣の場合
調製した PRP（約 0.5 ～ 1ml）を患者さんの卵巣内（両方もしくは片方）に注入。個々の卵巣の状態などにより注入するタイミングや回数、注入量が違いがある。
子宮内膜の場合
調製した PRP（約 1ml）を患者さんの子宮内に２回注入。
１回目　月経 10 日目頃
２回目　月経 12 日目頃
PRP の抽出方法
自己血
PRP
PRP
遠心分離機で血漿部分を抽出し PRP を採取する。
前腕から静脈血を 20ml 採取する。

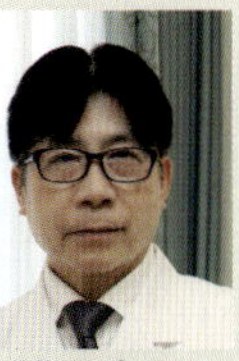

足立病院生殖医療センター長
中山 貴弘 先生

Profile

経歴

京都大学医学部産婦人科講師（生殖内分泌学）
医学部附属病院産科病棟医長
同生殖補助医療チーム主任
財団法人今井会足立病院不妊治療センター長（副院長）
財団法人今井会足立病院生殖医療センター長

資格

医学博士（京都大学）
日本専門医機構認定産婦人科専門医
日本生殖医学会認定生殖医療専門医
母体保護法指定医師

Since 1902
Adachi Hospital

医療法人財団足立病院
京都市中京区東洞院通り二条下ル
https://www.adachi-hospital.com/
電話番号．075-221-7431

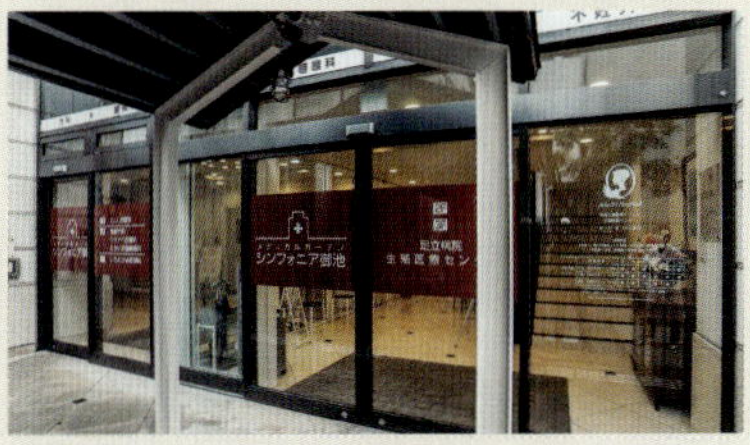

足立病院 生殖医療センター

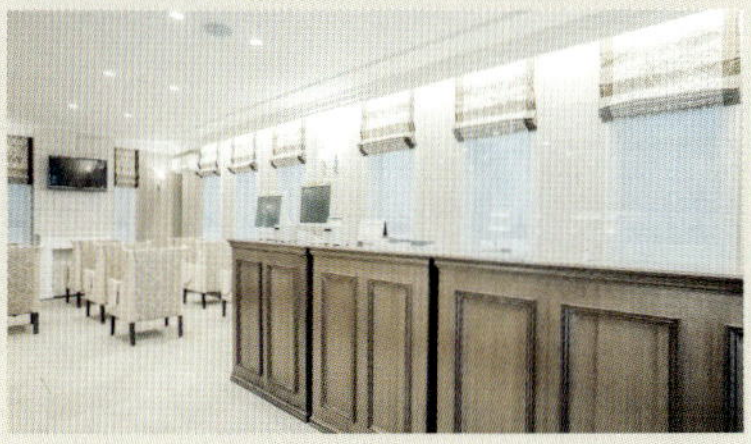

足立病院 総合受付

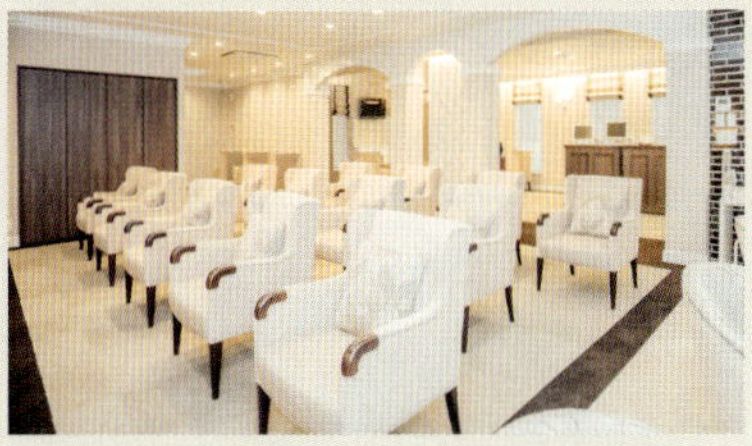

足立病院 生殖医療センター　待合室

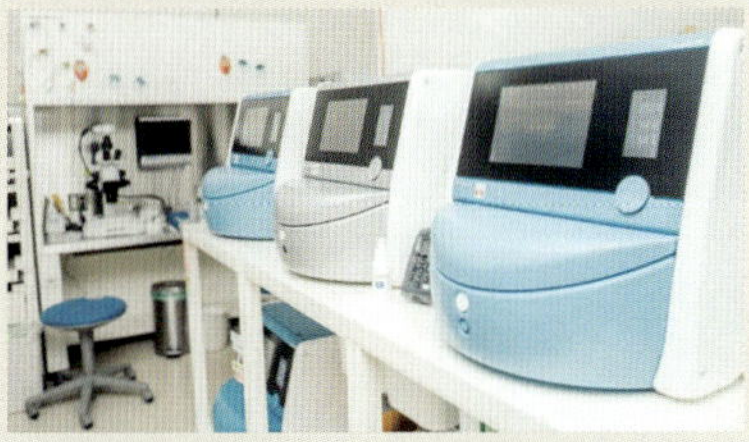

足立病院 生殖医療センター　培養室

プルがおられます。

PRP療法への期待

最近、注目されているのが「PRP療法」です。この方法は、自分の血液から抽出されたPRPを卵巣や子宮へ注入することで機能改善が期待できます。

卵巣については、卵巣機能の改善によって発育卵胞数の増加、卵子の質の向上などが期待できます。とくに卵巣機能が低下した患者さまにおいては、PRP療法によりAMH値が改善するケースがありました。

着床環境については、子宮内膜の機能改善によって子宮内膜を厚くする、または着床環境が改善され、着床、妊娠成立が期待できます。

PRP療法の効果は、歯科や整形外科、美容医療などの分野でも謳われていて、不妊治療にも応用されています。とはいえ、すべてが解明されているわけではなく、どのような人にどの程度の効果があるのか、今まさに研究が進められています。

PRPの作用機序や適応がわかってくれれば、患者さまはもっと安心して受けられる治療になりますし、私たちも、効果が期待できる治療法として提供することができます。そのためには、エビデンスをしっかり積み重ねることです。これには、基礎研究も重要になってくるでしょう。

現在のところ、保険が適用されない治療のため費用も高額になります。もう少し費用が抑えられれば、患者さまも受けやすくなるでしょう。

患者さまを支えること

当院では43歳以上で保険診療が終了された方も多数通院されておられ、この中で年間50名程度が妊娠されています。このような妊娠ポテンシャルのある方々が、経済的な理由で治療を断念されるのは誠に残念なことで、なんとしても治療継続していただきたいと考えております。

保険診療の回数制限や年齢制限を超えた場合でも、自由診療での体外受精が受けやすいように医療費の負担をできるだけ軽くし、治療を継続しやすいシステムを作り、希望を持って治療を続けられる環境を整えています。

高年齢の体外受精では「やれることを全部試してみる」ことも大事だと思います。ただ、一人ひとりの患者さまにとっての「やれること」が何なのか、しっかり見極めるのが私たち医師の役目です。

必要な治療があれば、すぐに治療を開始できるように。

婦人科との連携が必要な治療は、チームで考えるように。

それらがうまくいかないと、患者さまは、無駄な時間と無駄な医療費を使うことになってしまいますから、効率よく治療することが大切です。そして、患者さまとは十分な時間を取ることが大切だと思っています。診察時には、たくさんお話をすることで、その患者さまにとっての最善が見つかると考えています。

PRP療法では、どのような症例がありましたか？

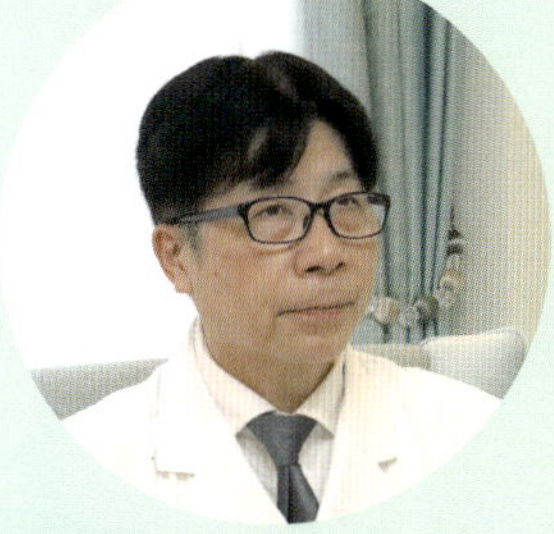

これからも、一つひとつの症例をしっかり診て明日に繋げていきたいと思います。

- 41歳、採卵4回行うも全く卵子回収できず。PRP卵巣注入7カ月後、初めて卵子2個採取。初期胚移植で妊娠成立。出産に至る。
- 42歳、1年間卵子を回収できず。PRP卵巣注入3カ月後より突然卵子回収可能となる。4カ月間で3回採卵成功。2個の胚盤胞を確保。凍結胚移植により妊娠・出産。
- 44歳、AMH値0.09 ng/ml。FSH値60m IU/ml。ART連続不成功の後、PRP卵巣注入。4回目の移植で妊娠成立。出産に至る。

「一つひとつの症例を思い出しながら、先生は患者さまのことまでしっかり思い出されていました」

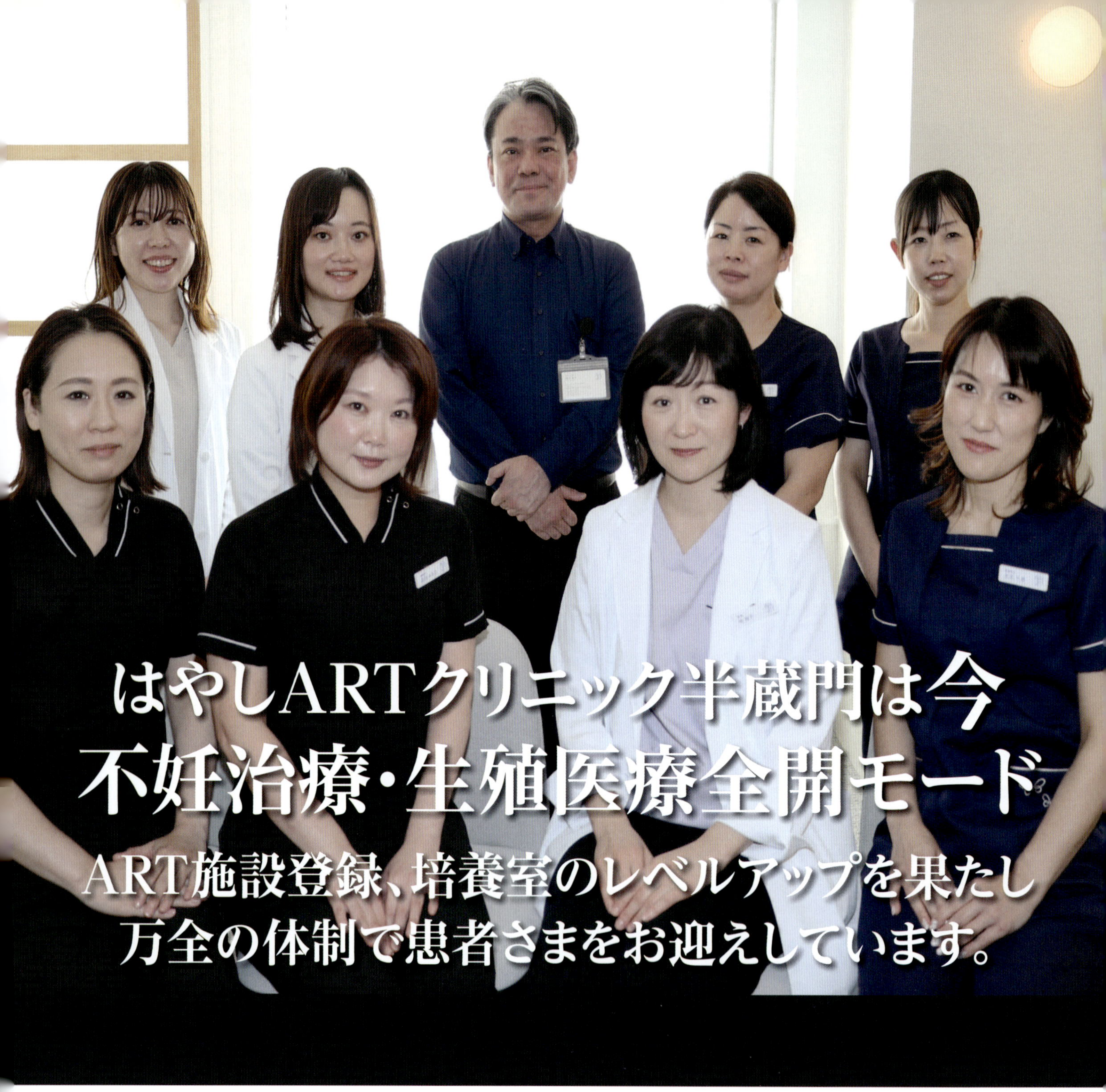

はやしARTクリニック半蔵門は今
不妊治療・生殖医療全開モード
ART施設登録、培養室のレベルアップを果たし 万全の体制で患者さまをお迎えしています。

患者さまに優しく、医療に厳しく、妊娠前から妊娠後まで力強く寄り添う面々！　2025年は、はやし ARTクリニック半蔵門にとってのART元年です。

東京都千代田区
はやし ARTクリニック半蔵門
院長 **林 裕子** 先生

東京の中心部にあって、商業用ビル以外にマンションなど居住空間も広がる千代田区は、人口増加が見られる街です。また、半蔵門は皇居に通じる一つの門です。はやし ARTクリニック半蔵門は、2024年9月、開業医として広く産婦人科分野で診療を目指し、院長の林裕子先生が開設しました。不妊治療（生殖医療）での登録も昨年末に済ませ、質の高い培養室の稼働がスタートしました。正にこの地で期待される新設クリニックです。

日本では、医療者が診療で体外受精を行う場合、ART施設としての登録条件を満たす必要があります。

はやしARTクリニック半蔵門は、昨年9月に開院し、ART施設認定を受けた、新設クリニックです。ART施設認定には、スタッフの人数や培養室の機器を含めた設備などの厳しい条件も含まれており、その条件をクリアすることは決して簡単ではありません。

医師や看護師、胚培養士の傍には、関連企業の協力や提案があります。

今回はその一つの企業、主に培養室設計から機材調達、総合管理などを手掛ける株式会社アステックの担当者と、クリニック取材に伺いました。

クリニックは駅近で、半蔵門駅から数分ととても便利なところです。

林先生はどの様なお人柄なのでしょう？ クリニックはどのような雰囲気なのでしょう？ 楽しみの中、編集部スタッフはお邪魔しました。

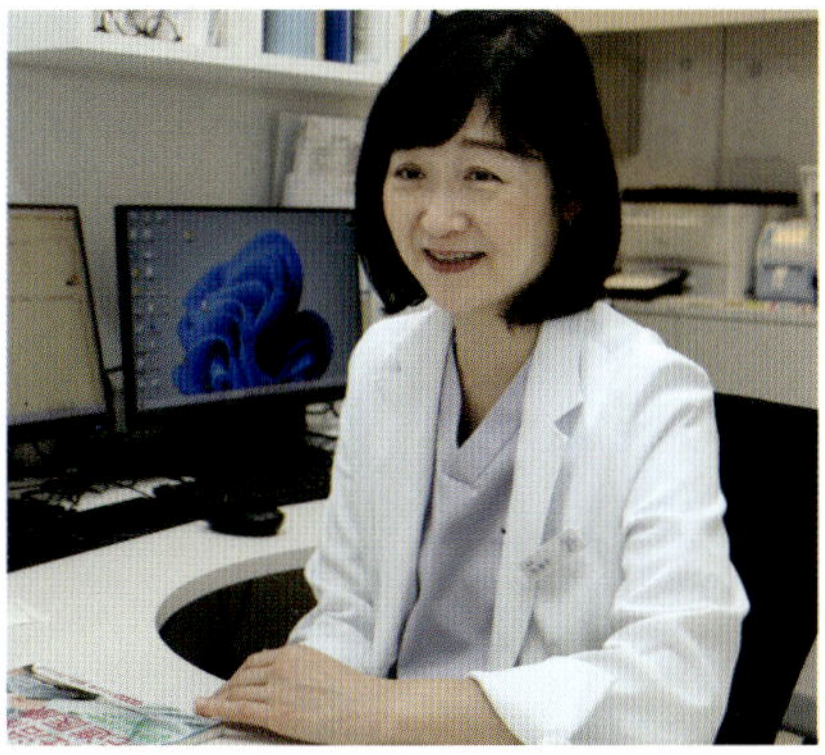

ひと味違うキャリアを持つ ふところの広い院長先生は 熱意ある医療人

医学部卒業後は大学の産婦人科学教室に所属し、産婦人科診療の基礎を学びました。大学院では不育症に関する研究を行い、生殖医療を中心とした婦人科の経験を積んできました。根拠に基づいた診療を行う姿勢は、大学病院での研究と診療に携わった影響が大きいと思います。

一言で不妊治療といっても、不妊原因を調べるための女性・男性それぞれの検査をはじめ、夫婦・カップルのカウンセリング、治療にあたっての原因特定と治療計画の立案までの流れが最初にあります。

ＡＲＴ診療では、採卵に向けて患者さまに合った調節卵巣刺激法の選択から卵胞発育の確認、採卵、受精方法の選択がありますね。

その後の受精卵＝胚の成長確認や移植法の選択、加えて凍結保存の有無があります。最近の流れでは、胚盤胞まで育てて凍結し、患者さまの月経周期を整えたあとで凍結した胚盤胞を融解して移植する凍結融解胚移植のケースが主流です。このような治療周期で、数回の移植で妊娠される患者さまがいる一方で、なかなか妊娠に至らないケースがあります。こういった場合は、着床不全のスクリーニング検査や先進医療の併用を行っていきます。

また、着床はするものの流産となってしまう患者様へ対応するために、不育症診療や胎児超音波検査にも力を入れています。

最終的には、ご夫婦・カップルがお子さんを授かることですから、私たちも出来るだけ多くの方が、できるだけ早く治療を通してお子さまに出会えることを願い、目標としています。

これら全てを自分なりに診療していきたいとの思いから開院の道を選びました。私は、個々の患者様に出来るだけ多くの時間を費やすことで、患者さんそれぞれの気持ちに寄り添う診療を心がけています。

患者さまとのやりとりでは、文学部時代に専門として学んだ心理学の知識や経験が生かされていると感じています。

産婦人科医療では、より広い領域で患者さまをしっかり診てお役に立ちたく、医師スタッフの連携にも力を入れています。

いくつもの不安を取り除きましょう

不妊治療が保険適用となり、若いカップルが不妊治療を希望されて来院されています。またこれから妊娠を希望される独身の方たちは、ブライダルチェック目的に来院されています。男性がお一人で受診されるケースも多く、埼玉県、千葉県、神奈川県など近隣の県から通院される方もいらっしゃって驚いています。

今の時代、少子高齢化が進む中、将来的な妊娠希望や家族計画に関する情報は少なくなっているため、不安を抱えているのかと思います。

少ない情報の中では、将来への行動力不足やいくつもの不安が生じるのは当然かと思います。

それは結婚に対しても妊娠に対しても、妊娠中の経過についても育児に関しても同じでしょう。私たちは、こうしたいくつもの不安を取り除けるよう医療を通して対応したいと思っています。

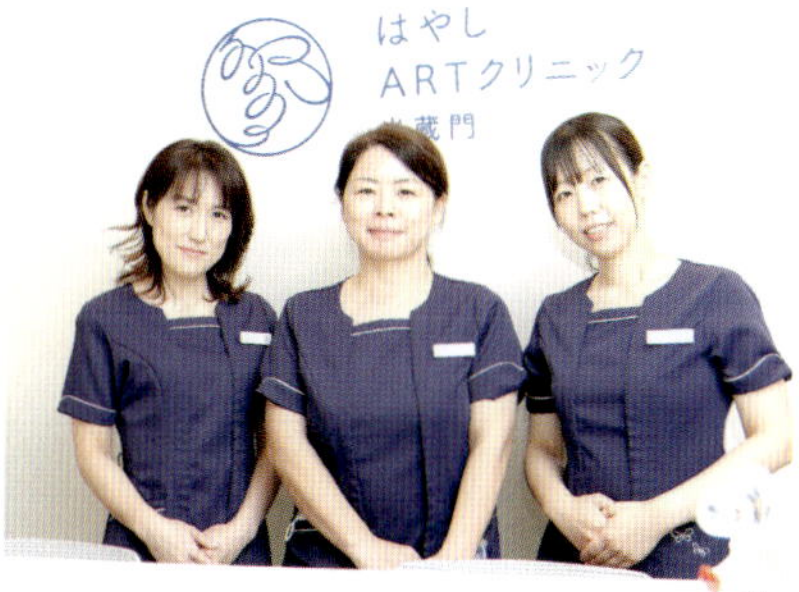

CHECK!

クリニックの診療の流れ

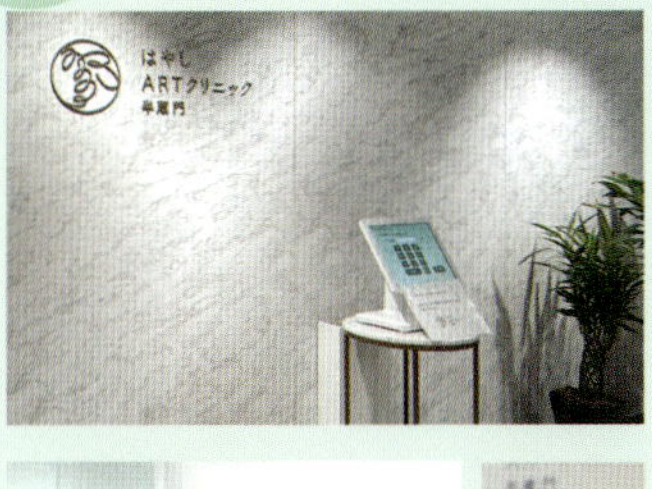

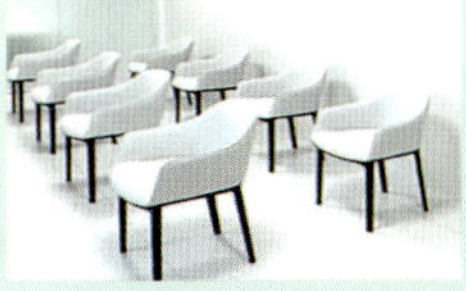

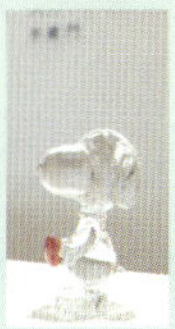

エレベーターを降りれば専用のエントランスです。受付カウンターでは、院長が大切にされているガラス細工の作品も出迎えてくれます。

クリニック名にもある ART（Assisted Reproductive Technology）生殖補助医療が私たちのメイン診療です。

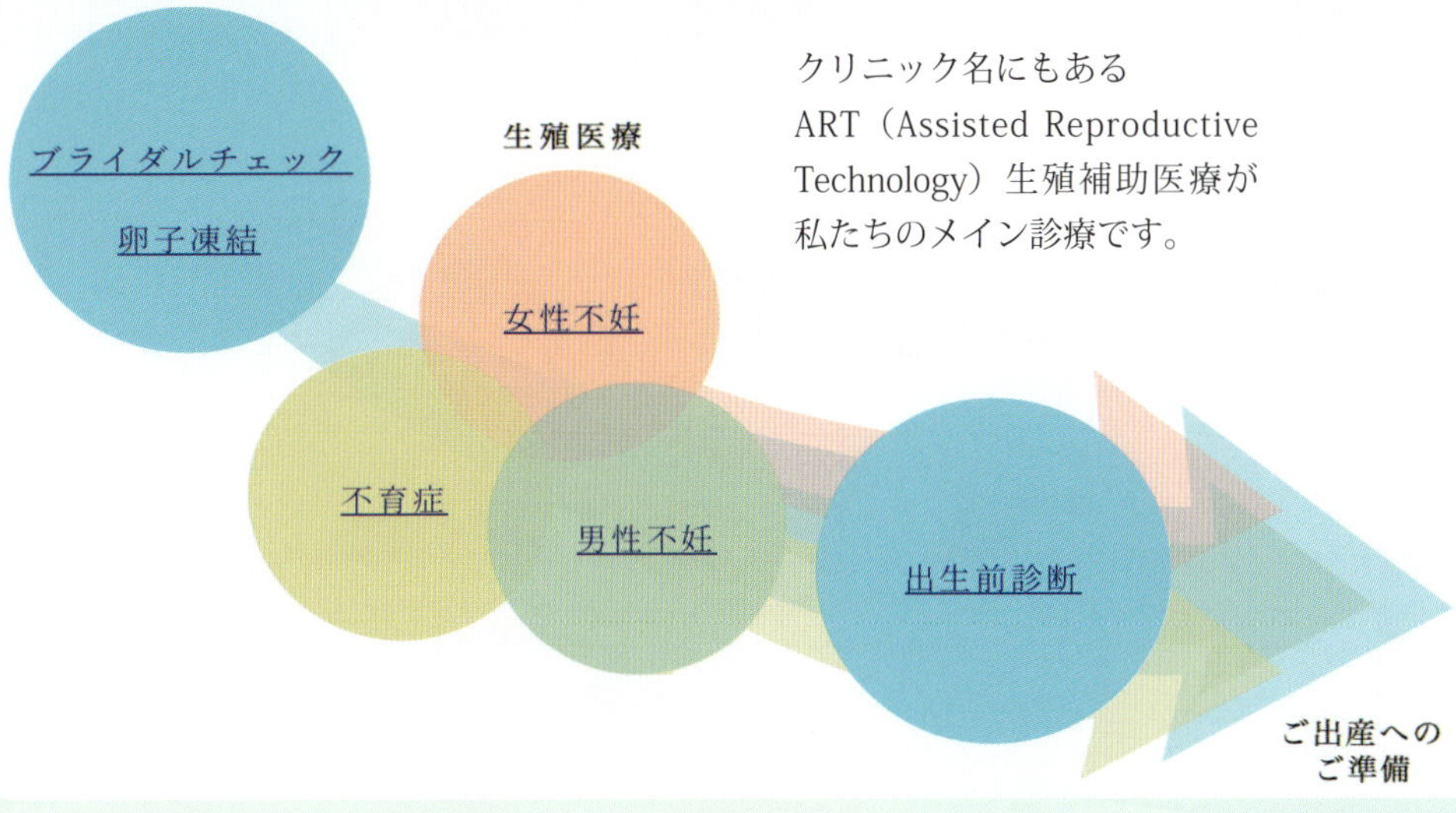

はやしARTクリニック半蔵門のおすすめポイント（ソフト面）

1
林先生の優しさ溢れる柔和な笑顔で癒される

2
スタッフのチームワーク・雰囲気が自然で心地よい

3
産婦人科医療に対する医療概念に芯がありブレがない

※個人が感じる評価には違いがあるため、あくまでも編集部で感じた参考です。

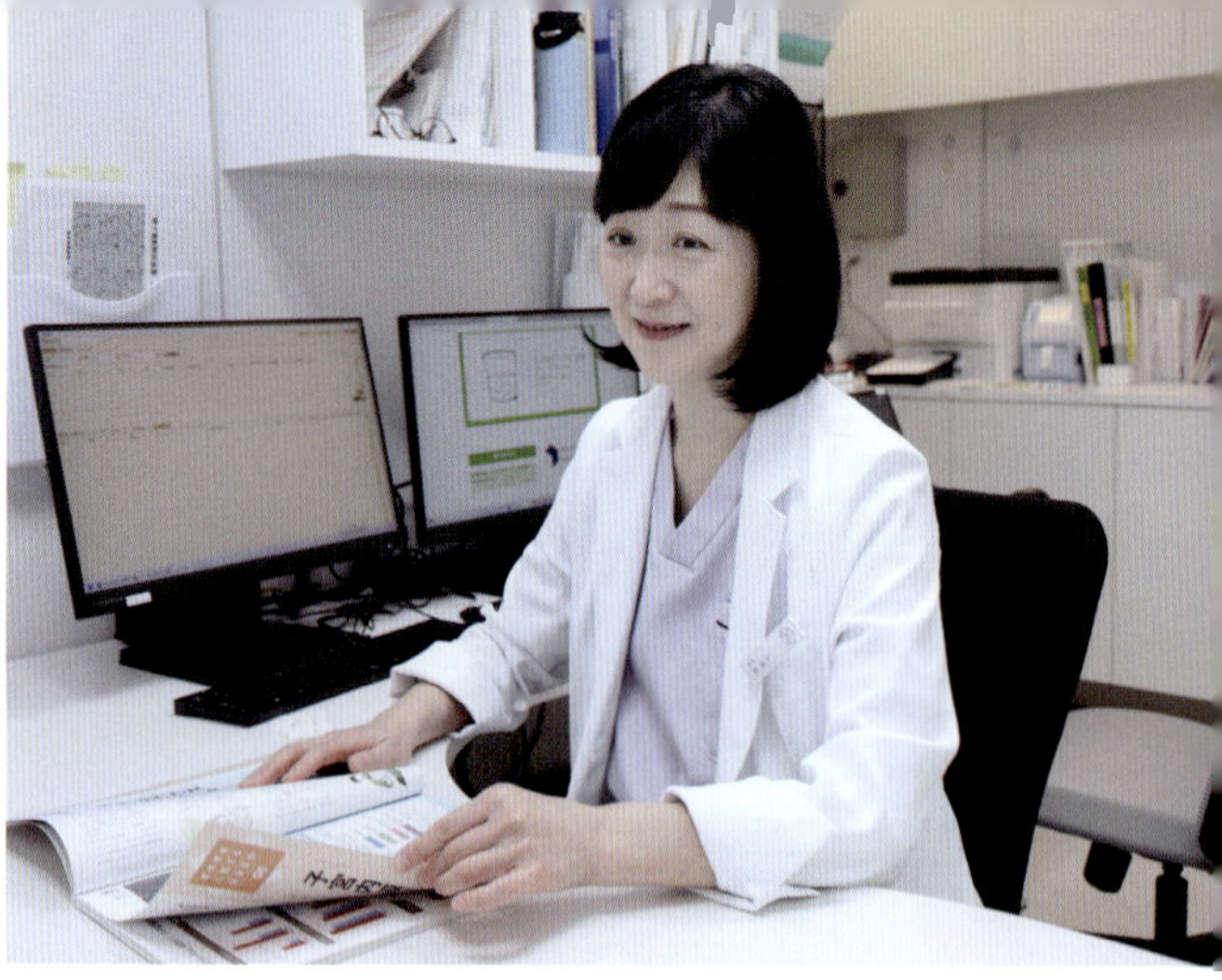

生殖医療への意気込み

生殖医療は培養室があってはじめて実現できるものです。培養室の設計にあたっては、業者さんが当院の入るビルのスペースを考えて、とてもよく作ってくださいました。

最重要となる培養室はさらに専門的な知識や豊富な調達力が必要なため、アステックの方にご協力いただきました。

培養技術は最先端を心がけ、必要な機材や環境を目指し、胚培養士の希望を聞くだけではなく、アステックさんの提案も組み込み作り、実際に素晴らしい培養室ができたと自負しています。私自身、一般不妊からART診療まで患者さまの症状に沿った適応を忠実に進める方針ですので、決して体外受精メインということで考えてはいないのですが、体外受精の適応時には、最大限の効果を発揮できる培養室と培養技術で患者さまをお迎えしたい思いがあります。

出来るだけ早く結果に結びつく不妊治療を行うことが前提だからです。

素晴らしい胚培養士がスタッフに加わってくれましたので、これからの診療が楽しみです。

培養室の特徴

アステックの伊藤さんは話します。

「はやしARTクリニック半蔵門の培養室は、長方形で少し縦長のスペースです。今回、私たちは（採卵）手術室と培養室をつなぐ連絡窓をパスボックス付のクリーンベンチでご提案し設置させていただきました。

パスボックスは、医師が採卵手術で卵胞液ごと採った卵子を手術室から培養室に渡す大事な窓です。そこで受け取った胚培養士が検卵し培養作業を行います。クリーンベンチはその作業をする大事な台で、顕微鏡をセットしています。パスボックス付クリーンベンチのメリットは、胚培養士が卵子を目の前で受け取ることができ、すぐに検卵作業ができるため、運ぶための移動距離もなく、タイムラグなしに検卵でき、結果的に体外に卵子を置く時間を短くすることができることです。

そういったメリットを考えつつ、林先生や胚培養士さんから伺って、あらかじめ患者さんに提供する治療内容にあわせて、胚培養士さんが安全、安心に作業を行えるような培養室設計を心がけました。」

胚培養士の西村さんが続けます。

「動線的にもとても良い培養室で、設備も十分満足できる内容です。スペース的にも仕事にストレスなく集中できる満足感があります。培養室があまりに大きかったり、多人数で仕事をする環境ですと、作業ひとつひとつの移動距離も増え、例えば受

私たちの培養室

はやしARTクリニック半蔵門 培養室

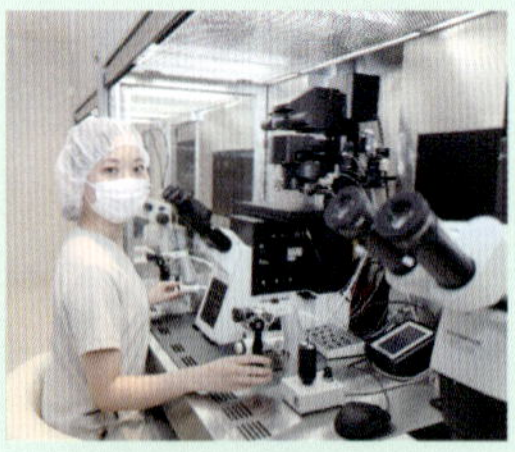

西村江美　培養士

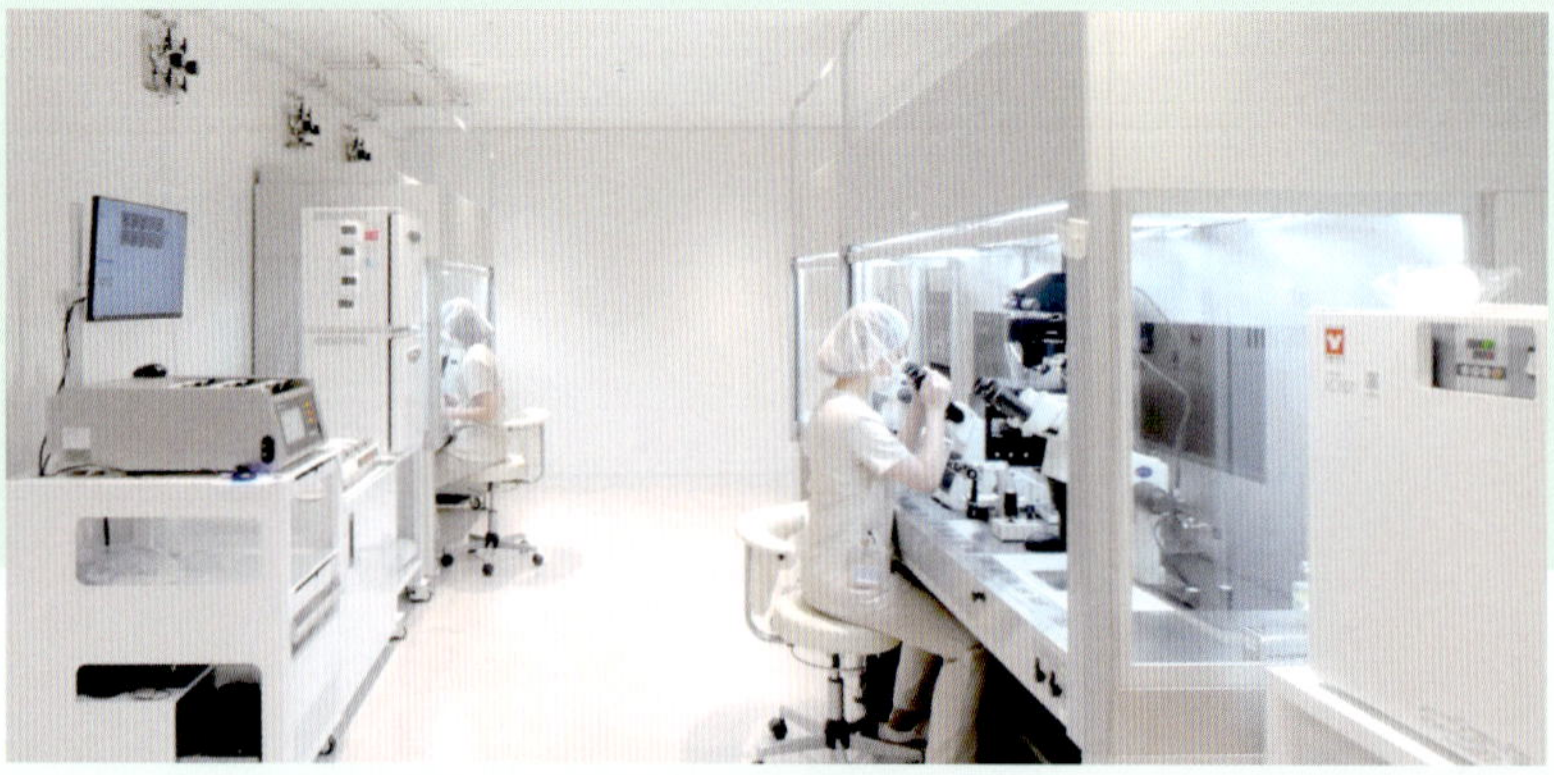

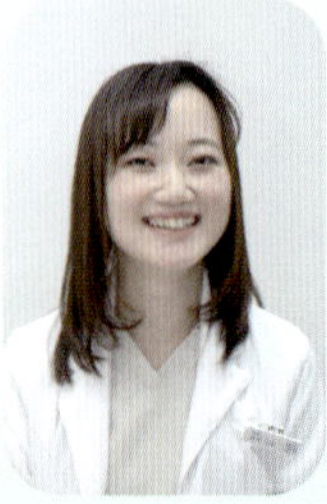

新しいこともあり、培養室のクリーン感は抜群です。スペース的にも気兼ねなく、安全に、集中して作業ができるのはとてもありがたいことです。ここで一生懸命、患者さまの卵をみ続けていきたいです。

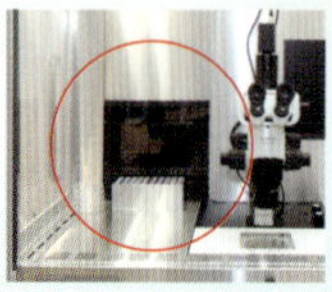

クリーンベンチ直結のパスボックス

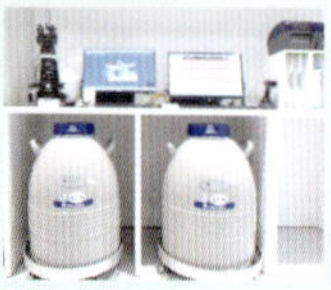

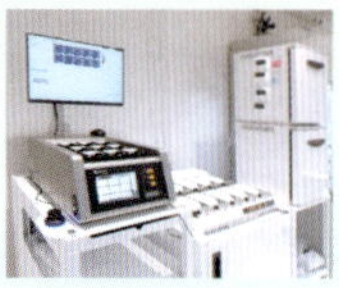

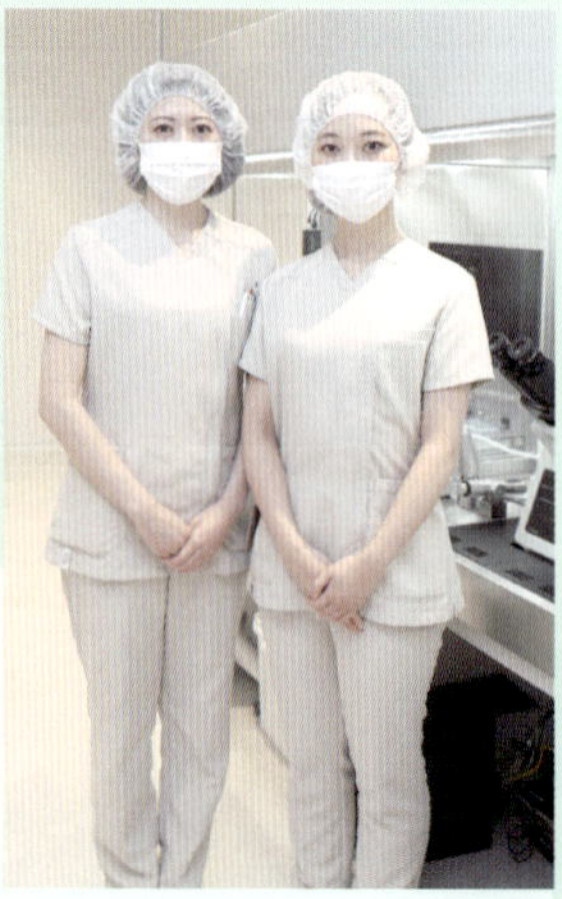

フル稼働に向けクリーンな環境を大事に培養業務に臨むスタッフ

精作業してからインキュベータに保管するまでが、かなりの距離を運ばないといけないようなケースも出てきます。

すると、卵や胚の入ったデッシュを持って移動するのにも人との接触リスクも高くなったり、つまずいてしまうリスクも上がるという状況も出てきます。経験上、そうした環境での職務を考えれば、胚操作をするすぐ後ろ、すぐ隣にインキュベーターを置く配置にしてもらっているので、リスクは正直かなり軽減できていると思います。

作業効率が良ければ、今後に向けより多くの患者さまの体外受精や顕微授精、培養業務が捗ります」

患者様へのメッセージ

不妊症が心配の方、いま現在不妊症でお悩みの方、妊活をしたいけれど何をしたらよいかわからない方、治療中でセカンドオピニオンを必要とされている方、みなさん是非、半蔵門（当院）にきてみてください。きっと将来に向け、新しい一歩が踏み出せると思います。

かけがえのないお子さんに出会うために！

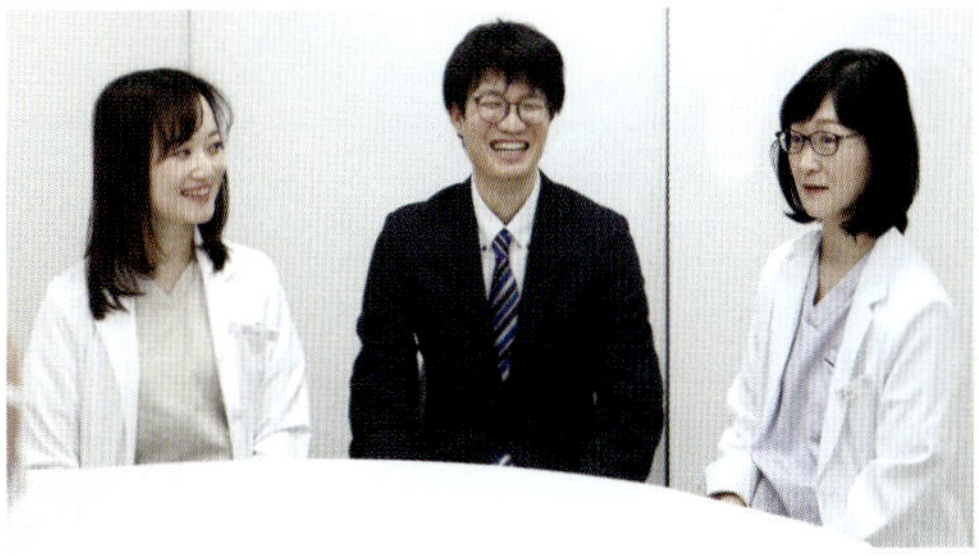

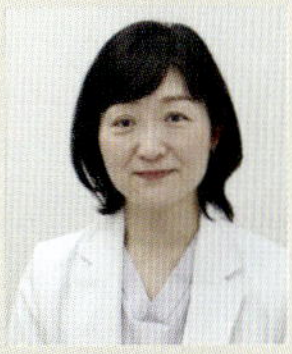

林 裕子 先生

Profile

経歴

1999 年　早稲田大学第一文学部哲学科心理学専修　卒業

2009 年　名古屋市立大学医学部　卒業

2015 年　名古屋市立大学大学院医学研究科博士課程　卒業

医学部卒業後は同大産科婦人科学教室に入局し、産婦人科診療と不育症研究に従事。

2017 年より東邦大学産科婦人科学講座にて生殖医療に携わる。

2024 年 9 月　はやし ART クリニック半蔵門を開業

資格

医学博士

日本産科婦人科学会専門医

日本生殖医学会　生殖医療専門医

日本人類遺伝学会　臨床遺伝専門医

母体保護法指定医

はやしARTクリニック
半蔵門

東京都千代田区一番町 10-2
https://hayashi-art.org
電話番号：03-5275-5500

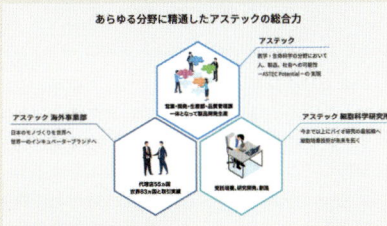

はやし ART クリニック半蔵門のおすすめポイント（診療面）

1　ブライダルチェックから生殖補助医療、妊娠後のフォローまで可能
お子さんを望むすべての方に対応！

2　不育症の専門医師がいる
流産を繰り返すケースにもしっかり対応！

3　卵子凍結が実施可能
将来に向けての準備
病気治療から卵子を守る

4　先進医療にも対応している
先進医療を取り入れて
妊娠への可能性を高める

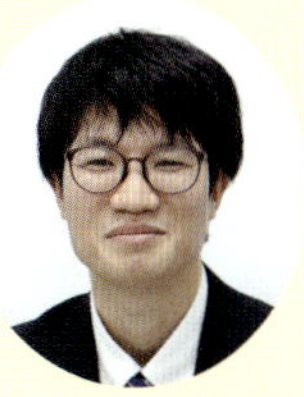

現場に最善を届ける企業

（株）アステック 東京営業所 主任　伊藤卓也

弊社は、医師やクリニックに所属されている胚培養士さんや看護師さん、受付さんが働きやすい環境を整えるお手伝いをするだけではなく、必要なものを安定供給できる仕組みをクリニックに提供することを心がけています。クリニックへ機器の導入をした後も、機器に使用される物品や消耗品などを安定して供給できることも弊社の強みを生かし、胚培養士さんや先生だけではなく、その先の患者さままでを見据えた安心・安全をご提供できるよう活動しております。

培養室に必要なもの

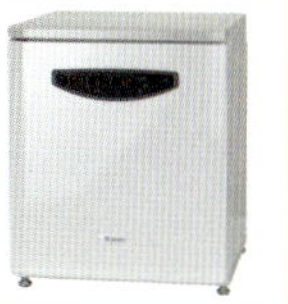
パーソナル
マルチガスインキュベーター

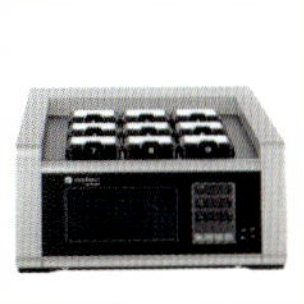
タイムラプス
インキュベーター

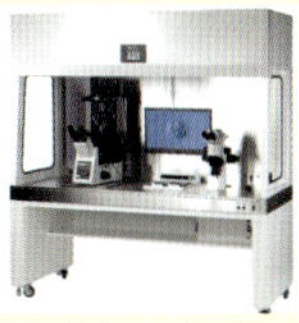
クリーンベンチ

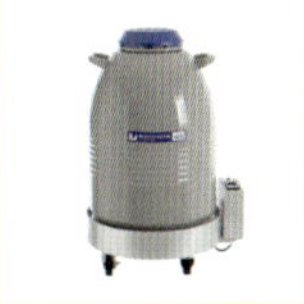
液体窒素保存容器

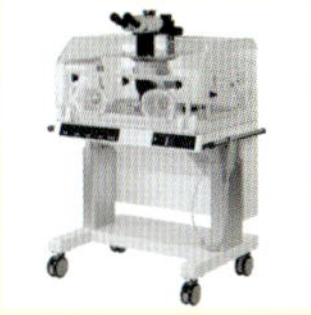
スマートステーション

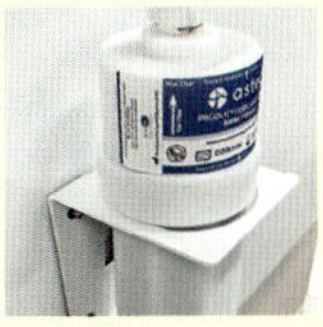
VOC 除去フィルター

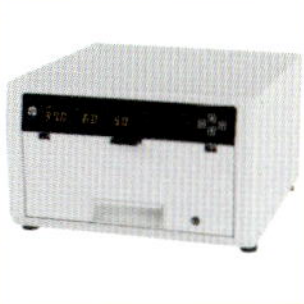
再生医療・
低酸素培養関連装置

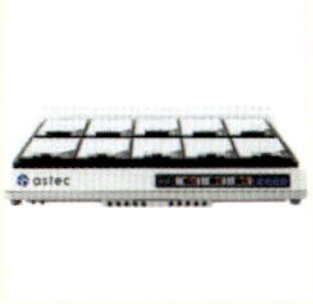
ドライインキュベーター

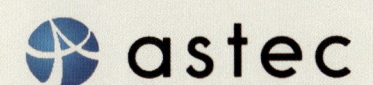

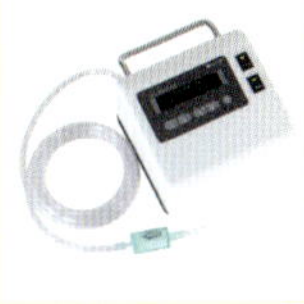
ガスアナライザー

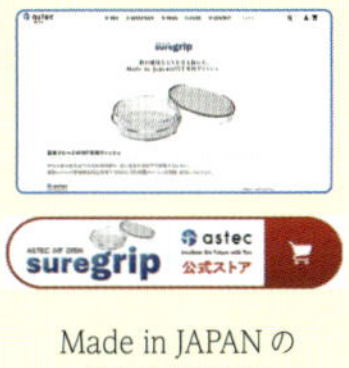

Made in JAPAN の
IVF 専用 Dish

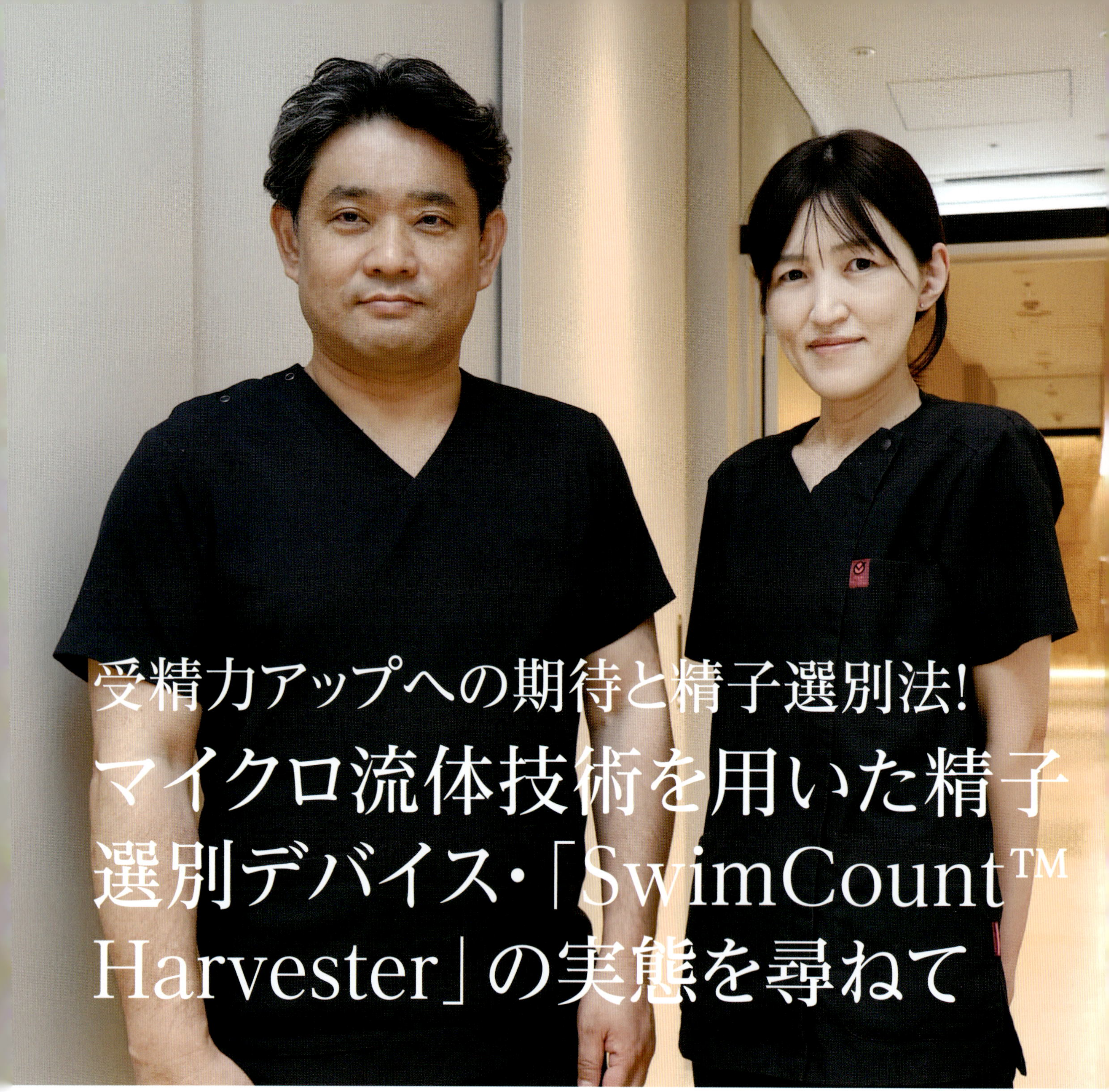

受精力アップへの期待と精子選別法!

マイクロ流体技術を用いた精子選別デバイス・「SwimCount™ Harvester」の実態を尋ねて

おおのたウィメンズクリニック 大野田 晋院長 と培養室 三輪操花室長

さいたま市大宮区
おおのたウィメンズクリニック埼玉大宮

院長 大野田 晋 先生

クリニック開院は 2022 年 5 月ですが、先生のキャリアは長く、患者さんからの信頼も厚く、年間の治療実績も患者数も増え続けています。そこには、開院当初の 3 つの特徴が功を奏しています。それは、通院負担を減らすために、患者さまの通院しやすい場所と診療時間を提供すること。あらゆる不妊治療を選択肢として、オーダーメイドに対応すること。そして、不育症診療や出生前診断についても、幅広くサポートしていくことです。

体外受精を受ける時に、オプション診療としてマイクロ流体技術を用いた精子選別法があることをご存知でしょうか?保険診療での先進医療として認められていることから、希望される方も多くいらっしゃることでしょう。

先進医療では、先に認可されたザイモート（ZyMot）が有名ですが、同じ方法でも新しく認可されたデバイスにスイムカウントハーベスター（SwimCount™ Harvester）があります。では、本製品にはどのような特徴があるのでしょう。

本日は、メッドテックパートナーズ㈱創設者の2名の代表取締役とともに、埼玉県大宮市にある「おおのたウィメンズクリニック」を訪ね、院長先生と胚培養士さんにクリニックで実際の使用感などについてお話を伺いました。

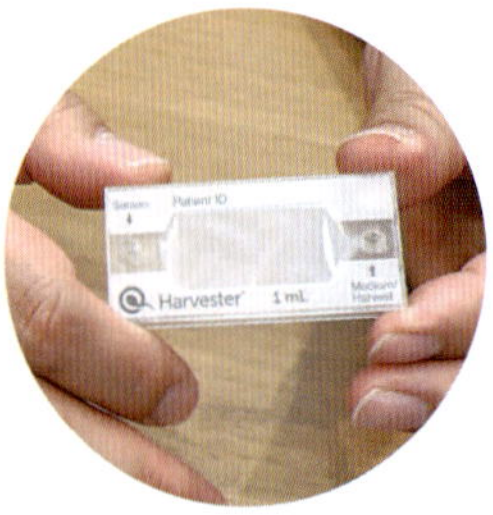

2022 年に新開発され、世界に先駆けて日本で発売されたのが SwimCount™ Harvester です。現在、日本で新設されたメッドテックパートナーズが提供しています。

生殖医療における精子選別の大切さ

生殖医療の現場では、私たち専門医はじめ胚培養士や看護師も、女性中心に診ることが多いため、卵巣や排卵、卵子への注目が先行し、男性側の精子にはあまり重きを置かずにきた経緯があるかと思います。

もちろん、乏精子症や無精子症などの場合、泌尿器科生殖医療専門医に診ていただくことはあります。ただ、体外受精で通常行われている媒精や顕微授精でできる受精卵に関しては、卵子の要素にスポットをあてた治療や診療スタイルが主でした。

精子側を考えれば、不妊症の原因の半分は男性不妊にあることが周知され、その中には精子の質の問題も含まれています。

例えば、受精した後に胚盤胞まで到達しない、移植をしても着床しない、着床しても流産してしまう場合には、卵子か精子、受精卵に染色体異常がある可能性が考えられます。

もともと卵子にはＤＮＡ修復機能があり、異常がある精子と受精した場合でも、胚の修復が起こると考えられています。しかし、それに追いつかないほどの異常があれば上手く受精から胚の成長、着床まで繋がりません。そこで精子の質が大切なのはいうまでもないことです。

最近、精子所見が全体的に悪くなってきている傾向があったり、普通に診療する中でも結果が今までのように伴わなくなったりしている状況もあります。その原因を探るのには、男性不妊の専門医が診ることが一番で、そこから治療可能なことも見えてくるでしょう。

精液中には精子が何千、何億とあり、集団やグループのイメージがありますが、顕微授精では、そこから胚培養士が精子を1つ選び、卵子に注入します。どのような集団であっても、良い精子を選ぶということは、結果を出す上で非常に重要です。

卵子の質の重要性が大事であるように、精子に対しても、まずは私たちにできる安定した選別法や、直接卵に入れる精子をどのように選ぶかが大事なのではないかと思うのです。

その点、マイクロ流体技術を用いた精子選別法は、精液にある精子の集団を最初に篩《ふるい》にかけて成熟した精子を抽出できるので評価しています。

マイクロ流体技術 SwimCount™Harvesterの仕組みと意義

精子調整では、一般的に密度勾配遠心法が利用されます。これは、精液に含まれる運動性の低い精子を取り除き運動性の高い精子を集めるために、精液を遠心分離機にかけ濃縮洗浄する方法です。

その後、クリニックによっては、さらにその中からより運動性の高い精子を集めるために、スイムアップ法を行うこともあります。

一方、マイクロ流体技術を用いた精子選別法は、精子の持つ運動性を利用し、より良い精子を回収します。方法は、正常な精子の頭部がギリギリ通れる大きさの膜が貼られている専用デバイスを使います。これにより、ＤＮＡの異常が多いとされる頭部の大きい精子は除外されるとともに、遠心分離機を用いないため、懸念される遠心分離によるダメージも抑えることができ、より良好な成熟精子が抽出される仕組みになっています。この様子は下図にも示すように、胚培養士にとっては簡便で誰でも使いやすいものです。

顕微授精の際は、抽出された精子を胚培養士が形態学的に選択し卵子に注入します。つまり、このデバイスを用いることで、デバイスによる機械的な選択と、胚培養士による人為的な選択の2工程を経ることができるため、より良い精子を選ぶ保障が高まるものと思っています。

この技術は先進医療に認定されて

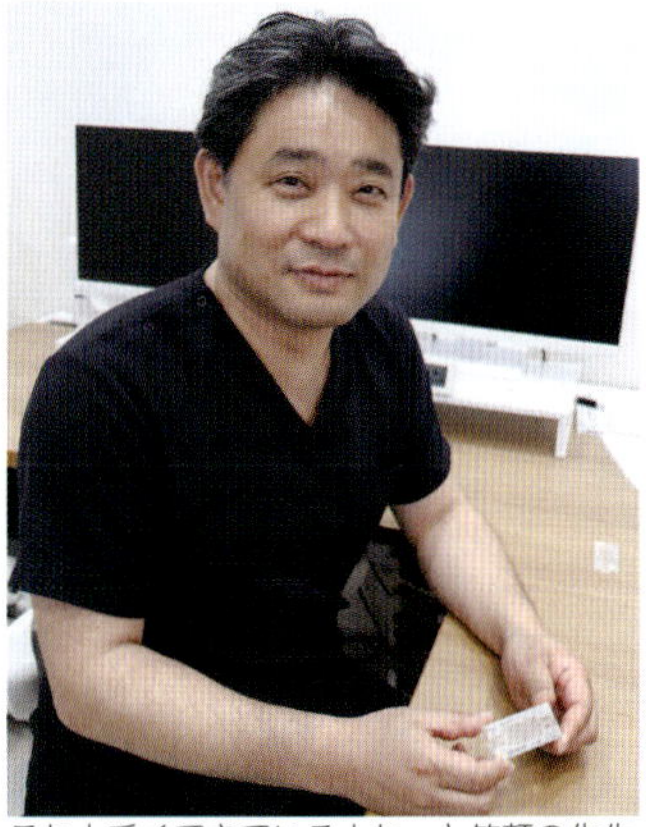
これ上手くできているよね、と笑顔の先生

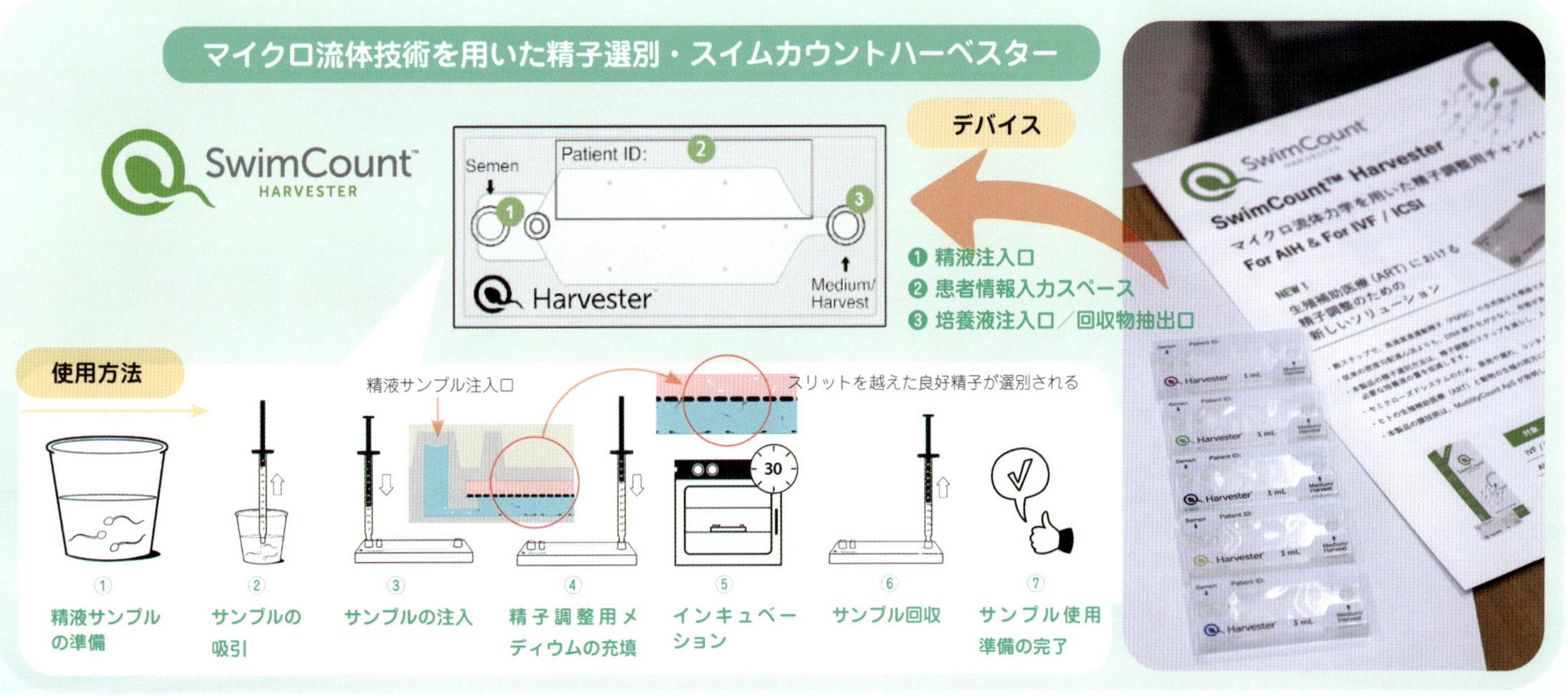

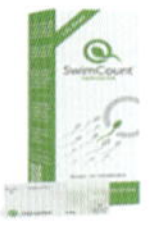

臨床成績 - 精子評価

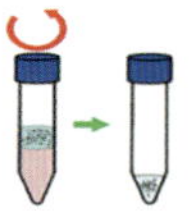

SwimCount™ Harvester と 密度勾配遠心法（DGC）

従来の密度勾配遠心法との臨床比較結果。おおのたウィメンズクリニック埼玉大宮での評価結果にも期待が寄せられています。

精子評価	SwimCount™ Harvester DGCとの比較*	有意差
高速直進運動精子-PMSCs(百万)	72% 改善	p<0.05
生存精子（%）	11% 改善	p<0.05
形態（%）	19% 改善	p<0.05
DNA 成熟率（%）	3% 改善	p<0.05
DNAフラグメンテーション(%)	64% 減少	p<0.05

SwimCount™ Harvester と密度勾配遠心法（DGC）の臨床結果比較（N=111, IVI RMA Global, バレンシア, 2021 発表）

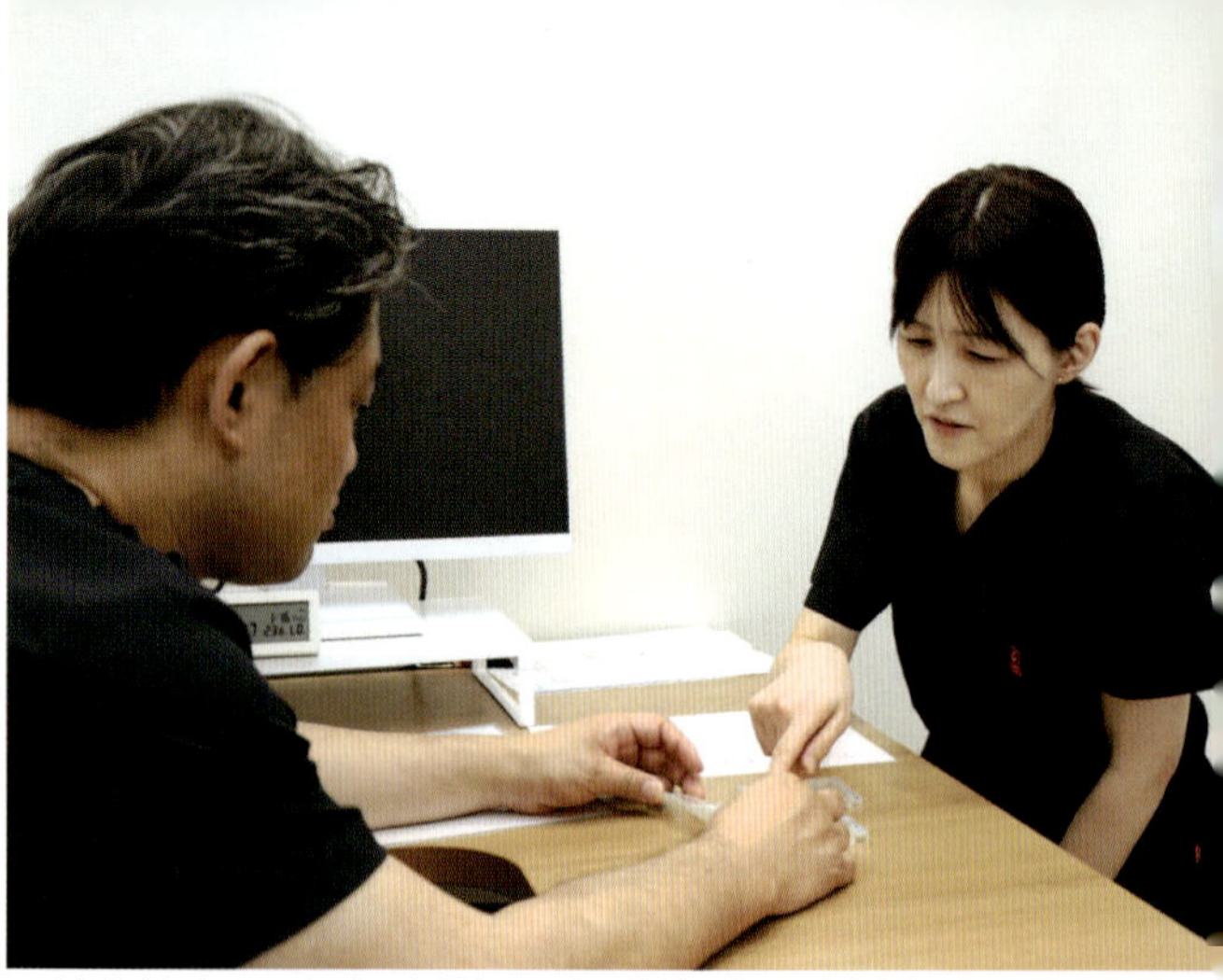

スイムカウントハーベスターに関して、よく検討し合ってきたふたり

いるため、保険を利用して治療する時には、最初の体外受精で受精率や胚の成長、胚盤胞到達率や着床しても流産してしまうなどの症例下で使われています。したがって、当院では現在、体外受精2回目以降の方におすすめしています。

　また、一般的に行われている密度勾配遠心法での精子調整では、遠心機にかけることでＤＮＡ損傷などが懸念されていますから、ダメージを抑えて成熟精子を選ぶという面でもこの方法のほうがより良い精子を選べると考えています。

　本当に誰でも使いやすいです。精子の所見でも、こちらで上手くいく方がけっこういます。

実際の使い方と参考となる臨床成績

　前ページの図にもあるように、使い方はとても簡便で、患者さんの精液が準備できたら専用のスポイトでデバイス本体の注入口に注ぎ入れ、精子調整用の培養液をもう一方の注入口から注入後、インキュベータ内で培養し、時間が経過したら抽出します。

　当院はこの製品を導入してから間もないため、まだ症例数が少ないのですが、メーカーからの資料データには密度勾配遠心法との比較があり、その有意性が記されています。（上表）

胚培養士の声

培養室長の三輪胚培養士も話します。

　やはり使いやすさの面では、かなり評価できると感じています。

　実際に選別された精子は成熟していると考えられるものが篩にかけられて選別されていることから、次の段階で私たち胚培養士が精子を選ぶときの安心感と合理性に繋がっています。

　具体的に、それから得られる胚の個数が増えるとかグレードが高くなるというようなことは、まだ実感はないですが、スイムカウントハーベスターと胚培養士によって選別を重ねることで、先生からも結果として妊娠して出産まで至ったとお聞きすると、なんらかの有意性を実感します。今後、使用した時と使用してない時で、明確な差が出たとしたら、保険診療の技術に含まれることもあるかもしれません。

　それよりも私が強く感じたのは、

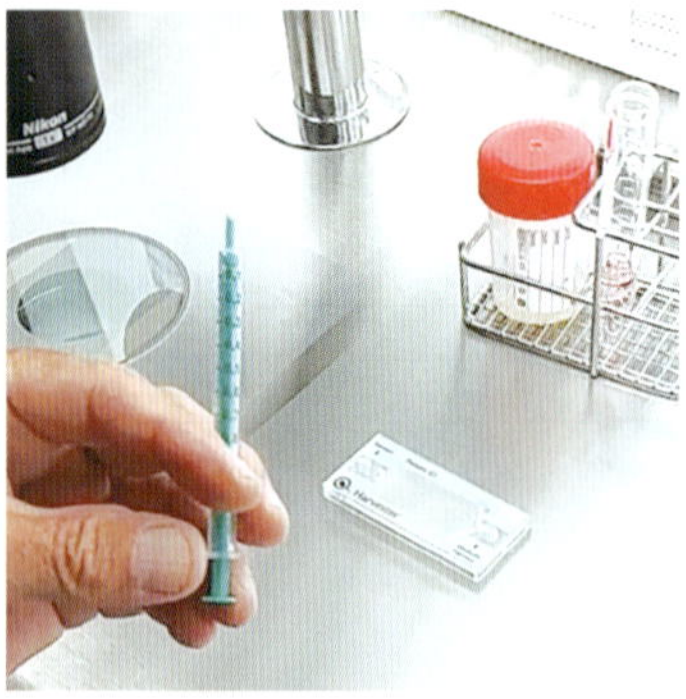

培養室、クリーンベンチ上での作業風景

おおのたウィメンズクリニック埼玉大宮 培養室

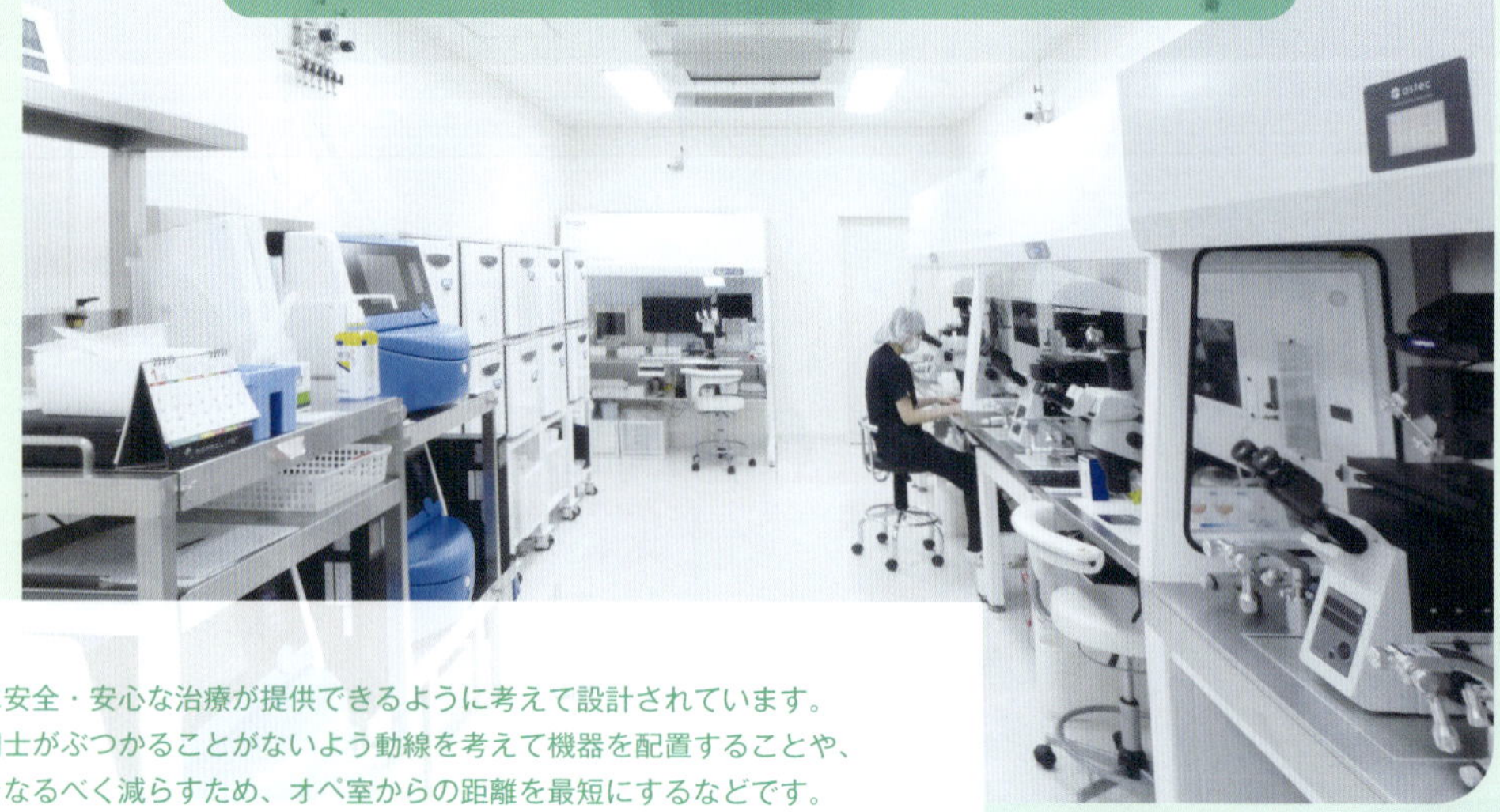

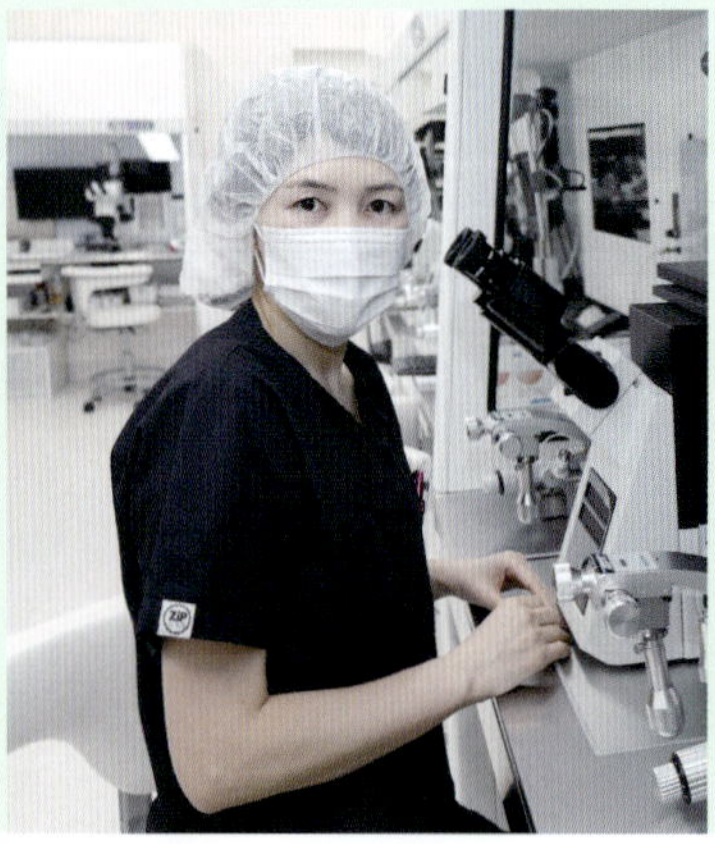

三輪 操花 培養室長

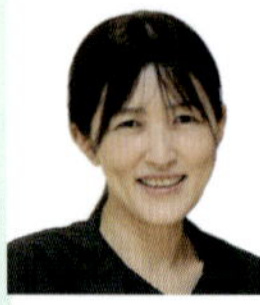

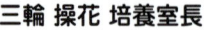

当院の培養室は、患者さんに安全・安心な治療が提供できるように考えて設計されています。
例えば、作業中の胚培養士同士がぶつかることがないよう動線を考えて機器を配置することや、採卵後の卵子へのダメージをなるべく減らすため、オペ室からの距離を最短にするなどです。
また、最適な治療ができるように先進医療技術の導入も積極的に行っています。
その１つが、SwimCount™ Harvester です。

使いはじめた頃のメーカーの対応の良さです。使用を始めた当初は、この製品は海外で製造されている製品のため、輸入時の安全性や安定供給に心配をしていましたが、代表のクラウスさんや、加藤さんが的確に対応してくれ、安定供給されていますし、使い方の説明も非常に丁寧です。研究データなども迅速にフィードバックしてくださるのも非常にありがたいです。

これからの展望

　自由診療での使用はともかく、現在、保険診療での顕微授精時に先進医療として使っています。しかし、良い精子を選択出来得る可能性がある点から、人工授精でも体外受精の媒精時にも使える技術・製品かと考えます。

　現状の顕微授精に対しては、不安を感じられている患者さんは少なくありません。さらに遠心分離機で精子を選別する…といった方法をご説明すると、より心配になってしまう患者さんもいらっしゃいます。

　ですので、マイクロ流体技術を用いた選別法のように、まずは機械式で選別していくほうが精子の力を測る上でも患者さんにはわかりやすいかと思います。

メーカーから

　大野田先生、培養室長の三輪様には、開業時より交流を持たせていただいており、先生方の生殖医療への熱意と真摯な姿勢には、常に敬意を抱いています。

　このたび、世界で先行発売された本製品を評価いただき、先進医療Aのデバイス認定へ進めていただいたことは、より良い医療技術を患者様に届けるという強い信念のもとであったと存じております。

　スイムカウントハーベスターは、デンマーク企業が開発した製品です。

　彼らは同じ膜技術を活用し、男性自身が精液を分析し、自然妊娠の可能性を評価する簡易診断キットを欧米で長年提供してきました。

　これらは米国FDA・欧州CE認証を取得済みで、スイムカウントハーベスターも確かな知見と実績に基づいて開発されています。本製品が、日本においても新たな生殖補助技術の選択肢となることを願っています。

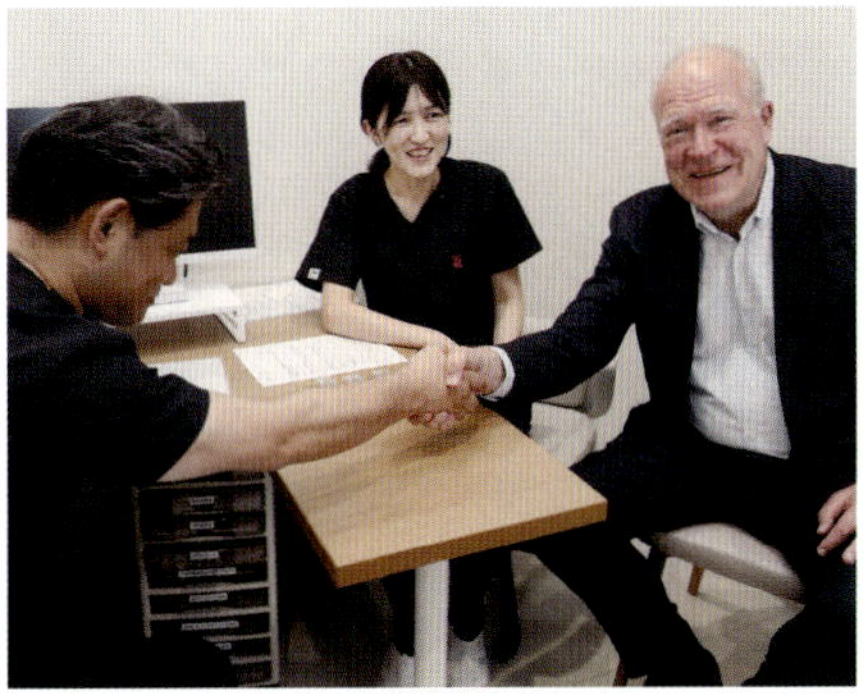

日頃の対応に感謝！と先生、任せてくださいとクラウス・ヤコプセン代表

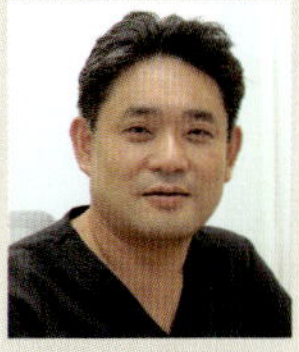

大野田 晋 先生

Profile

経歴

東京慈恵会医科大学 医学部医学科 卒業
東京慈恵会医科大学附属 柏病院
東京慈恵会医科大学附属病院
国立成育医療研究センター 周産期・母性診療センター
茅ケ崎市立病院 産婦人科
東京慈恵会医科大学付属 第三病院
獨協医科大学埼玉医療センター
リプロダクションセンター、産婦人科、遺伝カウンセリングセンター
みなとみらい夢クリニック
2022年　おおのたウィメンズクリニック 開院 院長

資格

日本産科婦人科学会 産婦人科専門医
日本生殖医学会 生殖医療専門医
日本人類遺伝学会 臨床遺伝専門医

おおのたウィメンズクリニック
埼玉大宮

埼玉県さいたま市大宮区大門町２丁目 118
大宮門街　WEST 3 階
https://www.ont-womens.com
電話番号：048-783-2218

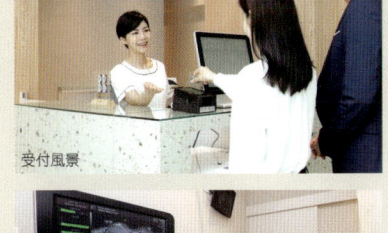

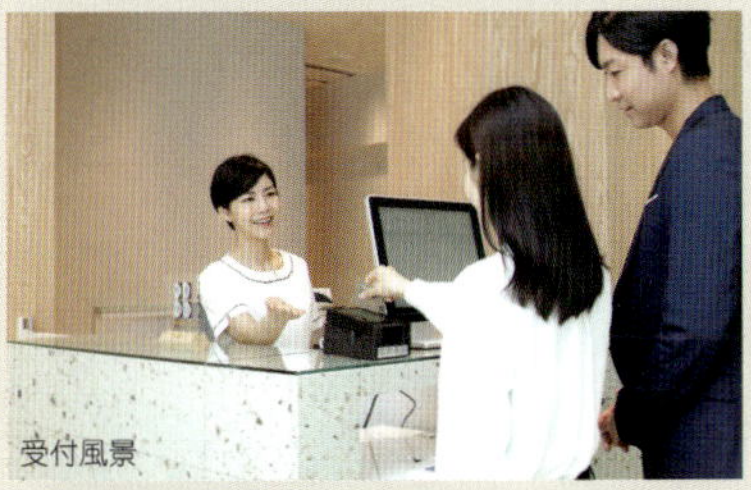

受付風景

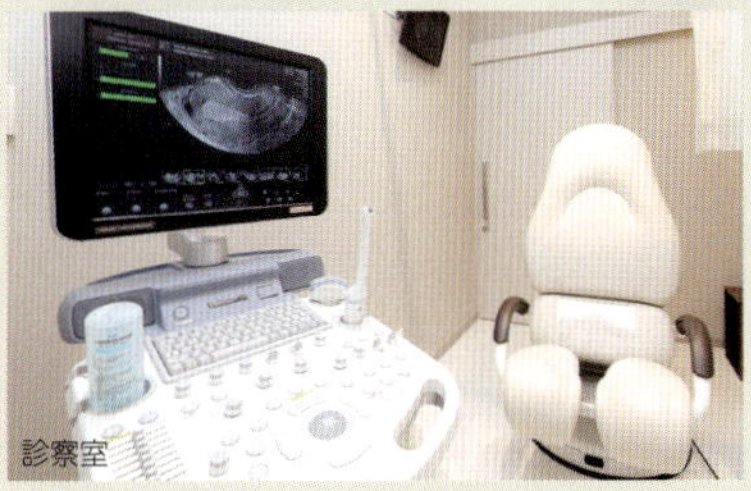

診察室

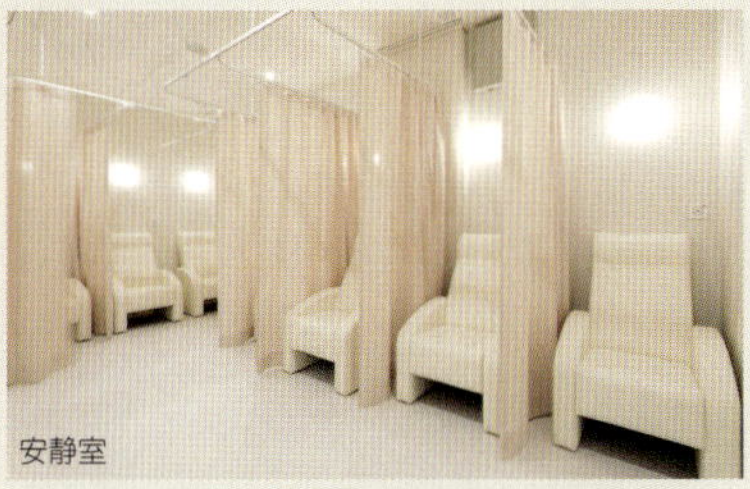

安静室

ディスカッション中の大野田先生と三輪胚培養士

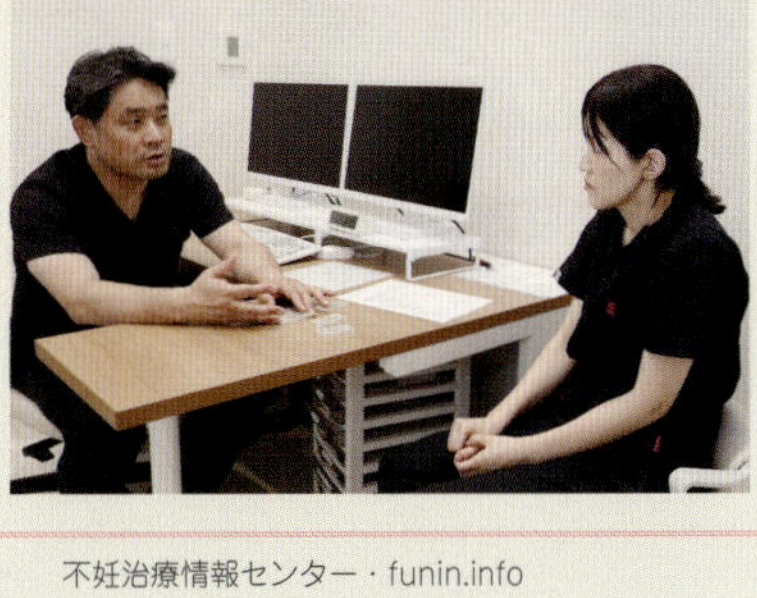

メッドテックパートナーズ（株）・INFORMATION

はじめまして。メッドテックパートナーズ株式会社は、医療・理化学研究の分野で、より優れたサービスと技術を日本に届けることを目的に活動しています。世界には、日本未導入の革新的な技術や製品が数多くあります。しかし、言葉や規制、商習慣の違いが障壁となり、日本市場への参入をためらう海外企業も少なくありません。私たちは、そうした企業の日本進出を支援し、医療現場に価値ある製品を届ける橋渡し役を担っています。

SwimCount™ Harvester について

今回ご紹介する SwimCount™ Harvester は、先進医療 A「膜構造を用いた生理学的精子選択術」に適用可能なデバイスです。

特長

密度勾配遠心法を使用せずに、正常な受精をもたらす可能性のある運動精子を回収可能です。
DNA 断片化の少ない精子を選別し、遠心による DNA 損傷リスクを排除することができます。
閉鎖系のシンプルな構造により、操作ミス・液体蒸発・コンタミネーションのリスクを軽減できます。
膜構造による精子選別技術は、メーカー MotilityCount ApS 社が 2014 年に取得した国際特許に基づきます。

精子へのダメージを最小限に抑えた生理学的選択技術が、より良い治療の選択肢となることを願っています。

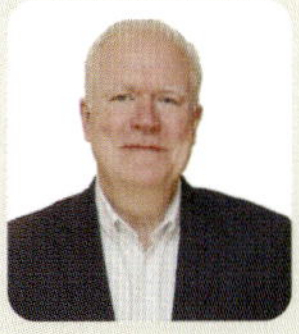

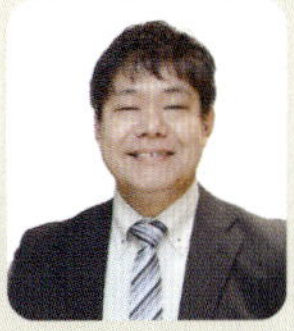

MEDTECH PARTNERS
メッドテックパートナーズ株式会社

〒104-0061 東京都中央区銀座 1-12-4 N&E BLD. 6F
https://medtechpartners.jp
お問合せページ

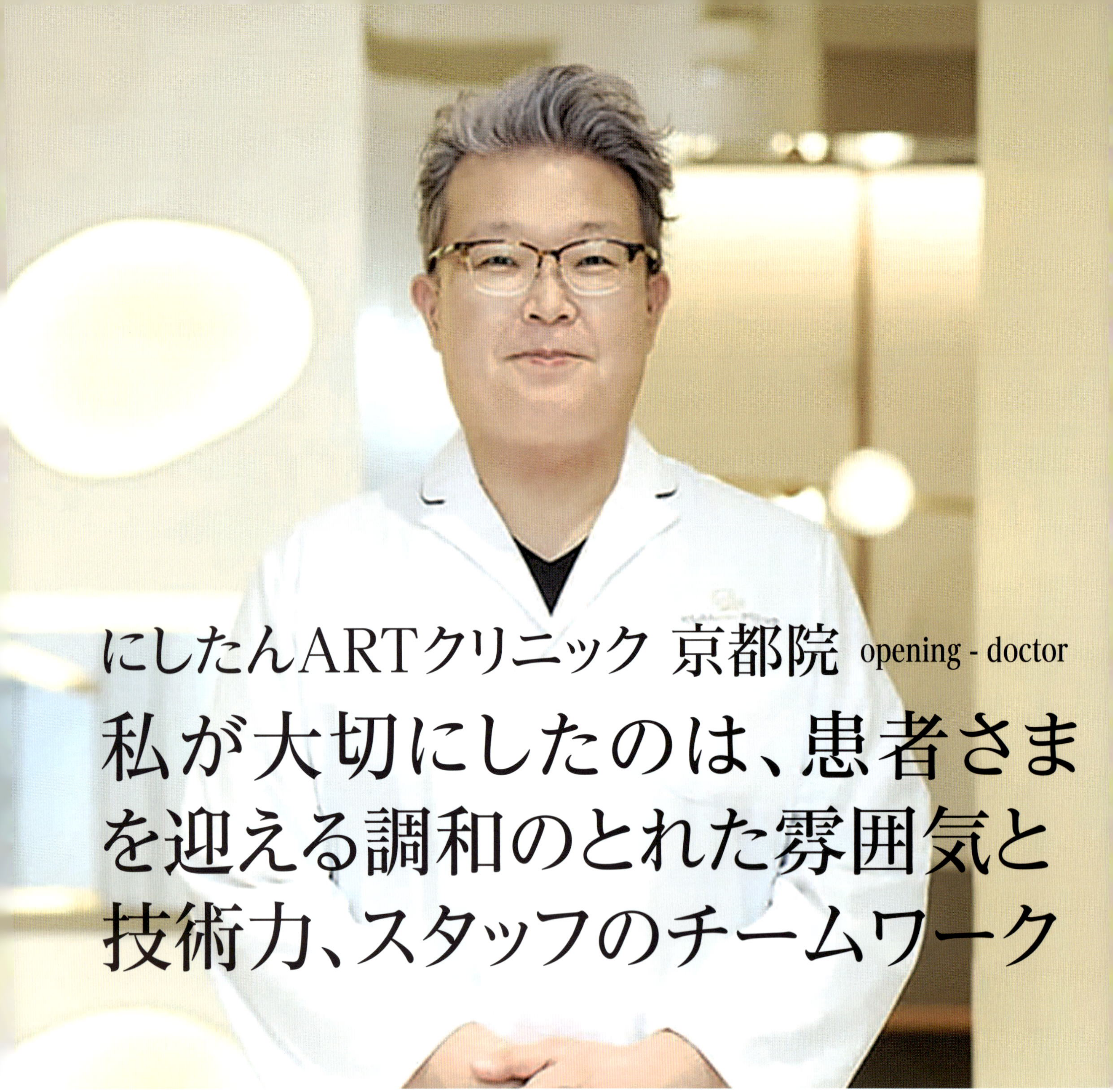

にしたんARTクリニック 京都院 opening - doctor

私が大切にしたのは、患者さまを迎える調和のとれた雰囲気と技術力、スタッフのチームワーク

和らかな表情でスタッフからの信頼も厚い院長、患者さまにも人気のようです

京都府京都市
にしたんARTクリニック 京都院
院長 **渡邉 昌紀** 先生

にしたんARTクリニック京都院、院長の渡邉です。京都院のオープニングドクター（開院時院長）として勤めております。
2024年11月にオープンし、ART診療も順調に進んでおります。2月には先進医療の認可を受け、保険診療時の先進医療が行えるようになりました。
受付フロントはじめ、優秀な看護師、カウンセラー、胚培養士に恵まれ、他院との連動もあり、最良の環境と自負します。

日本の歴史あふれる街、京都といえば世界的にも知られる観光地です。また、多くの若者が学業のために集う地でもありますが、街は海外からの観光客をはじめ、国際色も豊かに老若男女で賑わいを見せる都です。

産婦人科や産科でも有名施設があり、不妊治療施設もいくつか名を連ねています。そこへ新たに、にしたんＡＲＴクリニック京都院が昨年11月開院しました。

にしたんグループとしては、10施設目となる京都院、実際のところどのようなクリニックなのでしょう。

今回は、院長はじめ日頃のクリニックのご様子を担当スタッフに伺いました。にしたんＡＲＴクリニックはグローバル化のもとに展開されているため、グループ内での情報交換やスタッフの連携、協力体制が強く、移動も活発に行われています。京都院オープニングドクター（開業時医師）の渡邉院長も活発に動かれているお一人とお聞きし、お忙しい中、受付責任者の関浦さまがご対応してくださいました。

院長は、にしたんARTクリニックのスタンダードにこだわる医師。基本に忠実な診療をします。

●内分泌といえばホルモンの流れ、女性にとって月経周期におけるホルモンの役目、卵胞を育てるための刺激や採卵に向けての卵巣刺激、また着床時のホルモン補充など、一般不妊治療はじめ体外受精において密接に関係していますよね。

不育症にも関係する話かと思いますから、奥は深いと思います。

そのような先生の診療スタイルはどのようなものでしょう？

院長の渡邉医師は、お人柄もよく、スタッフからも慕われている穏やかな医師です。その反面、医療になると熱く、グループ内でも活発に意見を交わす熱心さもあります。

慶應義塾大学病院産婦人科学教室入局後に関連病院で産婦人科専門医を取得し、産婦人科領域のキャリアを積んでこられました。

４年ほど前から生殖医療に専念し、改めて生殖内分泌学と向き合って学問としての面白さも感じていると話されています。

院長の診療スタイルは、にしたんARTクリニックのスタンダードにこだわり、今ですと、保険診療の中で患者さまが出来るだけ早く妊娠できるよう、採卵から胚移植を計画して行うことです。

京都院の特徴の一つ。インバウンドによる外国の患者さまも目立ちます。

●開院してからまだ3カ月ですが、京都院の特徴や患者さまの様子はいかがでしょう？

立地的に、当院があるのは京都市内でも一番の中心部です。

ここ河原町は近くに清水寺もあり、大勢の人が集まる観光地で、ビジネス街でもあります。

そこで働く女性が通いやすいよう、にしたんARTクリニックは夜10時まで診療をしていますから、お勤め帰りに寄られるケースは多いです。患者さまの多くは一般不妊治療の方で、かつ、初めて来られる方が多いです。カウンセリングを受けられ、ご主人と来られ、一般不妊治療から始められ、すぐに妊娠される方もいらっしゃいますが、3カ月の間にステップアップをされ、体外受精をされる方も出始めています。転院して来られ、体外受精を受ける方も少しずつ出てきていますが、特徴の一つとして、インバウンドでの外国籍の方が多いことです。

割合的には全体の2～3割ほどで、アジア系の方が半分、残り半分が西洋の方です。お国が様々なので、常に翻訳機を置いて会話できるように準備しています。先日も中国の方がお見えになり、中国語の対応を希望されるので、中国語に対応できるスタッフのいる大阪院を紹介したところです。

英語での対応はまだしも、京都院でも中国語を話せるスタッフが必要なのかもしれません。

適時、スタッフミーティングを開いて改善努力を！

●開院して間もないことや外国籍の患者さまも多いことから、スタッフミーティングは欠かせないかと思い

ポイント

知っておこう！ホルモンの流れ

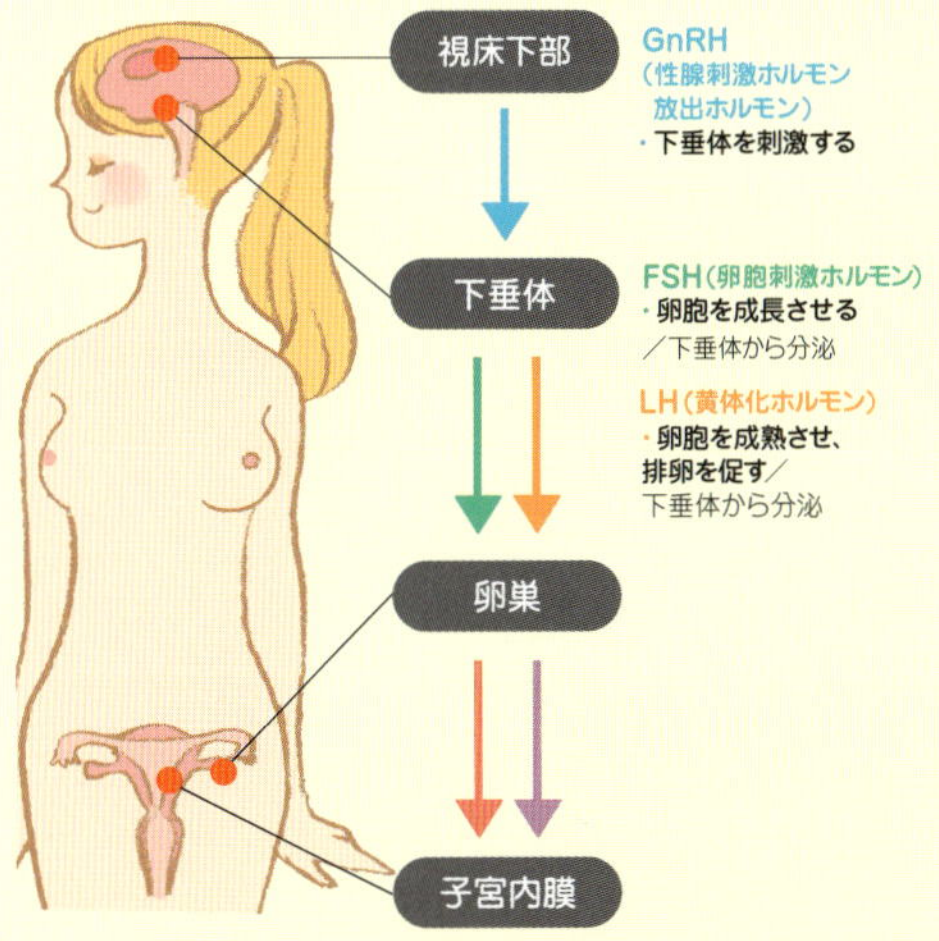

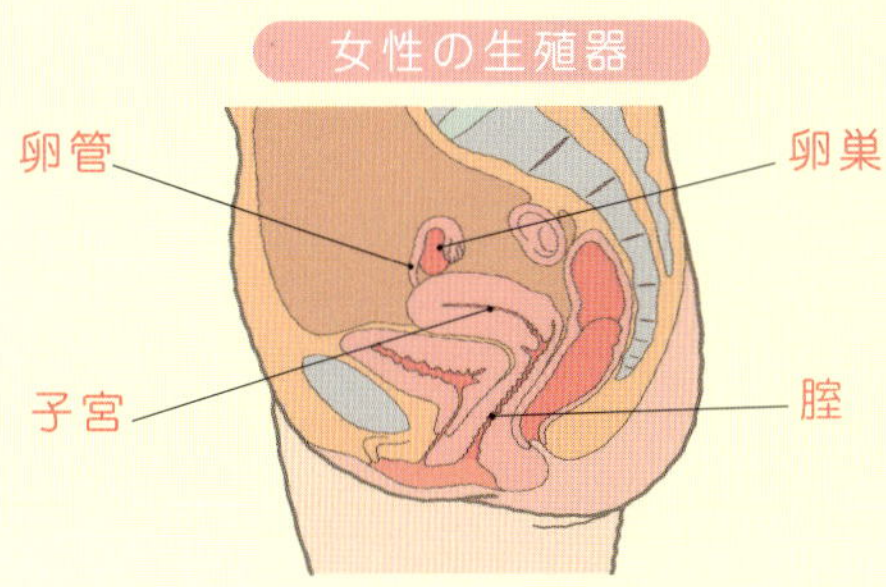

図版：i-wish ママになりたい　より

2024年11月、京都院が開院。

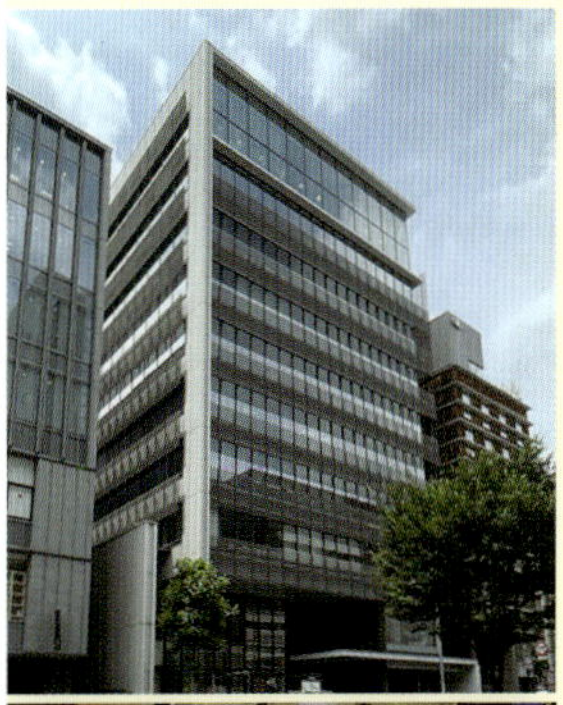

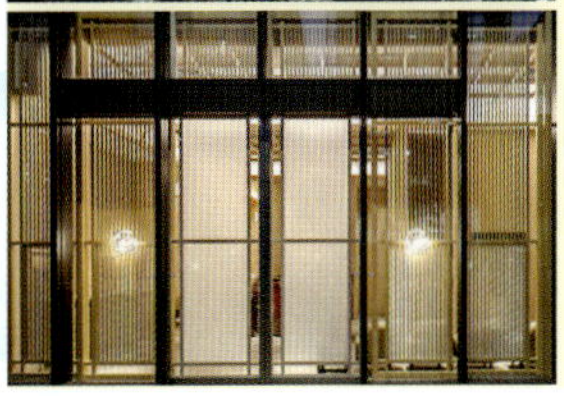

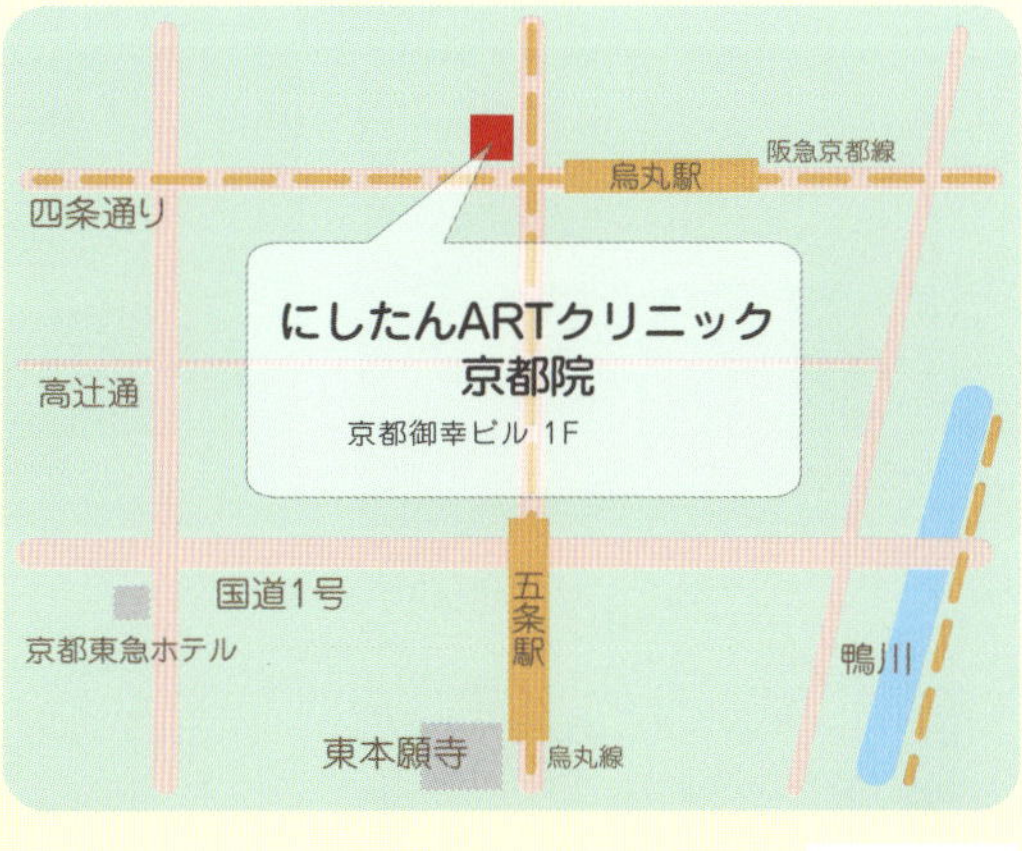
阪急京都線
烏丸駅
四条通り
にしたんARTクリニック
京都院
京都御幸ビル 1F
高辻通
国道1号
五条駅
京都東急ホテル
鴨川
東本願寺
烏丸線

〒604-8153
京都府京都市中京区烏丸通四条上る笋町６８９
京都御幸ビル１階

詳しくは

京都院のおすすめポイント

1
スタッフの対応に日々、努力が感じられること

2
新しいクリニックで新鮮かつ、待つ時間が少ない

3
立地が良いことと夜診があること

先進医療も始まりました!

- ヒアルロン酸を用いた生理学的精子選択術(PICSI)
- タイムラプス撮像法による受精卵・胚培養
- 子宮内細菌叢検査1(EMMA /ALICE)
- 子宮内細菌叢検査2(子宮内フローラ検査)
- 子宮内膜刺激術(SEET法)
- 強拡大顕微鏡を用いた形態学的精子選択術(IMSI)
- 二段階胚移植法
- 子宮内膜受容能検査1(ERA)
- 子宮内膜擦過術(子宮内膜スクラッチ)
- 膜構造を用いた生理学的精子選択術(Harvester)
- 子宮内膜受容能検査2(ERPeak)

ますが、どのようなタイミングで開いていますか?

しっかり日程を決め、定期的に開くというところまでは、まだ時間がかかるかもしれません。

今は開院したばかりということもあり、スタッフも京都に合わせた対応など、その都度、適時にミーティングを開いて改善をしている状況です。先ほどの言語の対応もそうです。

●そのほか、最近のミーティングでテーマになったことはありますか?

患者さまが少しずつ増えていく中で、やはりお待たせすることがないように徹底しようというのが院長の診療へのこだわりですので、そのテーマは常日頃です。

ARTの要・胚培養士から見た院長はどんな先生?

●胚培養士は、ARTの要と言われていますが、胚培養士から見た渡邉院長はどんな先生ですか?

前職で関東にいらして、色々なクリニックの診療方法をご存知です。内分泌にも詳しく、誘発での刺激方法も幅広く対応され、頭の良い先生です。

医学的にも学術的にも、この方法ってどうなんだろう?としっかり考えられ、にしたんARTクリニックの既存の治療に対して提案も多い先生です。

自論を貫こうとするのではなく、良いところ取りじゃないですけど、柔軟性があり、必要な時には意見される先生です。

培養業務に対して意見が強めな先生もいらっしゃるのですが、渡邉先生は、自分は毎日卵を見ているわけではないので、胚培養士に毎日見て判断してもらっている、と仰るように先生からの厚い信頼をいただいていると感じています。

例えば、胚培養士側から見て、この胚はグレードが高いですが、こうなんですと伝えると、それに対して否定的なことは一切言いません。

胚培養士としては、自分でしっかり胚の状態を見極めながら仕事をしていれば、かなり安心して胚移植をお願いできる先生です。

●その辺は、しっかりした胚培養士がスタッフに加わったことで安心されているのではないでしょうか?

そうですね。それに応えられるような胚培養士が、グループには10名以上います。他院では、室長クラス経験のある胚培養士です。

グループ内でのオンライン会

にしたん ART クリニック京都院の院内風景

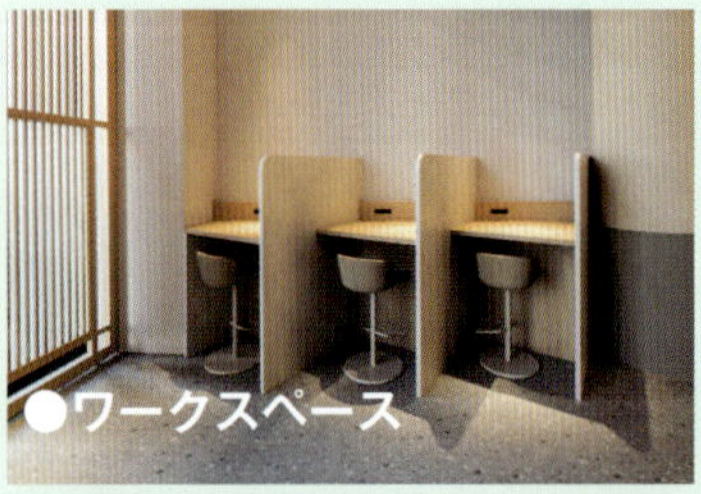
●ワークスペース

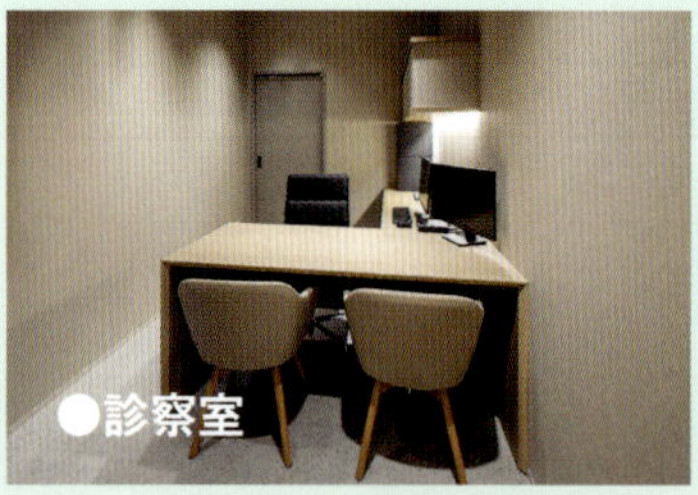
●診察室

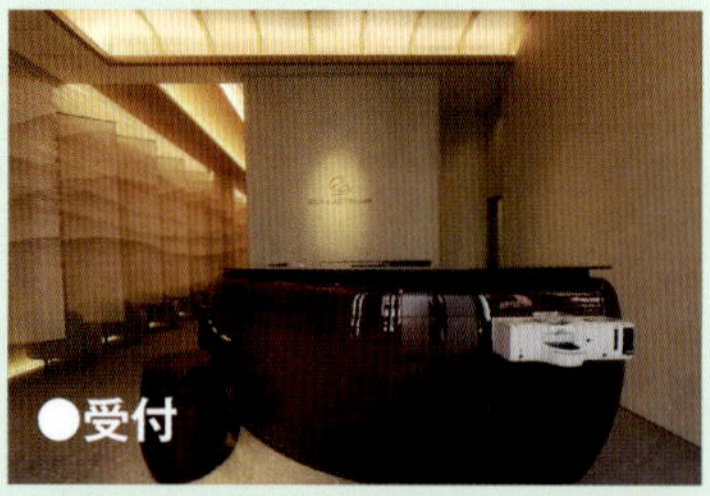
●受付

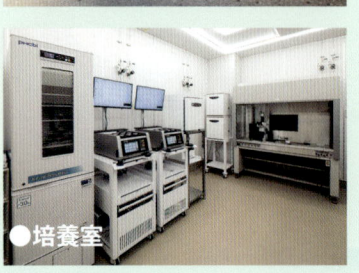

●培養室

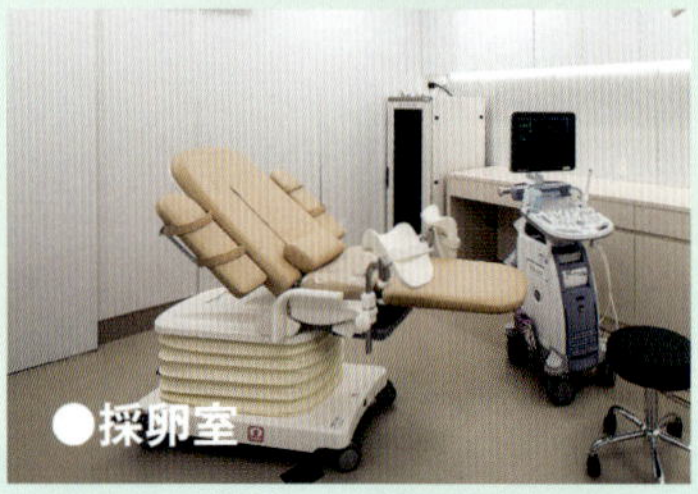
●採卵室

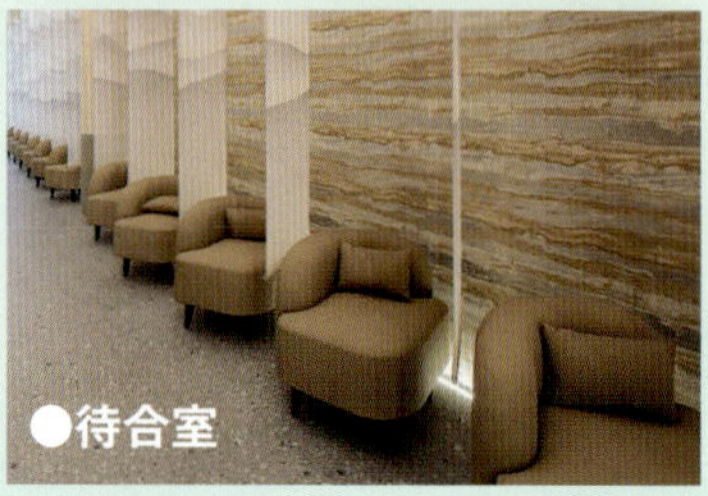
●待合室

ラグジュアリーな院内空間でリラックスして過ごせる

にしたん ART クリニック京都院では、患者さまにリラックスして治療に臨んでいただけるよう内装にもこだわっています。また、待合スペースにはフリー Wi-Fi やワークスペースを完備しているので、仕事をしたり、ネットサーフィンをしたり、時間を有効に活用しながらお待ちいただけます。

デザインは"世界のタンゲ"と呼ばれた建築家・丹下健三の DNA を受け継ぐ TANGE 建築都市設計が担当し、京都の深い歴史から生まれる洗練された品格と、いのちを紡ぐしなやかさのマリアージュを表現しています(培養室を除く)。

議充実度が自慢です。

●グループ内でオンライン会議があるとお聞きしましたが、どのようなものですか？

各院のラボマスター、にしたんARTクリニックではマネージャーと言っていますが、有名な生殖医療の先生のところで培養室室長を経験している人たちが集まっての会議です。

これはもう、ある意味、学会に行くよりも有意義だったりします。その内容は大変満足しています。

京都院の今後の目標。描いている将来像は？

●お二人にお聞きします。京都院が将来こうなると良いな、という目標などはありますか？

京都院のスタッフは皆とてもフレンドリーな人たちです。人間関係がとても素晴らしいです。それには渡邉院長のキャラクターも関係していると思います。

患者さまのメンタルケアについても、フレンドリーな仲間が患者さんのことを考えるので、自ずと細やかで素直な対応ができていると思っています。

私はこのように思いますと先生に伝えやすいですし、先生も聞けば次の対応についてすぐに考えてくれます。

例えば、患者さんが診察室を出た後に、気軽に相談できる雰囲気と優しさがあって、相談を受けたスタッフが患者さまの気持ちを先生にフィードバックする。

患者さまは本当はこういう風に思っているんですと伝えると、院長先生は、そうなんだ、じゃあこういう方法でやってみようかと言えるようなクリニックです。

それが今、京都院で実っていることで、これからも続く京都院の将来像でありたいですね。

●なるほど、京都院の様子がわかりました。

患者さまにとって、頼もしい不妊治療施設であるよう、これからも頑張ってください。

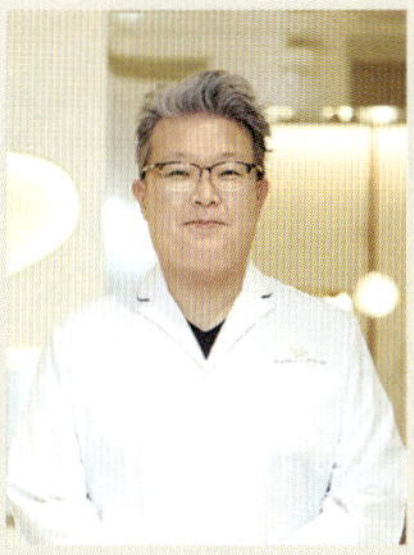

渡邉 昌紀 先生

Profile

1999 年 3 月 慶應義塾大学医学部医学科 卒業
1999 年 5 月 慶應義塾大学病院 産婦人科 研修医
2003 年 4 月 慶應義塾大学医学部医学系大学院医学研究科 外科系専攻 (産婦人科学) 入学
2003 年 6 月 慶應義塾大学病院 産婦人科 専修医
2007 年 3 月 慶應義塾大学医学部医学系大学院医学研究科 外科系専攻 (産婦人科学) 卒業 (医学博士)
以降、慶應義塾大学病院関連病院の産婦人科勤務、その他一般婦人科診療クリニック・ART クリニックなどに勤務。
2024 年 1 月 にしたん ART クリニック 入職
2024 年 11 月 にしたん ART クリニック京都院院長就任

資格
日本専門医機構認定 産婦人科専門医

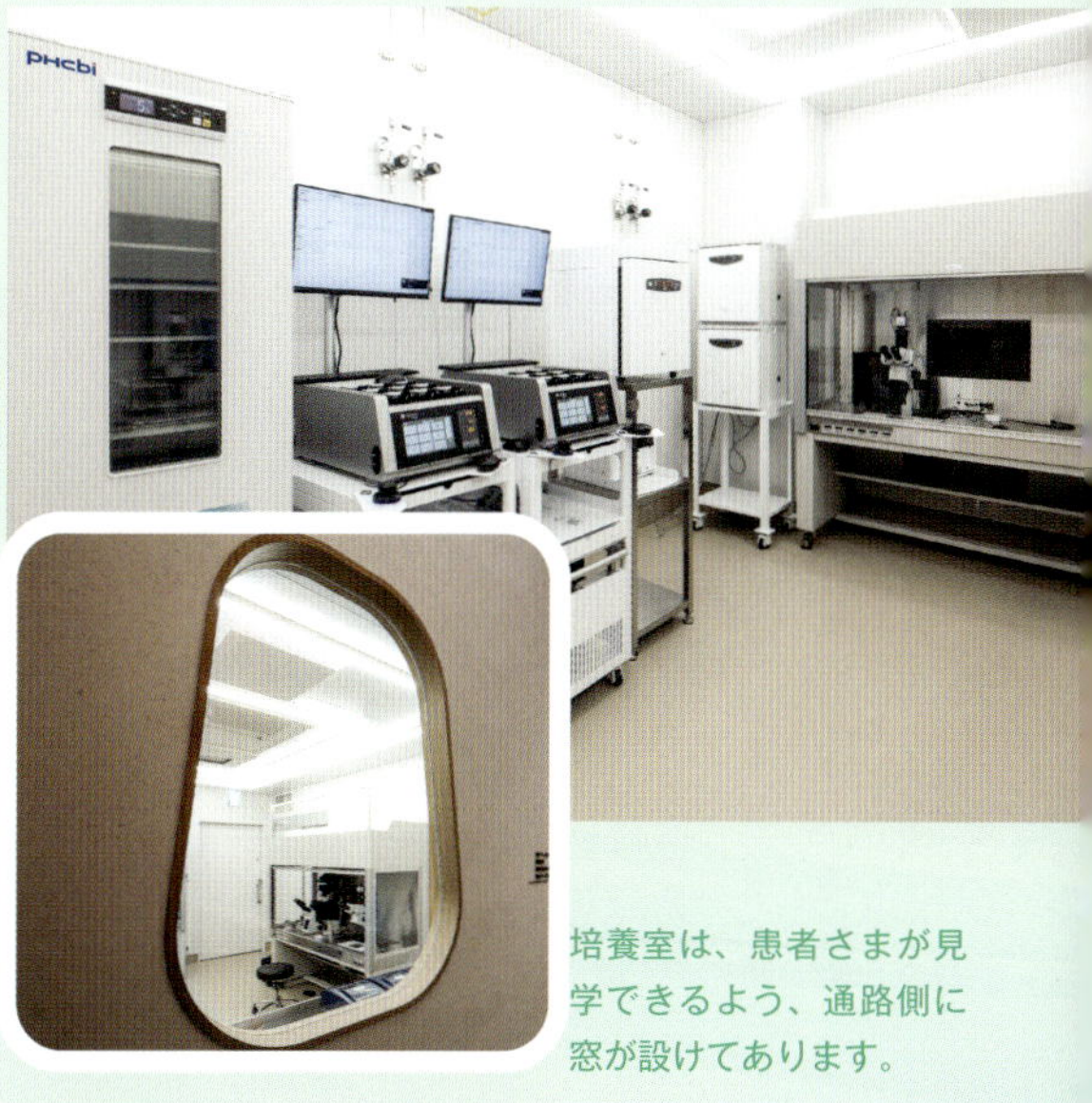

培養室は、患者さまが見学できるよう、通路側に窓が設けてあります。

にしたんARTクリニック

京都院
〒 604-8153 京都府京都市中京区烏丸通四条上る笋町 6 8 9 京都御幸ビル 1 階
https://nishitan-art.jp/branch/kyoto/
電話番号．0120-542-202

品川院

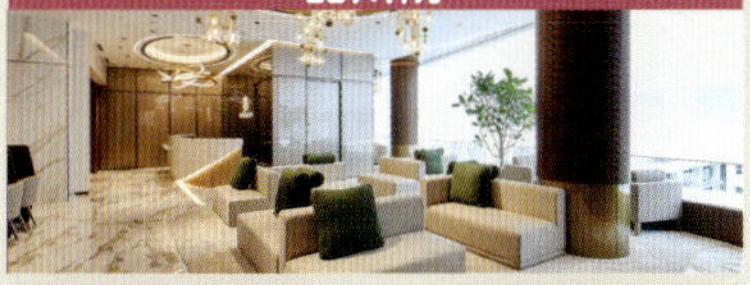

新宿院

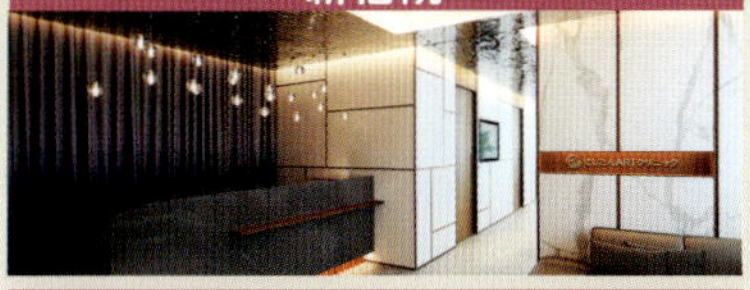

日本橋院

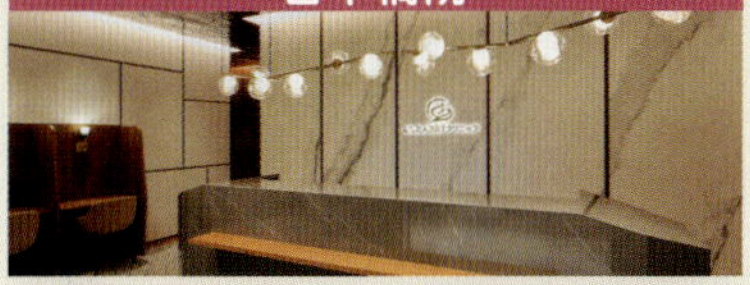

横浜院

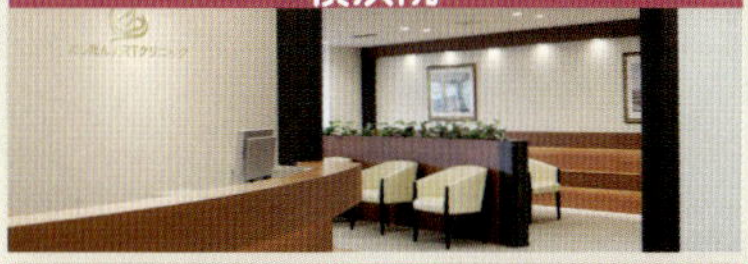

大阪院

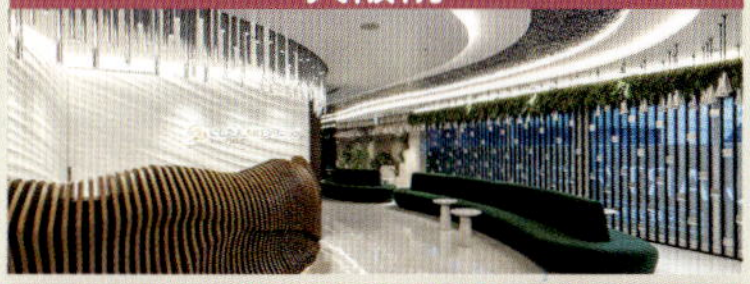

名古屋駅前院

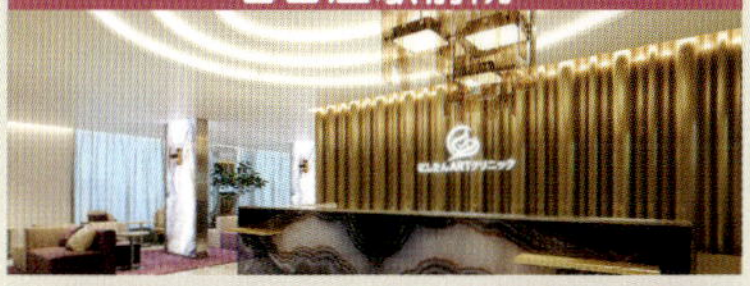

神戸三宮院

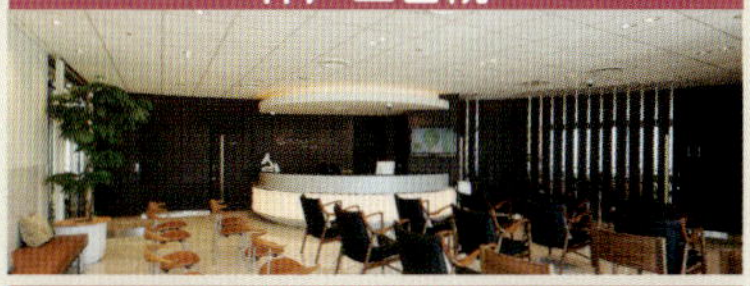

博多駅前院

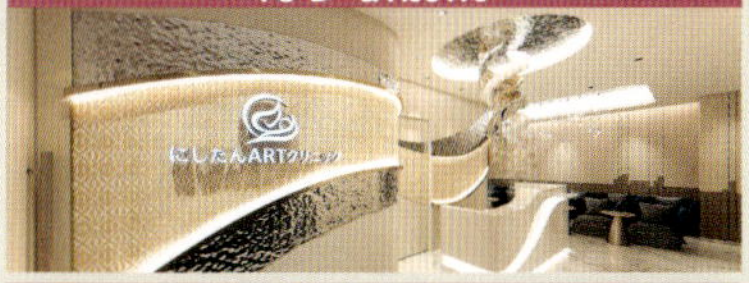

渋谷院

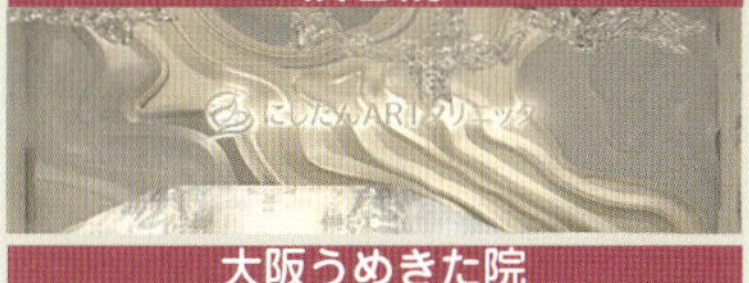

大阪うめきた院

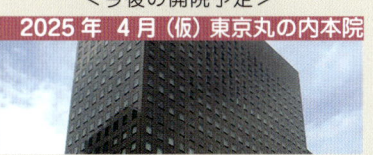

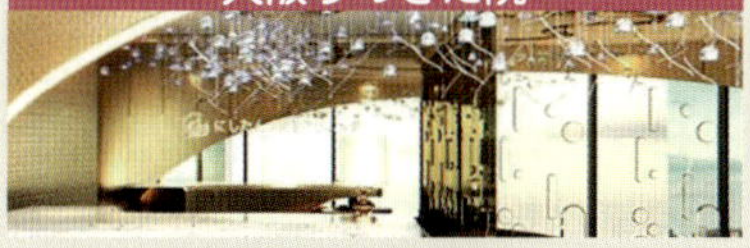

<今後の開院予定>
2025 年 4 月（仮）東京丸の内本院

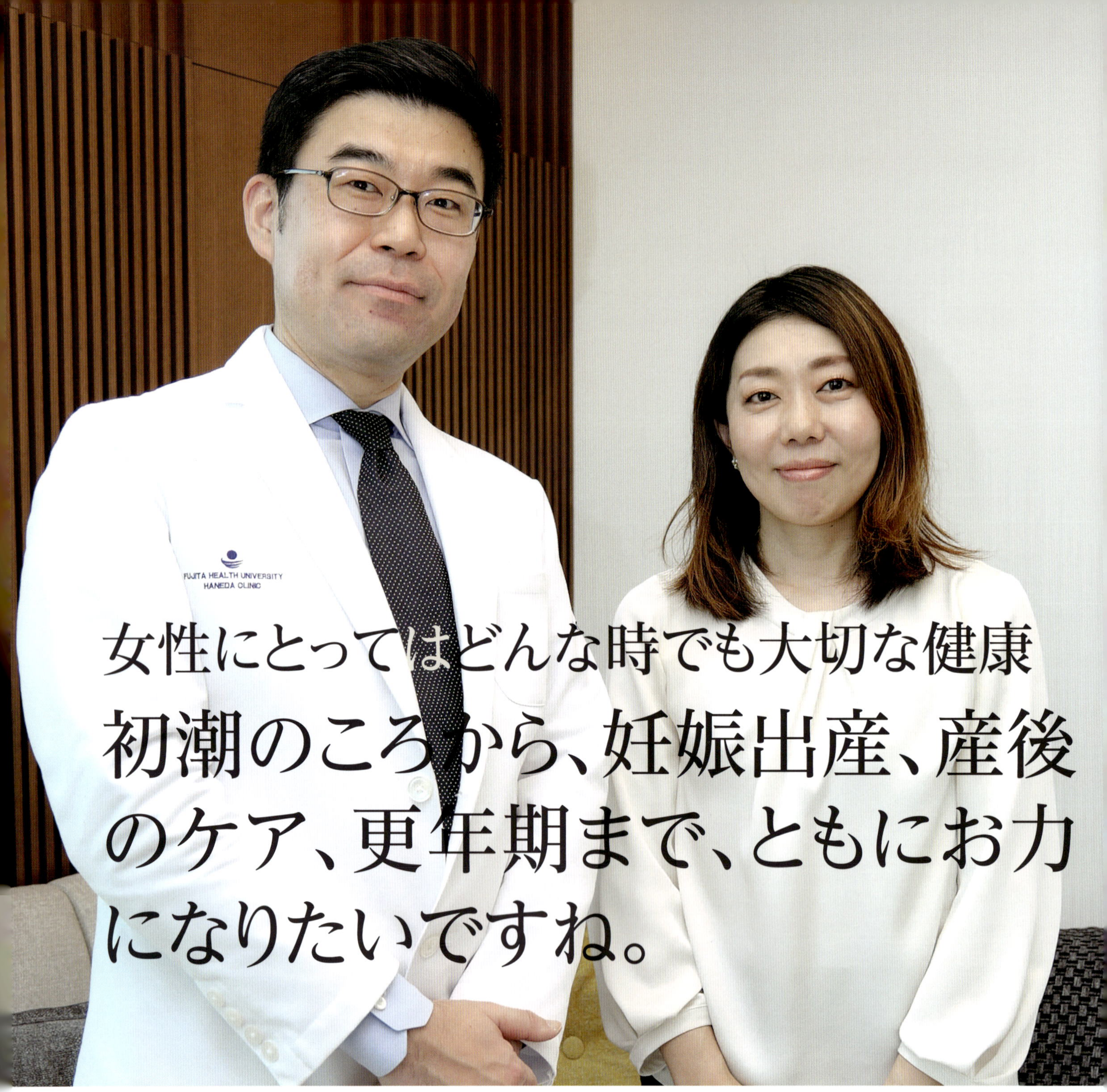

女性にとってはどんな時でも大切な健康

初潮のころから、妊娠出産、産後のケア、更年期まで、ともにお力になりたいですね。

20年にわたる生殖医療のキャリアを持つ小川先生と、出産時に優れた台湾式産後ケアを経験している多田さん。今日はお二人の対談です。

東京都大田区
藤田医科大学 羽田クリニック
リプロダクションセンター

准教授 小川 誠司 先生

小川先生は、現在、藤田医科大学羽田クリニックリプロダクションセンターで診療をしています。生殖医療を中心に、海外からの患者さまにも医療を提供しています。
大学を卒業してから約20年にわたり生殖医療を専門としていますが、不妊症だけではなく、思春期から更年期の症状まで幅広く診療を行っています。最近では日本抗加齢学会にも所属し、アンチエイジングの観点から不妊治療を見直しています。

妊活中の女性や、妊娠して出産を控えている女性にとって、栄養は密接に関係してきます。日頃私たちは食事を通して栄養を摂取していますが、近年、サプリメントなどの栄養補助食品も広く利用されています。また、中医学をベースにした薬膳も注目されている一つです。

今回は、台湾に本社を置く紫金堂（2005年創業、世界31カ国に産後ケアを目的とした天然素材で安心な薬膳食&薬膳飲料を提供）の、日本での販売事業代表の多田真紀子さんが産婦人科医師の小川先生を訪ね、女性の健康、産後のケア、栄養についてインタビューを行いました。

小川先生の在籍する藤田医科大学東京先端医療研究センターがあるのは、東京国際空港（羽田空港）に近接した複合施設内で、羽田地域の再開発で注目されているエリアです。

取材当日は、春を目前に、外は強い風が吹くも雲一つない快晴。研究センター応接室からは、突き抜ける青空と滑走路傍に待機している旅客機が程よい距離感で臨め、お二人の会話が弾みます。

妊娠前の体づくりと、女性の一生を通じたケアについて紹介

多田さん：私自身、妊活から不育症治療、台湾式の産後ケアの経験を経て、台湾では女性の健康のために初潮後〜妊娠、出産、更年期、流産も含めて、生涯を通じた「養生」が重視されていることに衝撃を受けました。

小川先生は治療中の患者さんを診ていて、妊娠するための日々の体のケアについて何か感じられていることはありますか？

小川先生：最近話題になっているプレコンセプションケアが重要と考えています。プレコンセプションケアとは〝プレ（〜の前の）〟＋〝コンセプション（妊娠・受胎）〟の略で、将来の妊娠に備えて、生活習慣や自身の健康について見直しましょうという考え方です。妊娠前の体づくりは、将来の妊娠できる体、健康な赤ちゃんを産むための大切な要素になりますからね。

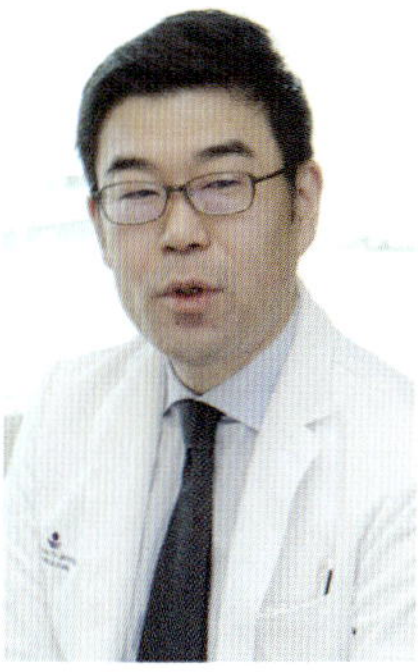

しかし、数年前に行われた「現代日本における子どもを持つことに関する世論調査」では無月経や月経困難が不妊の原因となることを約半数の方がご存知なかったという報告もあります。

そして、20代女性の約20％がシンデレラ体重やモデル体重と言われるような「やせ」にあたり、それが不妊の原因となることは知られていません。

ここには、これから妊娠するために何が必要なのか、ということがまだまだ啓蒙できていない日本の背景があると思います。

多田さん：日本の不妊治療の成績と、女性の生涯を通じた体のケア「養生」との関連性について、小川先生のお考えをお聞かせください。

小川先生：藤田医科大学東京が開業し、インバウンドの患者さんの診療を始めて、日本と米国の大きな違いに気が付きました。

日本ではタイミング療法、人工授精でうまくいかないとすぐ体外受精にステップアップをする方が多い印象を受けます。

それに対し、米国ではそういった場合、食事・生活習慣など30項目にもわたる要素を見直し、3カ月実践してから採卵されています。

これまでの不妊治療は生殖〝補助〟医療という名前の通り、例えば精子が悪い方には顕微授精をして受精できるよう「補う」治療が主でしたが、これからは卵子、精子の質自体の改善に取り組む時期に来ていると考えています。

世界の中で日本の不妊治療の成績は決して良くありません。それは患者さんの年齢が高いなどさまざまな要因もありますが、本質的な体のケア「養生」をあまり重要視してこなかったことも背景にあるのではないかと思います。

例えば、葉酸は全ての妊娠前の女性が摂るべきサプリメントだと言われています。

その理由は、赤ちゃんの神経閉鎖障害、いわゆる二分脊椎などの予防になるからというのはよく知られています。しかし実はそれだけではありません。米国では１９９８年から食品に葉酸を添加することが義務づけられたのですが、ちょうど同じ時期から脳卒中の割合が低下したという調査結果が出ています。

葉酸を飲むことで血管障害のリスク因子であるホモシステインが下がることがわかっていますが、ホモシステインの値が高いと脳梗塞や心筋梗塞の割合が3〜4倍に増えるとも言われています。

米国では、葉酸摂取が義務付けられたことで、二次的な効果として脳卒中の割合が低下しました。

そして、最近ではホモシステインと胎盤関連産科合併症※が相関するという報告も出てきています。

葉酸を摂ることは赤ちゃんの二分脊椎予防、胎盤関連疾患の予防、産後は自分のための脳血管障害の予防という、生涯にわたって女性の健康と関係しているのです。

※胎盤における血管内皮障害で、妊娠高血圧症や常位胎盤早期剥離などがある

初潮のころから妊活・出産・産後ケア、そして更年期まで

紫金堂の製品はISO22000食品安全管理システム及びHACCP認証を取得した食品工場で製造され、国際基準に基づく食品安全管理体制を確立しています。原材料の受け入れから製品出荷まで、全工程で危害要因を徹底的に管理し、安全性と信頼性を追求しています。

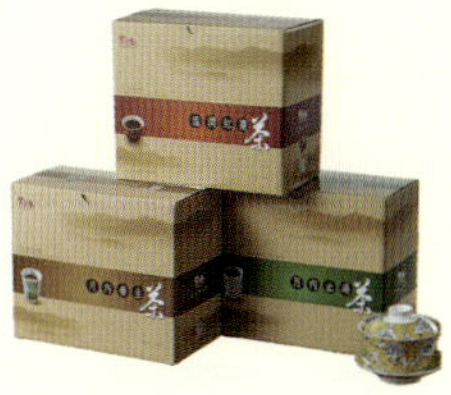

【産後養生ドリンク３種セット】（産後紅なつめ茶・産後養生茶・産後止渇茶）は、産後に必要な漢方原料をアミノ酸豊富なもち米水（ユエズ水）で煮出した３種の薬膳ドリンク。※妊娠中は飲用不可

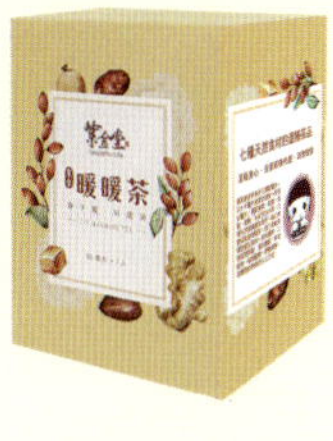

【ぬくぬく茶】は赤・黒なつめ、龍眼、クコの実、生姜など７種の温め補う養生食材を煮詰めた濃厚なリキッドタイプの薬膳飲料。●毎月の月経ケアで体を温めたい方、疲れやすい方に！※妊娠中は飲用不可

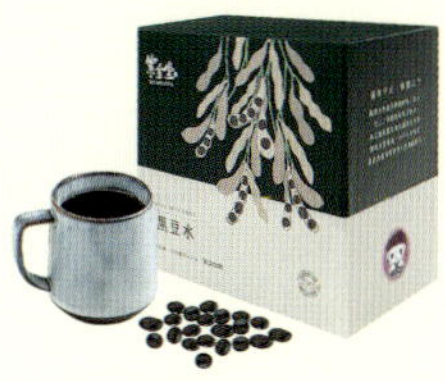

【黒豆水】は、焙煎黒豆を超高圧抽出で液化・分解し、黒豆の栄養素を丸ごと凝縮した濃厚な黒豆エキス。小分子で素早く体に吸収されます。●月経後、妊娠中の栄養補給に！

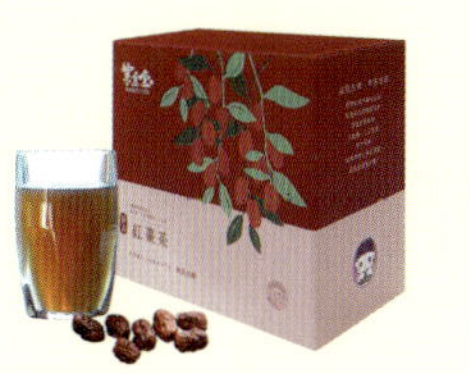

【紅なつめ茶】は良質な赤なつめを煮詰めて栄養を抽出した、砂糖・添加物無しの天然エキス。赤なつめは中医学では気と血を補う女性のスーパーフード。●月経中、月経前後、妊娠中の栄養補給にも！

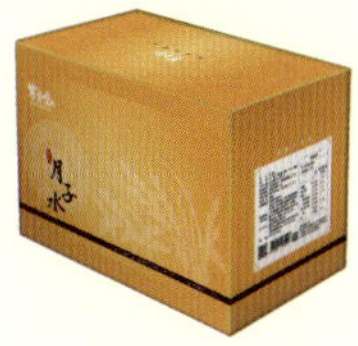

【ユエズ水】は、米麹菌ともち米を醸造発酵したもち米水。アミノ酸が豊富で、飲む点滴と呼ばれるほど吸収が早く、代謝を促進し体を温めます。●直接飲用の他、スープなど料理にも！※妊娠中は飲用不可

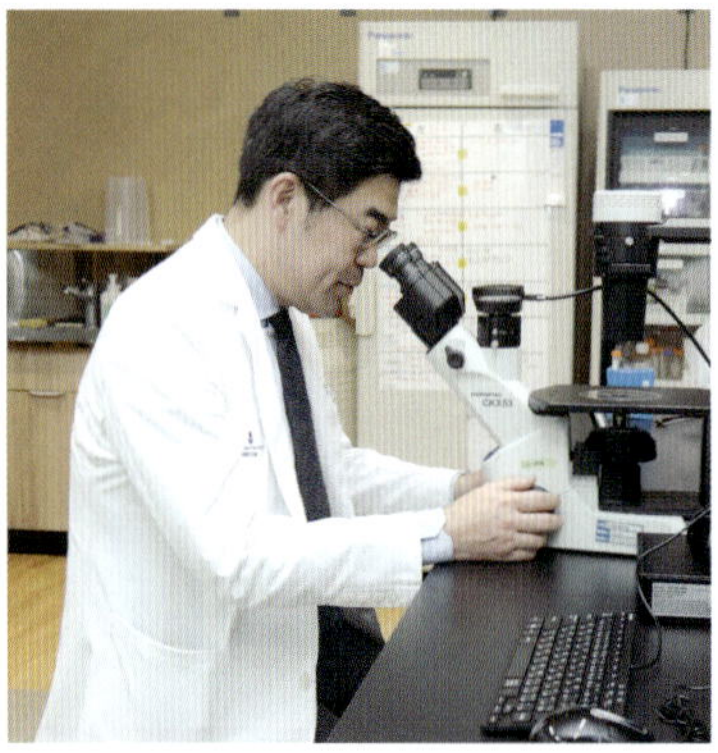

小川先生の研究

高齢患者さんの多い日本の不妊治療において、加齢による卵巣機能の低下は最大の課題です。近年、不妊治療にもPRP（多血小板血漿）療法をはじめとする再生医療が取り入れ始められてきましたが、さらに私は、いろいろな分野で着目されている「間葉系幹細胞」を不妊治療に応用しています。幹細胞を卵巣や子宮に直接投与することにより、卵巣機能を改善させたり、薄い子宮内膜を厚くできるよう研究を進めています。

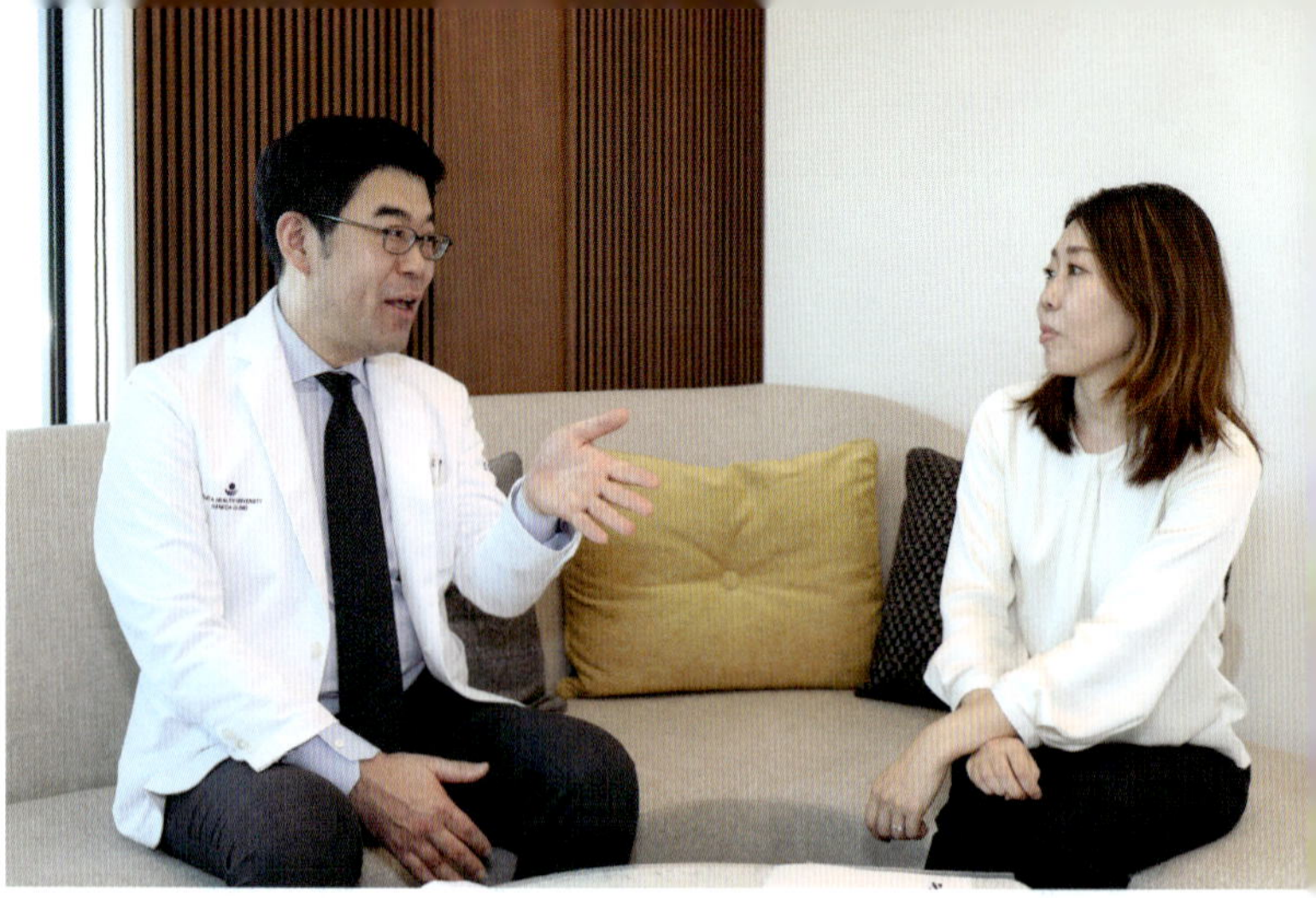

産後ケアは次の妊娠、さらに更年期まで健康で元気に過ごせるかどうかのカギ

多田さん： 台湾では産後ケアを受けない人はいません。中医学に基づく「特別なケアが必要な3つの期間」には初潮後、産後、更年期があり、なかでも「産後」は特に大事というのが常識です。

しかし日本では産後のお母さん自身の回復についてあまり注目されていません。子どもに注目は行くけれど、お母さんのケアがどれだけ大事かは、あまり理解されていないのではないでしょうか？

小川先生： 日本も昔、産後ケアという概念こそありませんでしたが、〝産後の肥立ち〟という言葉がありました。

私の母親くらいの時代には、産後は安静にして体を休めることが重要とされ、「水には触るな」（家事はするな）と言われるほどでした。

ところが現在は里帰り出産が減り、核家族化も進んでおり、母親もまだ現役で働いている時代となり、母親から子どもにそういった産後の肥立ちに関する教育がなされなくなりました。

同時に、米国からの習慣も流入して、産後の入院期間も短縮されている傾向にあります。

多田さん： 小川先生は、母体の回復の重要性について、婦人科医の立場からどう考えられますか？

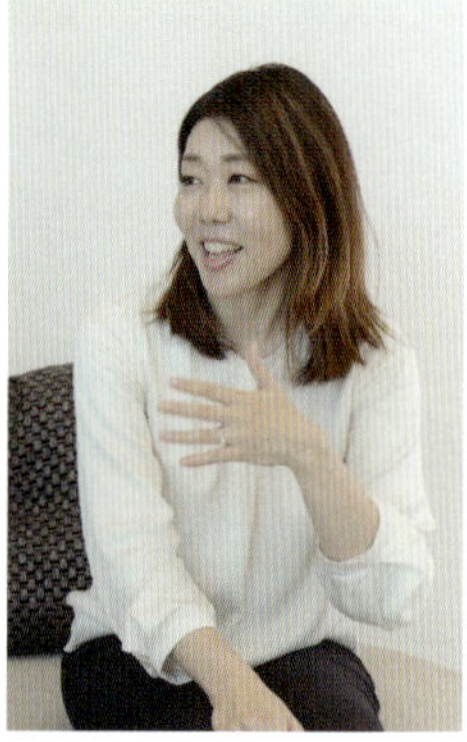

小川先生： 妊娠は病気じゃないとよく言われますが、病気以上に大きなイベントです。体にとっては交通事故にあったくらいの負荷がかかります。骨折したら、骨が繋がるまで安静にして、そのあとしっかりリハビリをする、そうしないと後遺症が残りますよね。産後も同様で、食事や休養はとても大切なのです。

加えて、体だけではなく精神面でのケアも大切です。近年、産後うつになる方が非常に増えています。周りに頼れる人（母親）がおらず、育児は全てがはじめてのことで、誰しもが戸惑います。

特に不妊治療をして苦労されて授かった方は思いが特別で、神経質になりすぎて、鬱《うつ》にまでなる方も少なくありません。

そういったことを考えると、今まさに産後ケアが非常に重要になっているのです。

そして、産後ケアは次の妊娠に向けた体づくりのためにも非常に大切です。

多田さん： 産後ケアでしっかり体を

産後ケアでまずは、自分をいつくしむ。

生涯の健康のための重要なパートナー　産後ケア薬膳スープ（調理例）

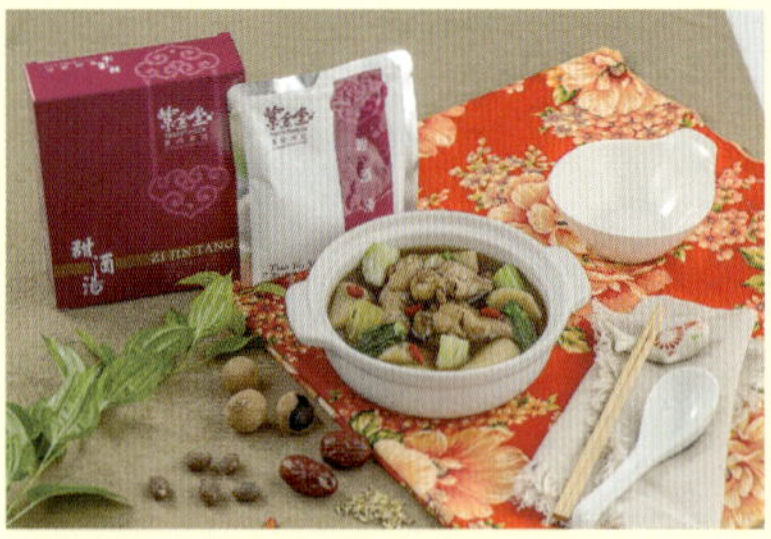

STEP ❸　滋補　甜酒湯　Tian Jiu Soup

前のステップの「代謝」と「修復」を経て初めて、栄養価の高い食べ物を吸収できるようになります。強壮スープでしっかりエネルギーを補充し、日常生活に戻る準備をします。

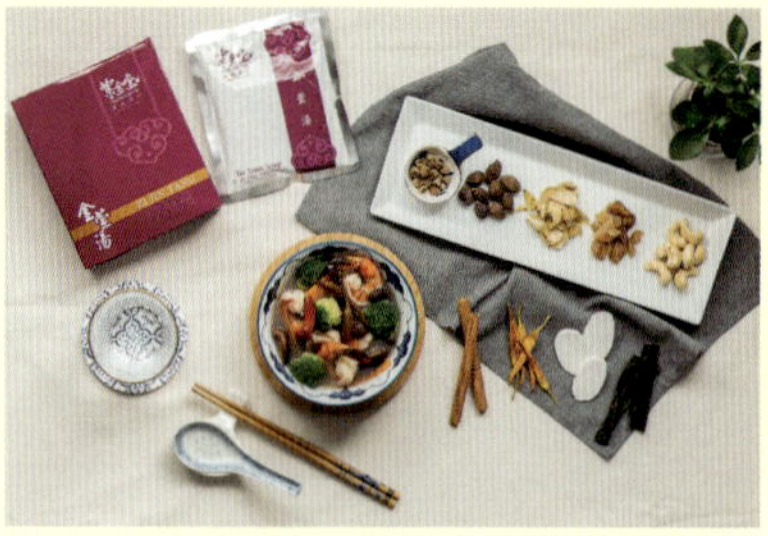

STEP ❷　修復　金萱湯　Jin Xuan Soup

このステップでは、母乳の分泌を促し授乳をスムーズにし、出産で大きな負担がかかった筋骨を強化して、将来的な体の痛みを予防するために、バランスの良い食事で栄養補給します。

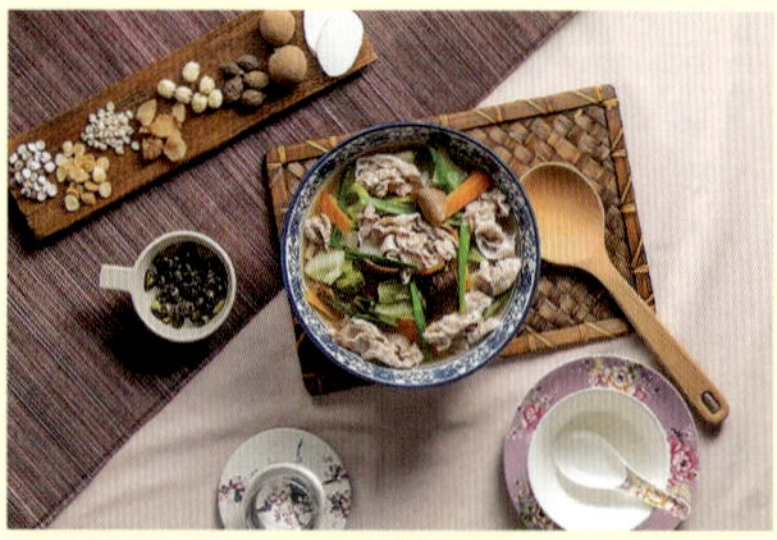

STEP ❶　代謝　福薏湯　Fu Yi Soup

母親は出産で大量の血液を失い、体力を消耗し「虚弱」な状態にあるため、このステップでは体を温めて冷えを避け、代謝を促進し、体力を回復します。補充する栄養素は鉄と葉酸です。

「身体の状態に応じて必要な食べ物をとることで、身体は本来の力を取り戻す」。中医学理論に基づく産後の養生は、「代謝」「修復」「滋補」の３ステップで構成されます。紫金堂の産後ケア薬膳スープは、化学調味料、着色料、保存料は不使用。滑らかな口当たりで、それぞれの産婦さんの好みやニーズに合わせてお好きな食材と組み合わせて調理でき、手軽に栄養を補給できます。「薬膳」のイメージを覆す簡単、手軽、かつ美味しいレトルトタイプのスープベースです。

回復させることで体も安定しますよね。さらに、更年期まで元気に過ごせるかどうかにも関わってきます。

妊活へ薬膳を取り入れてみる

小川先生：妊活も産後ケアも、どちらも必要なことで、そのために体を整えることはとても大切です。

特に食事は、妊活にも産後にも非常に大切だと考えます。

最近の研究では朝ごはんをしっかり食べている人の方が、妊娠率は高いという報告があります。朝ごはんを食べることで体内時計がしっかりと構築されるのだと思います。

産後も当然、授乳で栄養をとられる分、しっかりとした栄養を摂ることが必要です。

薬膳の考え方も大切です。産後はもちろん、妊活でも、体の回復や血流を良くするために、なつめや赤黒食物（赤身のお肉や黒豆、椎茸など）のような体を温めると言われている食物を摂られた方が良いと思います。

実は食事について心配している不妊患者は多く、私のクリニックでは積極的にそういった食事の摂取も勧めています。

多田さん：薬膳の考え方は「薬食同源」といい、食物も薬も源は同じで、食べ物を正しく選ぶことで健康を保つことができるという考えのことを表します。

食べ物にはそれぞれ特性があり、体を温める性質のもの、冷やすもの、収縮させるもの、弛緩させるものなどさまざまです。女性は月経で毎月エネルギーと血を失っていることによる不調が現れやすく、毎日の食べるものや飲むものに薬膳の考え方を取り入れるとよいと思います。ぬくぬく茶や紅なつめ茶のような、女性の養生のために作られた濃厚な薬膳で、体を温め、しっかり「補う」ことが大事だと思っています。

皆さんにお伝えしたいことメッセージ

小川先生：不妊治療は妊娠がゴールではなく、母児ともに安全に出産し、産後も健やかに過ごせることが大切です。そのためには女性が一生を通して、自分の体と向き合うことが大切です。忙しい毎日のなかで、妊娠を考え始めた時、あるいは出産直後がそういったことを考える非常に良い機会となると思います。

日本では産後ケアの概念はあっても、そこにお金をかけてまで受けようとする方はまだまだ少ないのが現状です。産後の奥様へのプレゼントとして、ぜひご主人からも積極的に勧めてもらえるようにしていきたいですね。

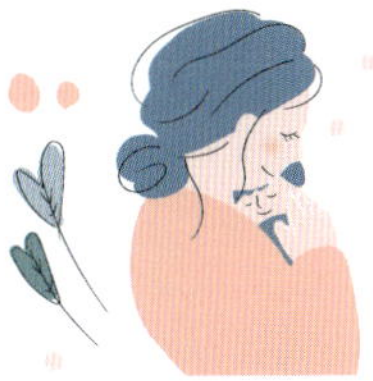

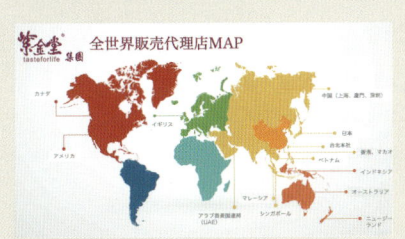

食養生で、妊娠しやすいからだづくりを

株式会社 ベルサティーラ
紫金堂日本総代理　多田 真紀子

私も経験した、母親の体を大切にいたわる台湾式の産後ケア。ポイントは"食養生"。

生理や妊娠しやすい体づくりについて妊活を考えて初めて意識した、という方もいらっしゃるでしょう。私もその一人です。

台湾では、初潮後から毎月の月経ケアでしっかり体を整えていくことが、健康的な妊娠と出産、そして健康な更年期につながると考えられています。月経前や月経中に体を冷やさないという生活習慣も徹底されています。

毎月のこの期間を「養生のチャンス」と捉えて、月経中は新陳代謝を促し、月経後は失われた栄養をしっかり補うことが大切です。月経ケアに適切な食事や飲み物を取り入れることで体を整え、妊娠や健康維持の基盤を一緒に作っていきませんか。

Profile

2011～2022年、女性の健康医療機器メーカー Hologic 社（米国本社）の日本法人でマーケティング、広報を歴任。2023年より家族と共に台湾に移住し、"台湾発女性のためのいたわり薬膳 YUEZU"を日本に届ける活動を開始。産後ケアをベースに月経ケア、流産ケア、更年期ケアのサービスを提供する台湾の薬膳ブランド「紫金堂」の日本総代理として今年1月より日本国内販売開始。

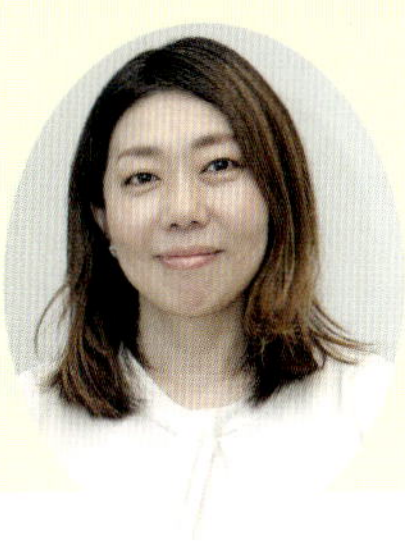

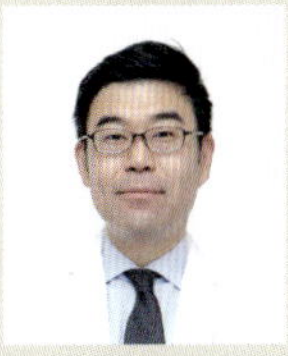

小川 誠司 先生

Profile

経歴

2004年 名古屋市立大学医学部卒業
2011年 慶應義塾大学病院産婦人科助教
2018年 荻窪病院・虹クリニック
2019年 那須赤十字病院産婦人科副部長
2020年 仙台 ART クリニック 医長
2021年より副院長
2023年9月 藤田医科大学東京 先端医療研究センターの講師、2024年4月より准教授に就任。

資格

日本産科婦人科学会専門医・指導医
日本生殖医学会専門医
日本女性ヘルスケア専門医

藤田医科大学 羽田クリニック
FUJITA HEALTH UNIVERSITY HANEDA CLINIC

東京都大田区羽田空港 1-1-4 羽田イノベーションシティ ZONE A
https://haneda.fujita-hu.ac.jp
電話番号：03-5708-7860

このコーナーでは、全国の不妊治療・体外受精専門クリニックで行われている不妊セミナー（勉強会や説明会）の情報を紹介しています。

あなたの今後の治療にお役立ち！

Seminar information

病院やクリニックで行われている勉強会・説明会では、医師が日頃から患者さんに伝えたい治療方針や内容など、参加者にとても丁寧に、正確で最新、最適な情報を提供しています。病院選びをするときには、いくつかの勉強会に参加してみるのがおススメです。自分たち夫婦に合った医師選び、病院選びがきっとできるでしょう。

ぜひ、ご夫婦一緒に参加してみてくださいね！

（P.87 の全国の不妊治療病院＆クリニックも、ぜひご活用ください）

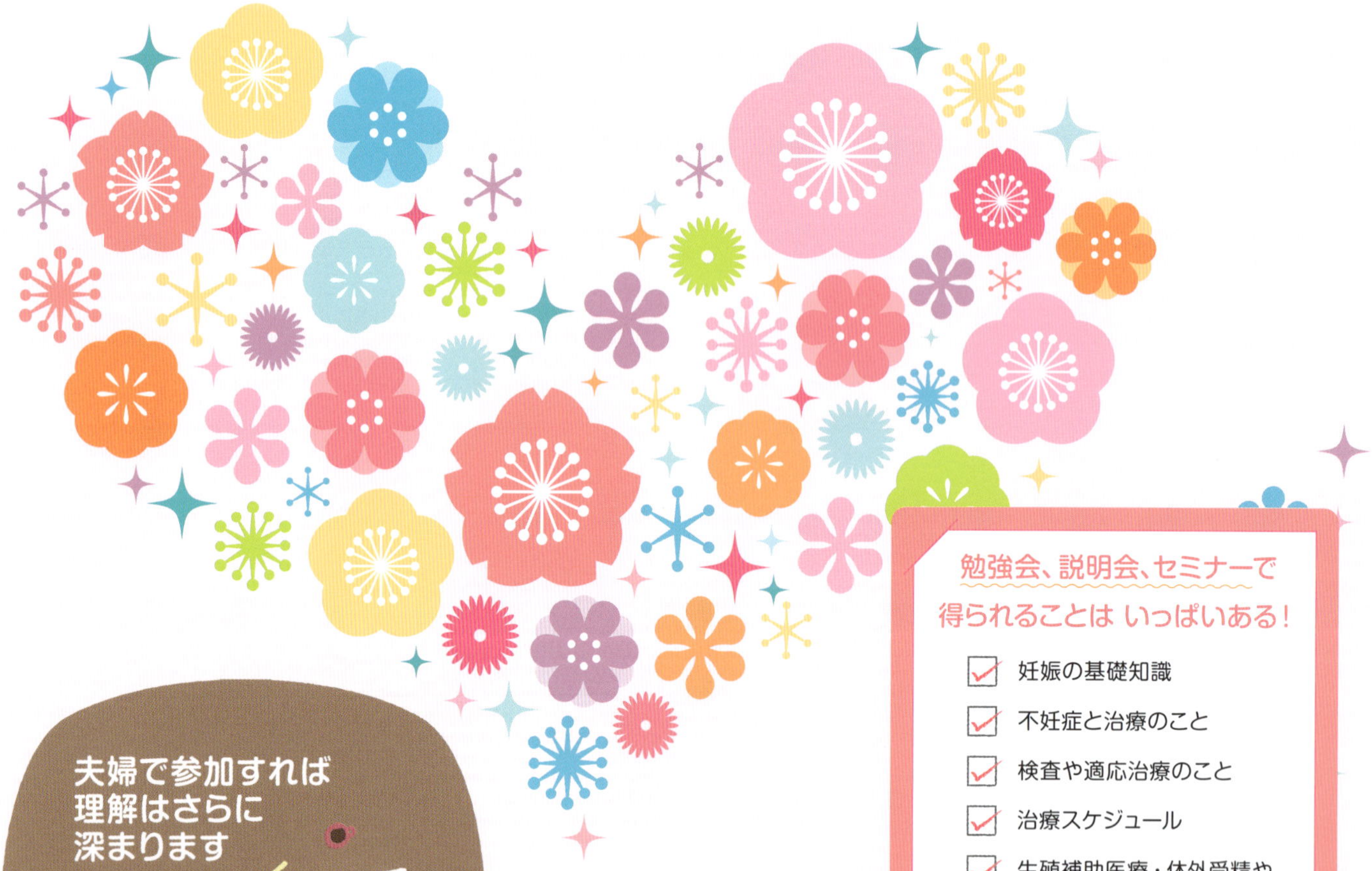

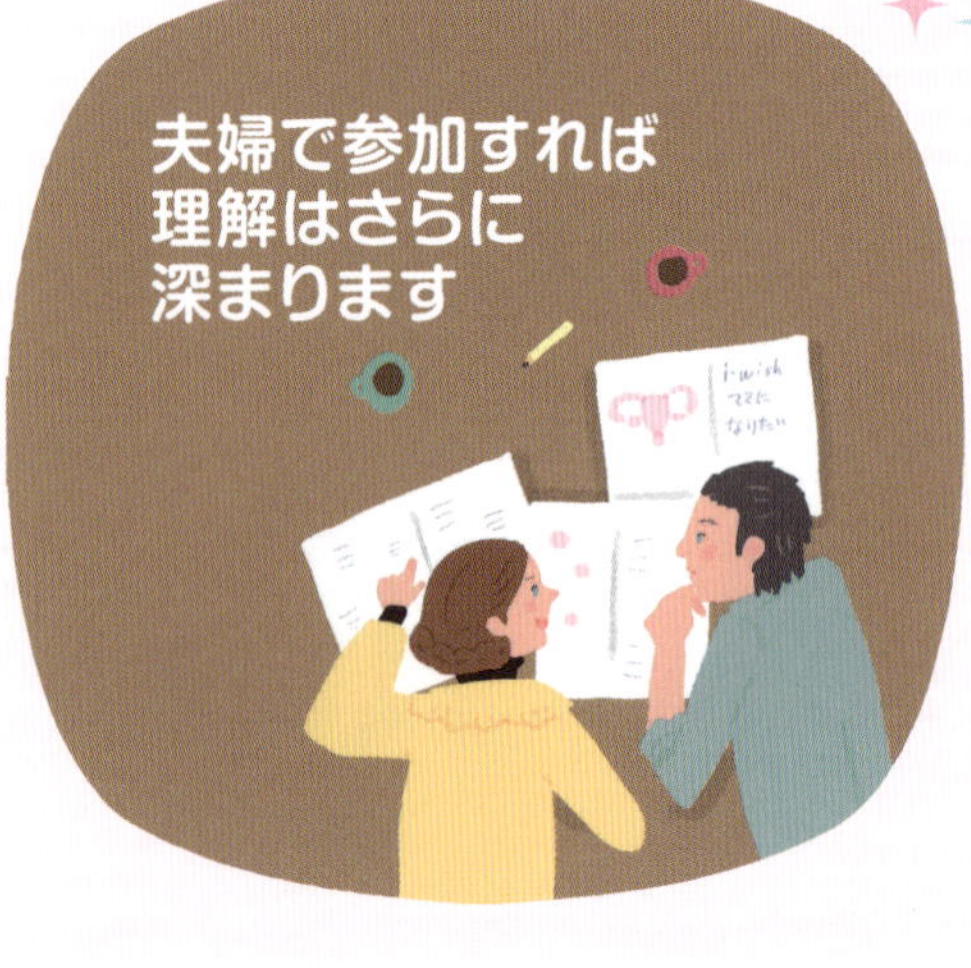

勉強会、説明会、セミナーで得られることは いっぱいある！

- 妊娠の基礎知識
- 不妊症と治療のこと
- 検査や適応治療のこと
- 治療スケジュール
- 生殖補助医療・体外受精や顕微授精の説明
- 費用や助成金　など

※ 新型コロナウイルスの影響により、治療施設における勉強会などのスケジュールや開催方法に変更が生じることがあります。詳細は、各施設のホームページなどで、あらかじめご確認ください。

Hokkaido　Access　地下鉄大通駅から徒歩２分／地下歩行空間 12 番出口からすぐ

金山生殖医療クリニック

北海道札幌市中央区北１条西４丁目 1-1 三甲大通公園ビル２階
TEL : 011-200-1122

https://www.kaneyama-clinic.jp/

参加予約▶　ホームページの申込みフォームより

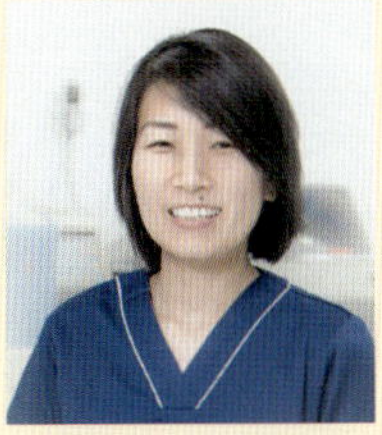
金山 昌代　医師

- ■名称…………今後妊娠したい方のための勉強会
- ■日程…………随時開催
- ■開催場所……クリニック内
- ■予約…………必要
- ■参加費用……無料
- ■参加…………他院の患者様OK
- ■個別相談……無し

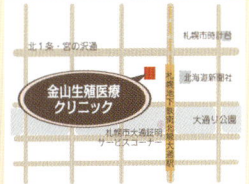

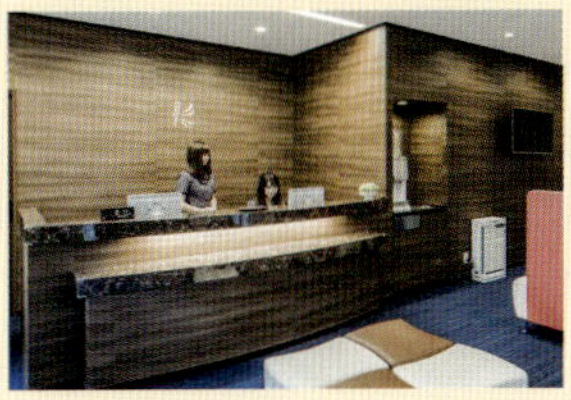

●「これから不妊治療をはじめたい方」を対象に勉強会を開催いたします。
はじめての方にもわかりやすい内容や、妊娠をお考えの皆様に役立つ情報、料金についても詳しく説明しております。無料の勉強会となっておりますので、お気軽にご参加ください。皆さまのご参加をお待ちしております (途中退席可)。

Tokyo　Access　JR 品川駅高輪口 徒歩５分

京野アートクリニック高輪

東京都港区高輪 3-13-1 高輪コート 5F
TEL : 03-6408-4124

https://ivf-kyono.com

参加予約▶　ホームページの申込みフォームより

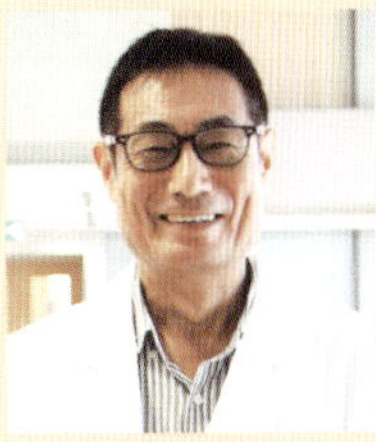
京野 廣一 医師

- ■名称…………ARTセミナー / 卵子凍結セミナー
- ■日程…………各月１回 (平日の夕方)
- ■開催場所……オンライン
- ■予約…………必要
- ■参加費用……無料
- ■参加…………他院の患者様OK
- ■個別相談……無し

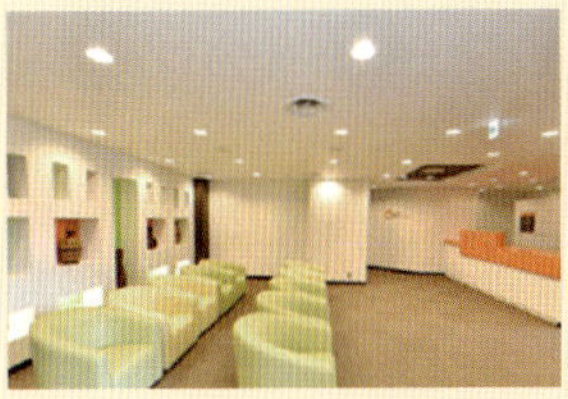

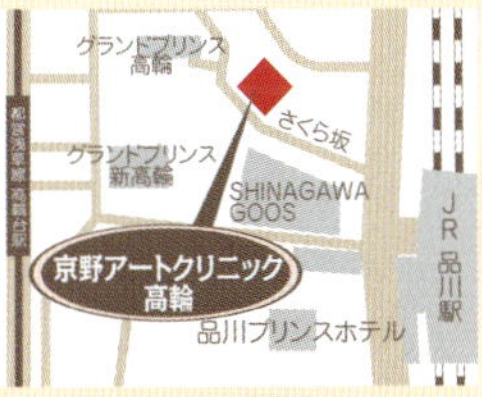

● 当院の妊活セミナーは、不妊治療の全般（一般不妊治療から高度生殖医療まで）について、また、無精子症も含めた男性不妊、卵管鏡下卵管形成術、未熟卵体外成熟培養など、当院の治療方法・方針をご説明いたします。また、卵子凍結についてのセミナーも始めました。どちらもオンラインで開催しています。HP よりお申し込みください。

Tokyo　Access　JR、都営大江戸線 代々木駅 徒歩5分、JR 千駄ヶ谷駅 徒歩5分、副都心線 北参道駅 徒歩5分

はらメディカルクリニック

東京都渋谷区千駄ヶ谷 5-8-10
TEL : 03-3356-4211

https://www.haramedical.or.jp/support/briefing

参加予約▶　ホームページの申込みフォームより

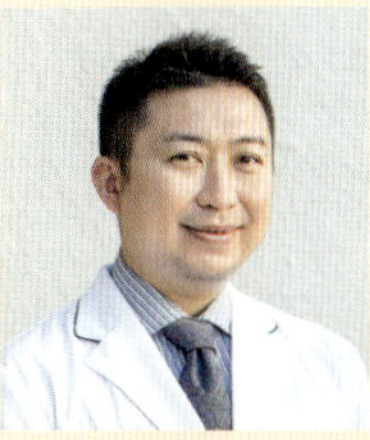
宮﨑 薫 医師

- ■名称…………体外受精説明会
- ■日程…………1ヶ月に１回
- ■開催場所……SYD ホール又は動画配信
- ■予約…………必要
- ■参加費用……無料
- ■参加…………他院の患者様OK
- ■個別相談……有り

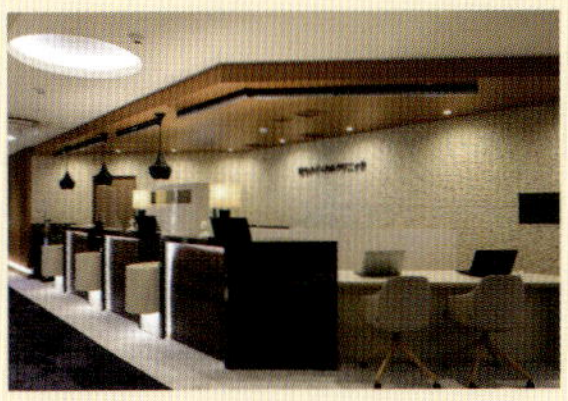

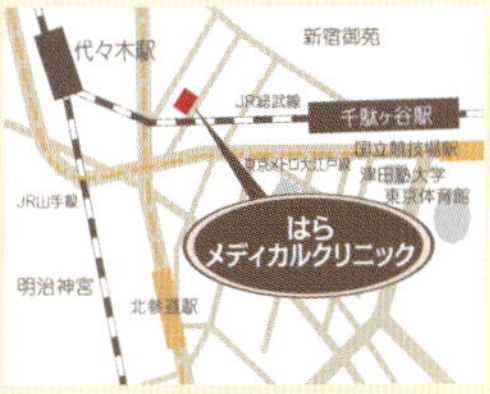

● 説明会・勉強会：はらメディカルクリニックでは、①体外受精説明会／月１回　②不妊治療の終活を一緒に考える会／年１回
③卵子凍結説明会／月２回を開催しています。
それぞれの開催日程やお申込は HP をご覧ください。

Tokyo　Access　東急東横線・大井町線 自由が丘駅 徒歩30秒

峯レディースクリニック

東京都目黒区自由が丘 2-10-4 ミルシェ自由が丘 4F
TEL : 03-5731-8161

https://www.mine-lc.jp/

お問合せ▶　TEL : 03-5731-8161

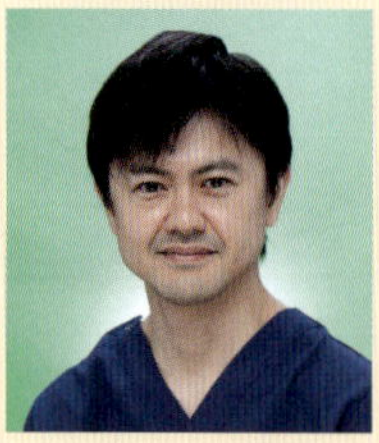

峯 克也 医師

■名称…………体外受精動画説明 (web)
■日程…………web 閲覧のため随時
■予約…………不要
■参加費用……無料
■参加…………当院通院中の方
■個別相談……オンラインによる体外受精の個別相談説明も行っております。(有料)

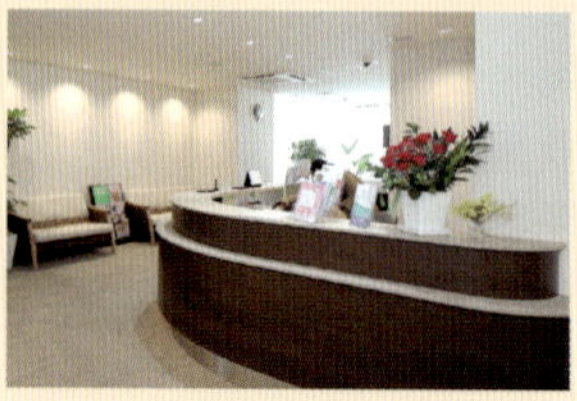

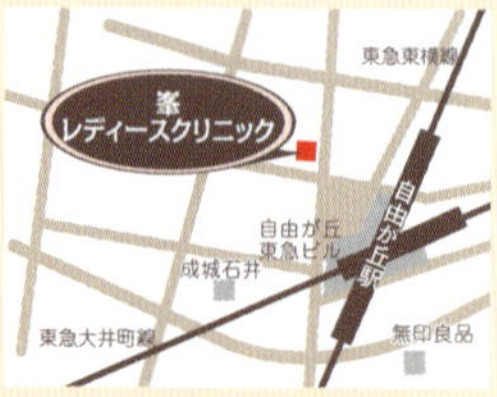

● 当院での体外受精の治療方法やスケジュールを分かりやすく動画で説明します。
体外受精をお考えのご夫婦。体外受精について知りたいご夫婦。ぜひ、ご夫婦でご覧ください。
※プライバシーの保護と新型コロナウイルス感染対策のため、動画での説明会を実施しています。ご希望の方は診察時に医師にお申し出ください。資料をお渡しします。

Tokyo　Access　東急田園都市線 三軒茶屋駅 徒歩3分、東急世田谷線 三軒茶屋駅 徒歩4分

三軒茶屋ウィメンズクリニック

東京都世田谷区太子堂1-12-34- 2F
TEL: 03-5779-7155

https://www.sangenjaya-wcl.com

参加予約▶　TEL : 03-5779-7155

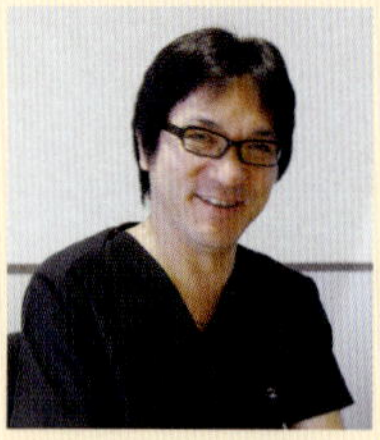

保坂 猛 医師

■名称…………体外受精説明会
■日程…………毎月開催
■開催場所……クリニック内
■予約…………必要
■参加費用……無料
■参加…………他院の患者様OK
■個別相談……有り

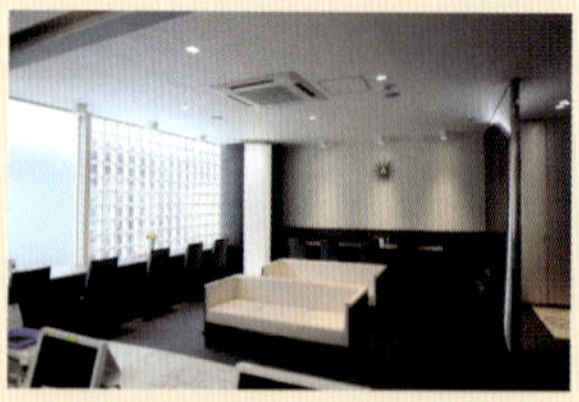

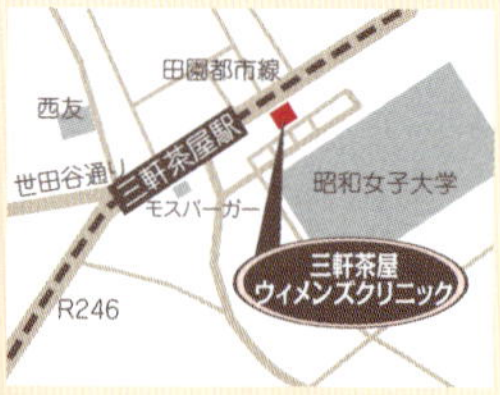

● 体外受精説明会をはじめ、胚培養士や不妊症認定看護師による相談会なども実施しております。
また、妊活セミナーも随時実施しておりますので、詳しくはホームページをご覧ください。

Tokyo　Access　東急田園都市線 三軒茶屋駅 徒歩 2 分

三軒茶屋 Art クリニック

世田谷区三軒茶屋 1-37-2　三茶ビル 5F
TEL : 03-6450-7588

https://sancha-art.com/

参加予約▶　ホームページの
申込みページより

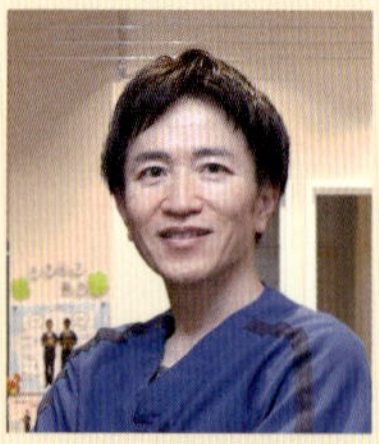

坂口 健一朗 医師

■名称…………オンライン説明会
■日程…………毎月１回
■開催場所……オンライン
■予約…………必要
■参加費用……無料
■参加…………他院の患者様OK
■個別相談……無し

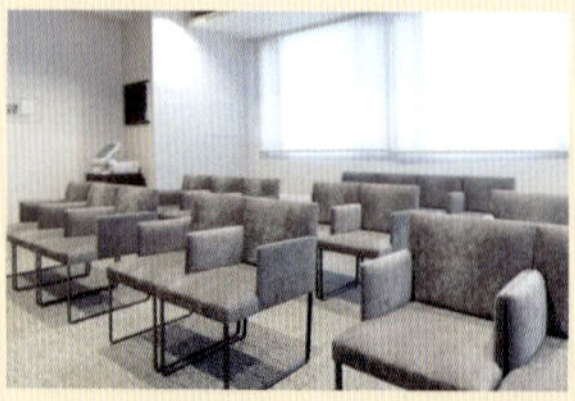

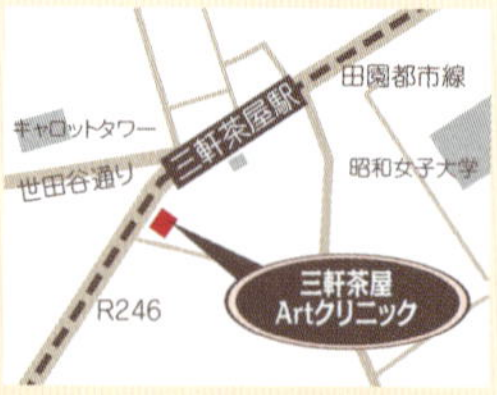

● オンライン説明会はご自宅からご視聴いただけますので、小さなお子さんがいらっしゃる方や遠方にお住まいの方でも気軽にご視聴いただけます。ご主人様と一緒にリラックスしながら説明をお聞きいただき、お互いに理解を深めることができるかと思います。
また、お好きな時にいつでもご視聴いただける説明会動画も YouTube にて公開しています。

Tokyo　Access　JR・京王線・小田急線 新宿駅東口 徒歩 1 分、都営地下鉄・丸ノ内線 新宿、新宿 3 丁目駅直結

にしたん ART クリニック 新宿院

東京都新宿区新宿 3-25-1 ヒューリック新宿ビル 10F
TEL: 0120-542-202

https://nishitan-art.jp/branch/shinjuku/

参加予約▶　ホームページの WEB 予約より

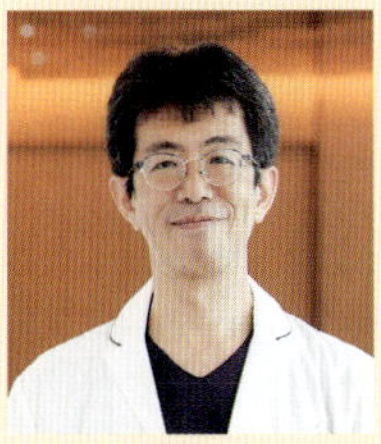

松原 直樹 医師

- ■名称…………見学会
- ■日程…………随時
- ■開催場所……クリニック内
- ■予約…………必要
- ■参加費用……無料
- ■参加…………他院の患者さま OK
- ■個別相談……有り

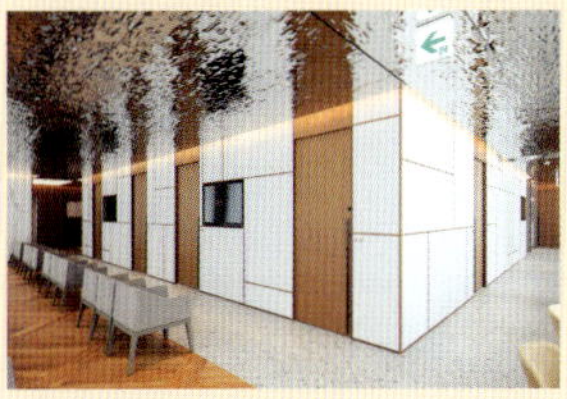

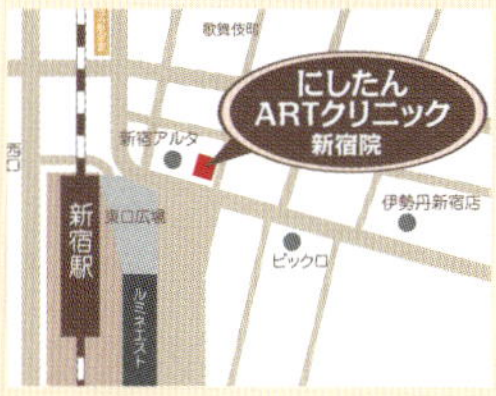

●当院では、クリニックの特長を知っていただけるよう、ラグジュアリーな内装、見える化された培養室、駅直結というアクセスの良さを皆さまに実感していただける見学会を、最短 15 分で行っております。治療をご検討されている方はもちろん、雰囲気が知りたいという方の参加も大歓迎。お気軽にご参加ください。

Tokyo　Access　東京メトロ丸ノ内線　西新宿駅 2 番出口 徒歩 3 分、都営大江戸線　都庁前駅 C 8 番出口より徒歩 3 分、JR 新宿駅西口 徒歩 10 分

Shinjuku　ART Clinic

東京都新宿区西新宿 6-8-1　住友不動産新宿オークタワー 3F
TEL : 03-5324-5577

https://www.shinjukuart.com/sac_session/

参加予約▶　ホームページの申込みページより

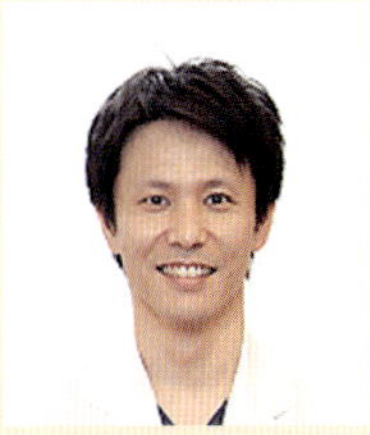

阿部 崇 医師

- ■名称…………個別相談会・WEB 治療説明会
- ■日程…………土曜日・クリニック内
- ■予約…………必要
- ■参加費用……無料
- ■参加…………他院の患者様 OK
- ■個別相談……有り
- ■オンラインカウンセリング…有り

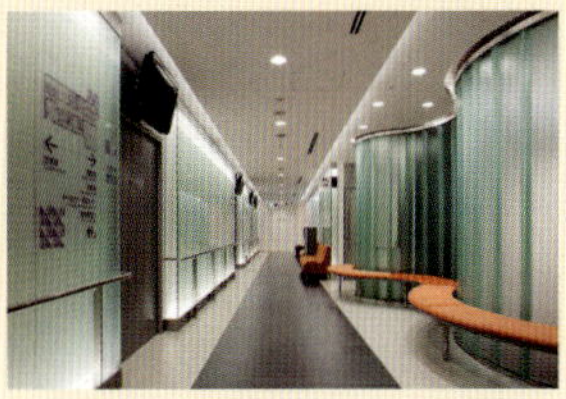

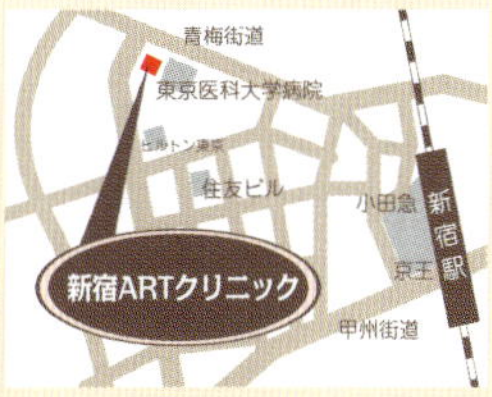

● 個別相談会では、一般不妊治療から体外受精・顕微授精や卵子凍結、当院の自然低刺激周期治療や検査に関する質問や不安な点などをご相談していただけます。サイトから登録後、説明会受付を行ってください。また、当院の体外受精を中心とした治療方法・方針をわかりやすくご説明した、WEB 動画説明会もあります。ご視聴には、ID・パスワードが必要となります。まずはご希望の旨をメールでお送りください。

Tokyo　Access　京王線・京王井の頭線 明大前駅 徒歩 5 分

明大前アートクリニック

東京都杉並区和泉 2-7-1　甘酒屋ビル 2F
TEL : 03-3325-1155

https://www.meidaimae-art-clinic.jp

参加予約▶　TEL : 03-3325-1155

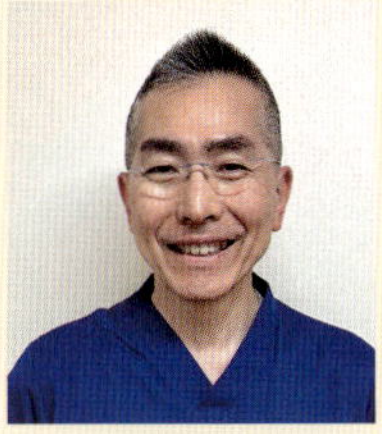

北村 誠司 医師

- ■名称…………体外受精説明会
- ■日程…………毎月第 3 土曜日
- ■開催場所……クリニック内
- ■予約…………必要
- ■参加費用……無料
- ■参加…………他院の患者様 OK
- ■個別相談……有り

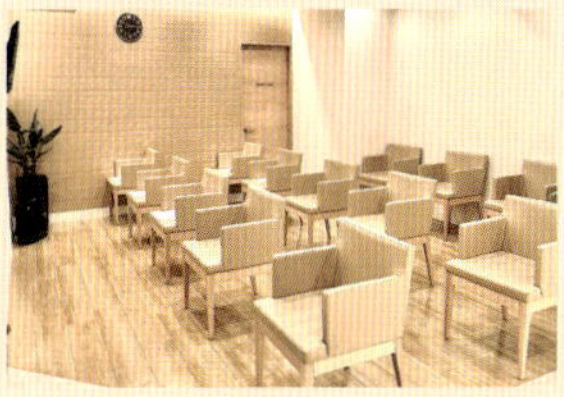

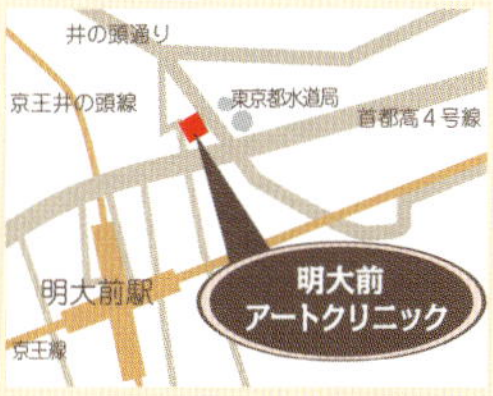

● この説明会は体外受精に対してご理解をいただき、不安や疑問を解消していく目的で行っております。また、当院で実際行われている体外受精をスライドと動画を用いて詳しく説明しております。
オンラインでも説明会の動画を視聴いただけます。当院ホームページよりお問合せ下さい。

Tokyo　Access　JR・丸ノ内線・有楽町線・副都心線・東武東上線・西武池袋線 池袋駅 東口北 徒歩3分

松本レディース IVF クリニック

東京都豊島区東池袋 1-13-6 ロクマルゲートビル IKEBUKURO 5F･6F
TEL : 03-5958-5633

https://www.matsumoto-ladies.com

参加予約▶　TEL : 03-5958-5633

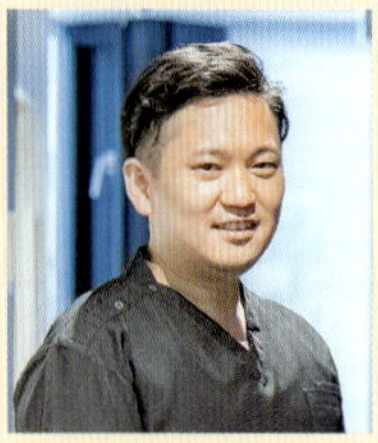

松本 玲央奈 医師

■名称…………妊活応援セミナー
■日程…………不定期
■開催場所……HPでご確認ください（院内または貸会議室）
■予約…………必要
■参加費用……無料
■参加…………他院の患者様OK
■個別相談……有り

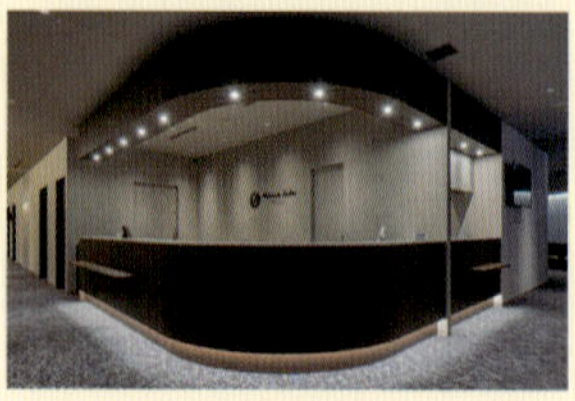

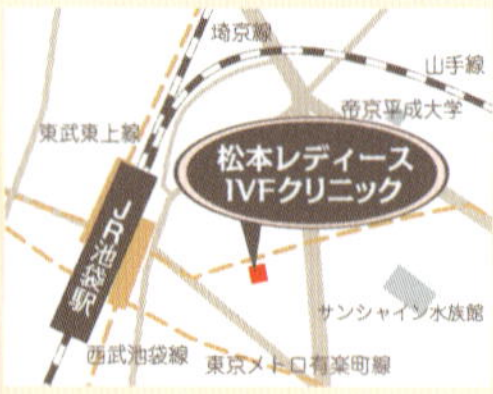

● 妊活には興味があるけど、不妊クリニックに受診するべきなのかどうか不安な方、まずは知識を得たい方など、気軽にご連絡ください。
最新鋭の医療機器、日本トップレベルのドクターがそろっています。
日程・場所に関することなどは、当院のホームページをご確認ください。

Kanagawa　Access　みなとみらい線 みなとみらい駅 4番出口すぐ

みなとみらい夢クリニック

神奈川県横浜市西区みなとみらい3-6-3 MMパークビル2F･3F（受付）
TEL : 045-228-3131

https://mm-yumeclinic.com/session/

参加予約▶　ホームページの
申込みフォームより

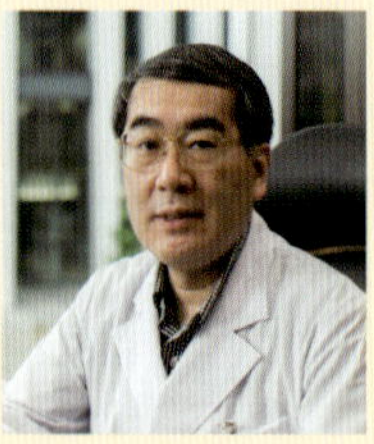

貝嶋 弘恒 医師

■名称…………不妊治療セミナー
■日程…………各月定期開催※
■開催場所……MMパークビル 2F
■予約…………必要
■参加費用……無料
■参加…………他院の患者様OK
■個別相談……有り

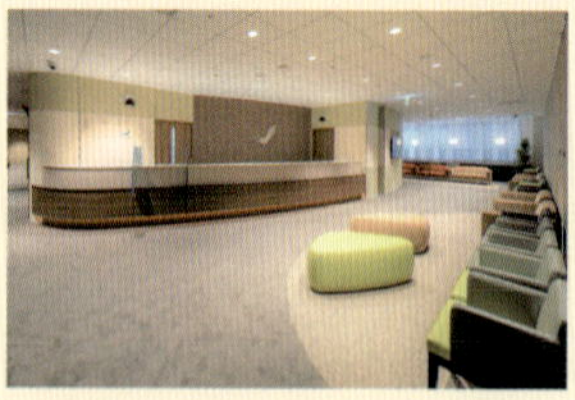

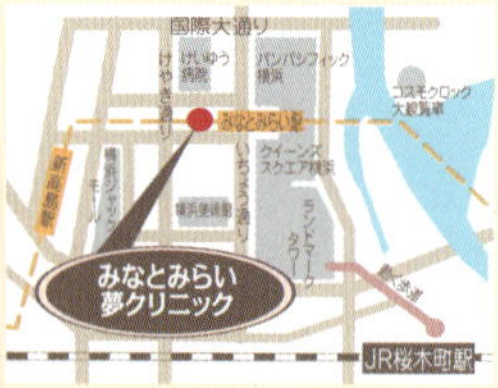

● 一般の方（現在不妊症でお悩みの方、不妊治療中の方）向けセミナーを開催しております。 当院の体外受精を中心とした治療方法・方針（保険・自費での治療含む）をスライドやアニメーションを使ってわかりやすく説明し、終了後は個別に質問にもお答えしております。※セミナー（録画）はウェブよりいつでもご覧いただけます。詳細はホームページよりご確認下さい。

Kanagawa　Access　JR 関内駅北口 徒歩 5 分、横浜市営地下鉄 関内駅9番出口 徒歩2分、みなとみらい線 馬車道駅 徒歩2分

馬車道レディスクリニック

神奈川県横浜市中区相生町 4-65-3 馬車道メディカルスクエア 5F
TEL: 045-228-1680

https://www.bashamichi-lc.com

参加予約▶　TEL : 045-228-1680

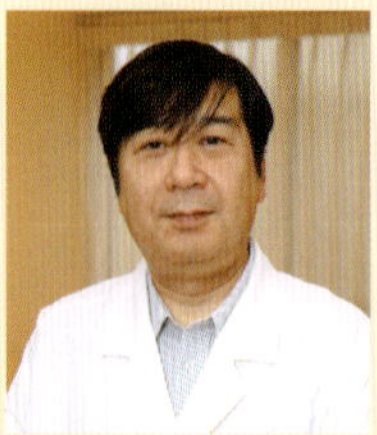

池永 秀幸 医師

■名称…………不妊学級
■日程…………WEB でいつでも
■開催場所……オンライン
■予約…………不要
■参加費用……無料
■参加…………他院の患者様OK
■個別相談……有り

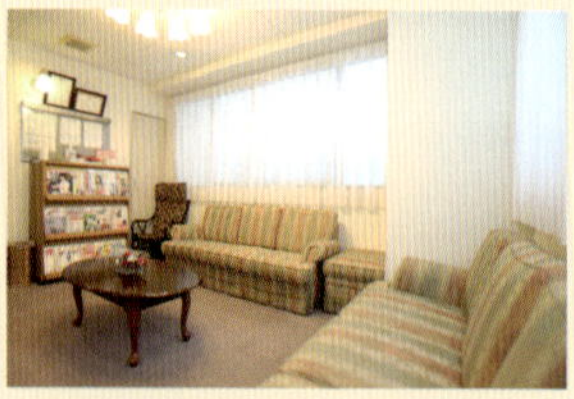

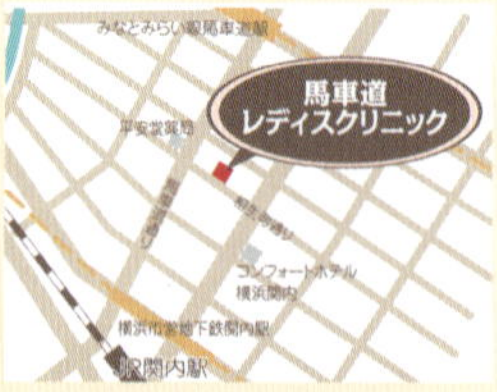

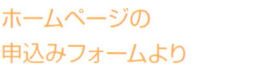

● 当院では初診時に面談をし、個々の意向をお伺いした上で治療を進めています。ART 希望の方にはご夫婦で「不妊学級」をご覧いただき、院長から直接、実際当院で行っている ART の流れや方法・院長の考えなどを聞いていただいています。
詳しい話やご相談希望がある方は、院長の「個別相談」または看護師・培養士による「面談」の時間を設けています。

Osaka　Access　四つ橋線 玉出駅 徒歩 0 分、南海本線 岸里玉出駅 徒歩 10 分

オーク住吉産婦人科

https://www.oakclinic-group.com

大阪府大阪市西成区玉出西2-7-9
TEL : 0120-009-345

視聴▶ https://www.oakclinic-group.com/on-doga/

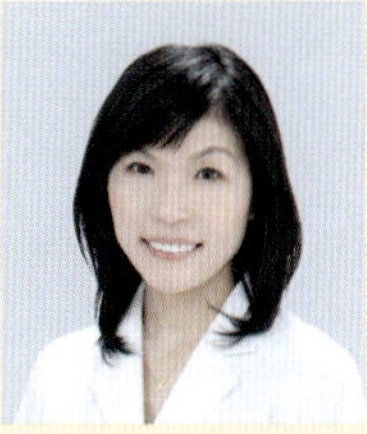
田口 早桐 医師

- ■名称…………オーク会セミナー動画 / オンラインセミナー
- ■日程…………HP にてご確認ください
- ■開催場所……HP 内オンライン動画 /Zoom
- ■予約…………なし /web
- ■参加費用……無料
- ■参加…………他院の患者様OK
- ■個別相談……メールにて

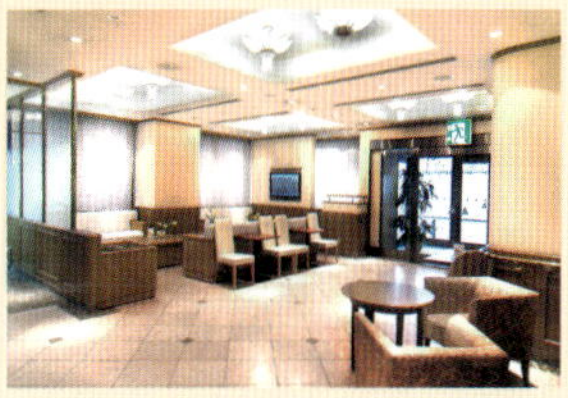

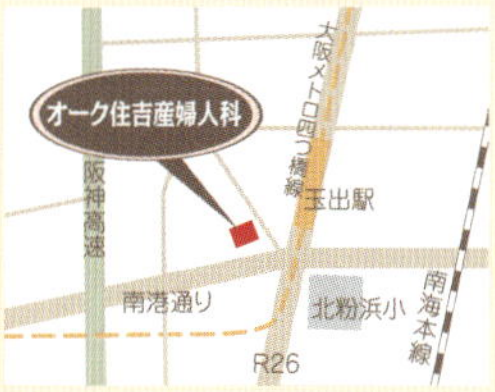

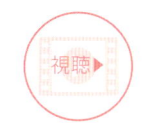

● オンライン上でセミナー動画を配信しています。医師が妊娠成立の仕組みと妊娠が成立しない原因について考えられること、さらに、体外受精による治療がどういうものなのかを詳しくお伝えしています（右上の QR コードからもご覧いただけます）。オンライン診療にも力を入れており、来院回数をできるだけ減らした治療を選択することが可能です。

Hyogo　Access　海岸線 旧居留地・大丸前駅 徒歩1分、JR・阪神本線 元町駅 徒歩3分、JR 三宮駅 徒歩8分

神戸元町夢クリニック

https://www.yumeclinic.or.jp

兵庫県神戸市中央区明石町44 神戸御幸ビル3F
TEL : 078-325-2121

視聴▶ 当院 YouTube チャンネルより

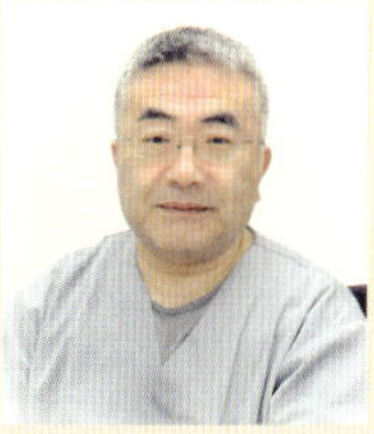
河内谷 敏 医師

- ■名称…………体外受精説明会（動画）
- ■日程…………随時
- ■開催場所……当院 YouTubeチャンネルより
- ■予約…………不要
- ■参加費用……無料
- ■参加…………他院の患者様OK
- ■個別相談……動画閲覧の場合はなし

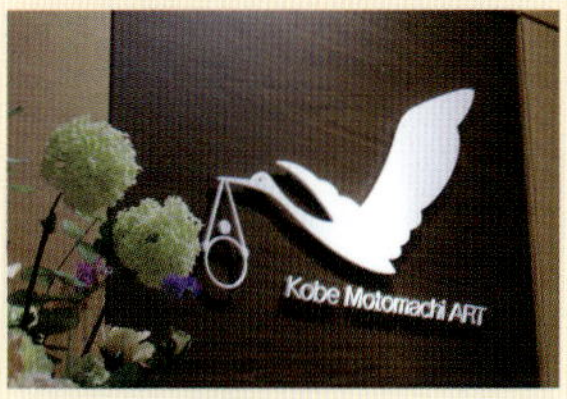

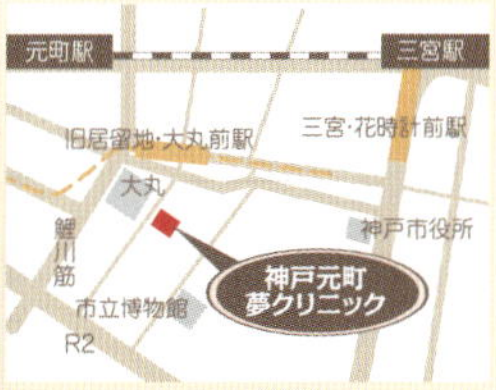

● 新型コロナウイルス感染症（COVID-19）の影響を考慮し、当面の間説明会は中止しております。代わりに、当院の説明会でお話しする内容を動画形式にし、当院 YouTube チャンネルでご覧いただけます。当院ホームページ説明会のページにリンクがございますので、そちらからご覧ください。（右上の QR コードからもご覧いただけます）

ふたりで勉強会に参加するメリットは？

★ 妊娠や出産、不妊治療に関する知識を一緒に深めることができます。
★ 不妊治療を進めるうえで、情報を共有しやすくなります。
★ ふたりが協力しあって治療に取り組みやすくなり、治療にかかるストレスの軽減につながります。

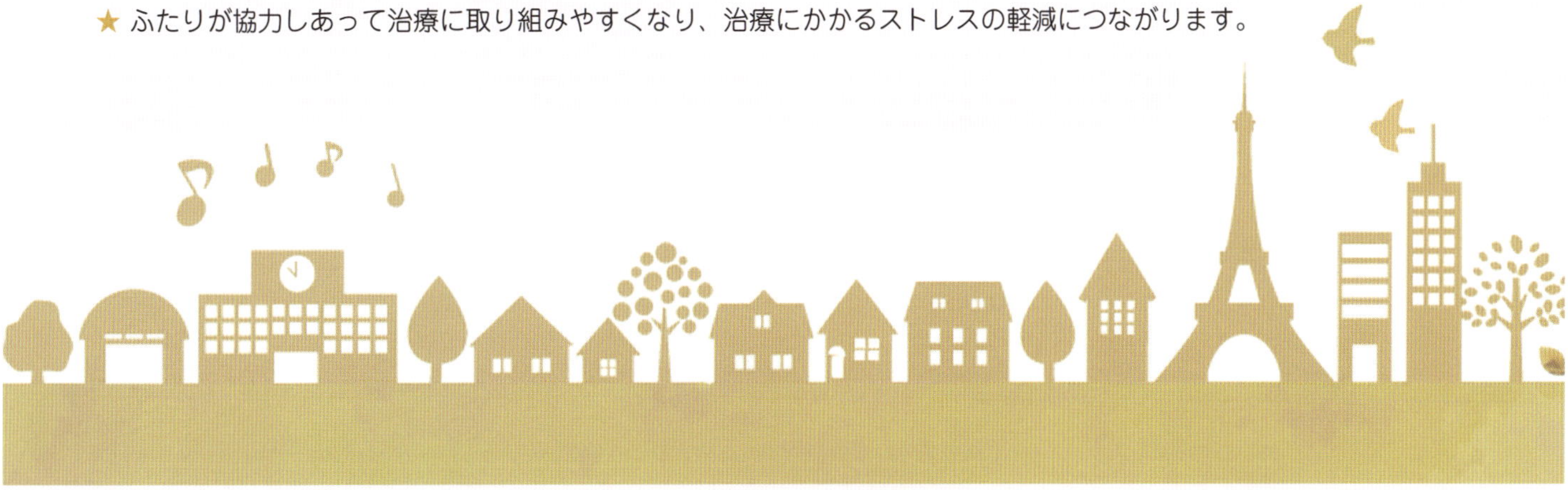

赤ちゃんがほしい！ ママ＆パパになりたい！

見つけよう！
私たちにあったクリニック

なかなか妊娠しないなぁ。どうしてだろう？

心配になってクリニックへ相談へ行こうと思っても、「たくさんあるクリニックから、どう選べばいいの？」と悩むこともあるかもしれませんね。

ここでは、クリニックからのメッセージと合わせて基本的な情報を紹介しています。

お住まいの近く、職場の近く、ちょっと遠いけど気になるクリニックが見つかったら、ぜひ、問い合わせてみてください。 （P.87 の全国の不妊治療病院＆クリニックも、ぜひご活用ください）

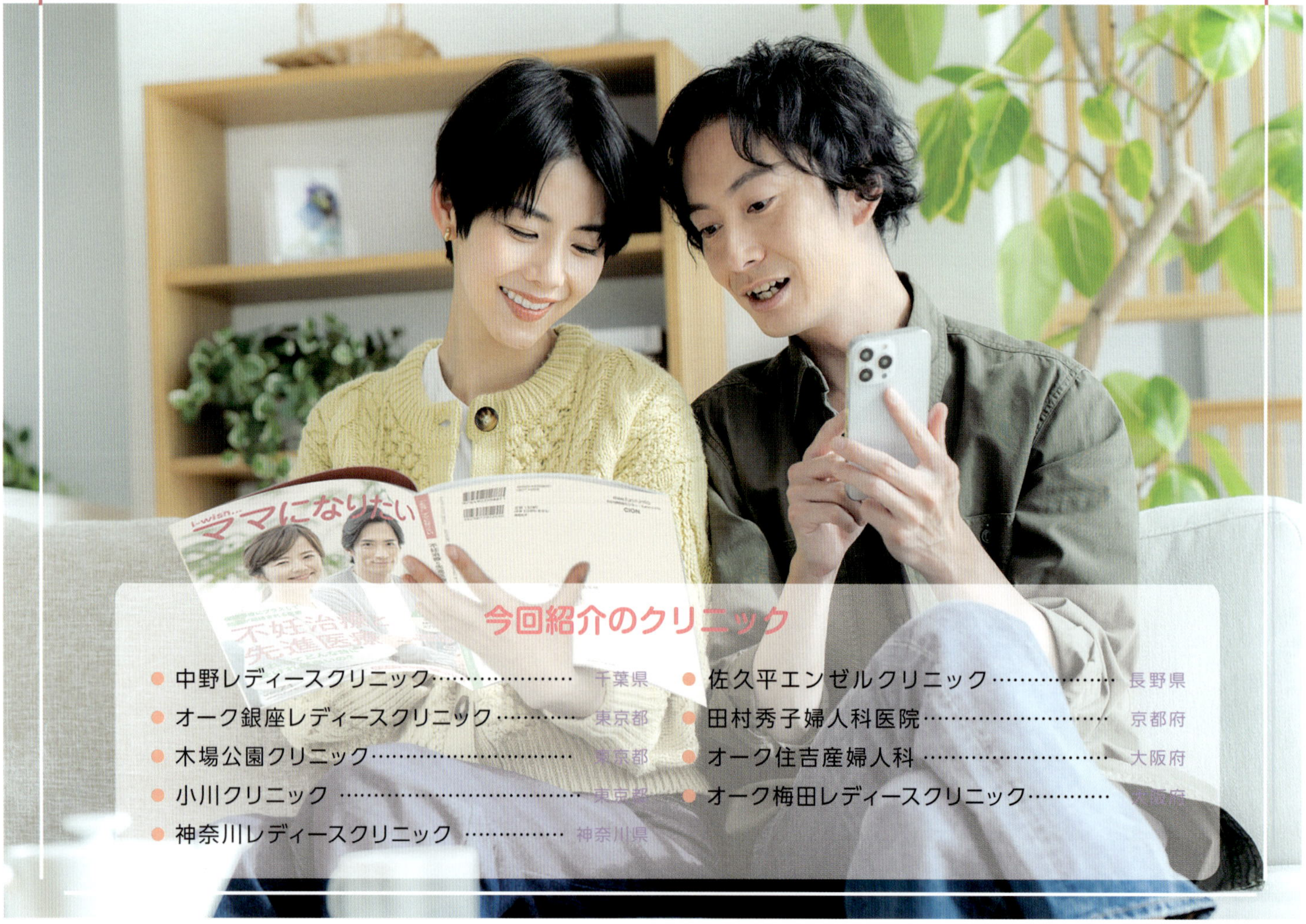

今回紹介のクリニック

- 中野レディースクリニック………………… 千葉県
- オーク銀座レディースクリニック………… 東京都
- 木場公園クリニック……………………… 東京都
- 小川クリニック ………………………… 東京都
- 神奈川レディースクリニック …………… 神奈川県
- 佐久平エンゼルクリニック……………… 長野県
- 田村秀子婦人科医院……………………… 京都府
- オーク住吉産婦人科 ……………………… 大阪府
- オーク梅田レディースクリニック………… 大阪府

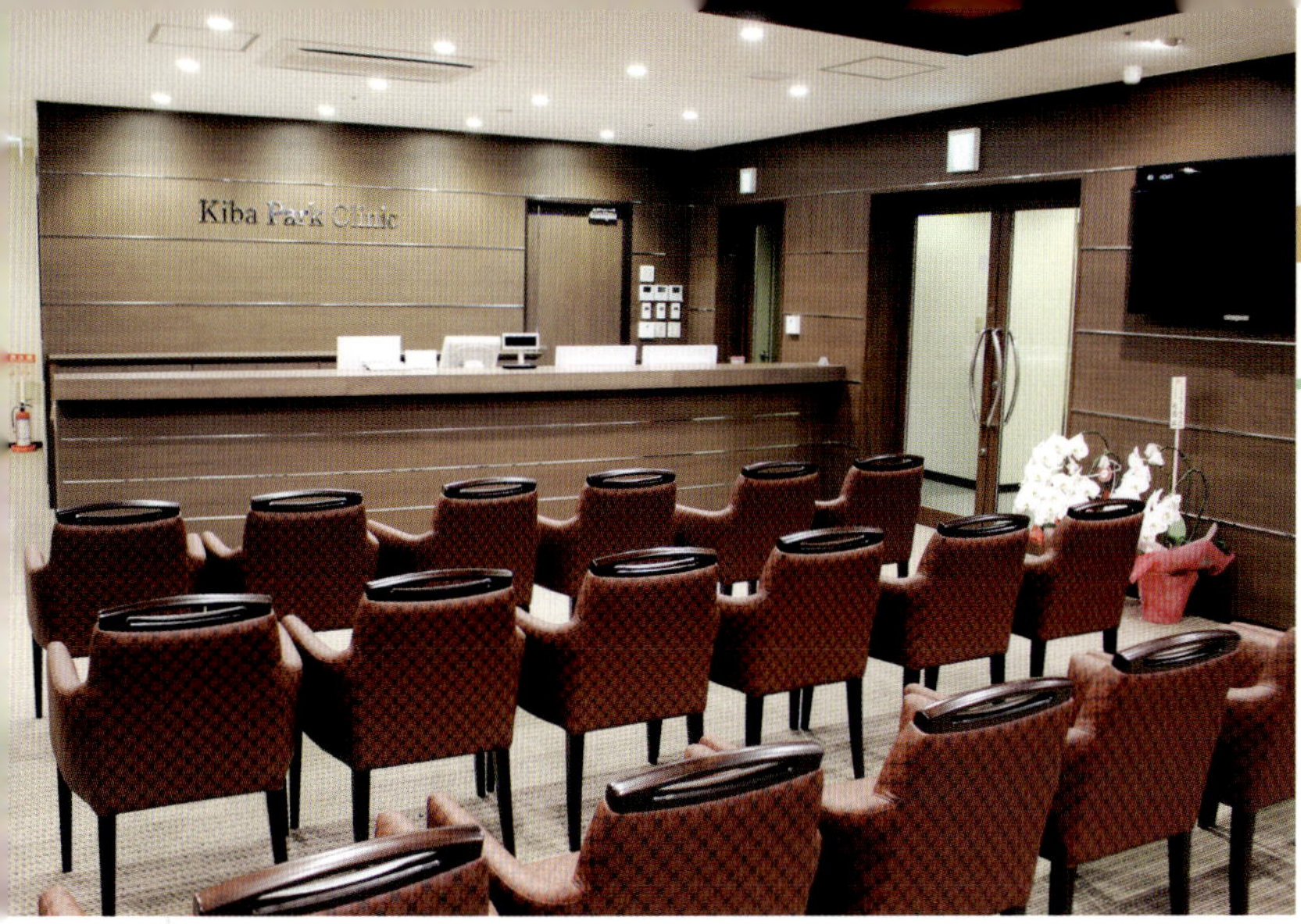

一般不妊症・体外受精・顕微授精・不育症　東京都・江東区

木場公園クリニック

TEL. 03-5245-4122 URL. https://www.kiba-park.jp

世界トップレベルの医療を提供しています。

不妊症の治療は時間を要することもあり、治療方針や将来に不安を抱く方も少なくありません。

そこで私たちクリニックでは、心のケアを大事に考え、心理カウンセラーや臨床遺伝専門医が患者さまの心の悩みをバックアップしています。

医療面では、一般不妊治療から生殖補助医療（体外受精、顕微授精）まで、生殖医療専門医による大学レベルの高品位な技術を提供し、世界トップレベルの医療と欧米スタイルでご夫婦の立場に立った、心の通った女性・男性不妊症の診察・検査・治療を行っておりますので、どうぞご夫婦でご相談にいらしてください。

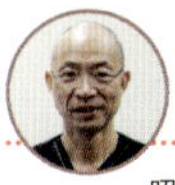

Profile. 吉田 淳 理事長

JISART 認定 2021-2024

昭和61年愛媛大学医学部卒業。同年5月より東京警察病院産婦人科に勤務。平成3年より池下チャイルドレディースクリニックに勤務。平成4年日本産科婦人科学会産婦人科専門医を取得。その後、女性不妊症・男性不妊症の診療・治療・研究を行う。平成9年日本不妊学会賞受賞。平成11年1月木場公園クリニックを開業。「不妊症はカップルの問題」と提唱し、日本で数少ない女性不妊症・男性不妊症の両方を診察・治療できるリプロダクション専門医である。

○ 診療時間 (8:30～12:00、13:30～16:00)

	月	火	水	木	金	土	日
午前	○	○	○	○	○	○※	—
午後	○	●	○	●	○	○※	—

● 6Fのみ火曜日と木曜日の午後13:30～18:00
※土曜日 午前8:30～13:00、午後14:30～16:00
祝日の午前は8:30～11:30

東京都江東区木場 2-17-13 亀井ビル
○東京メトロ東西線木場駅 3番出口より徒歩2分

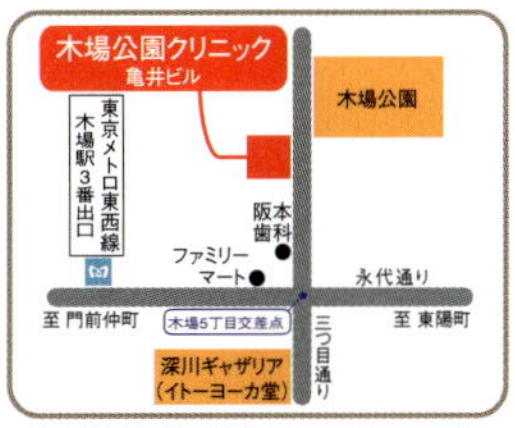

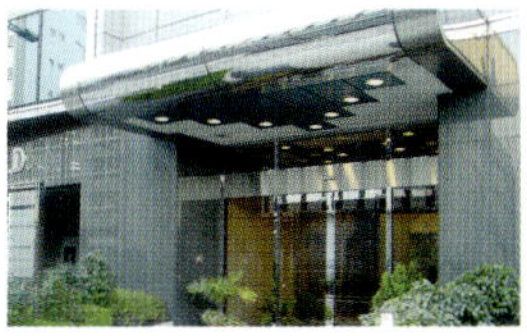

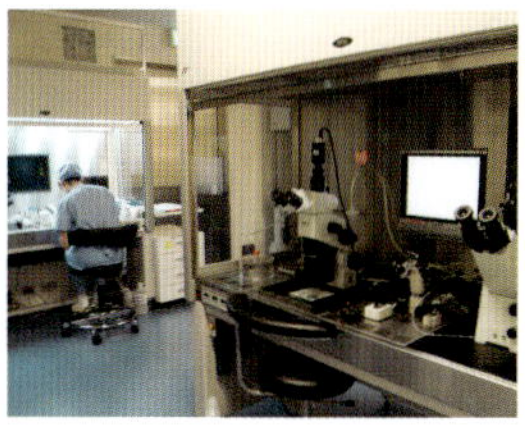

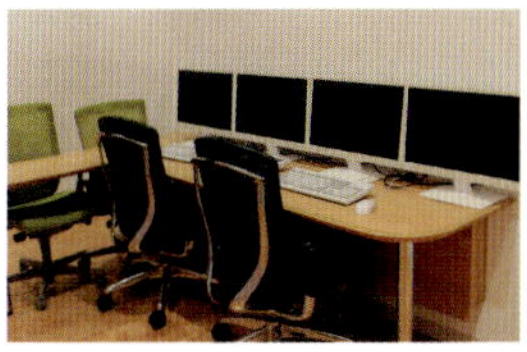

「不妊症はカップルの病気」

木場公園クリニック・分院は、カップルで受診しやすいクリニックを目指して、設計・運営しています。カップルで診察を待つ人が多いので、待合室に男性がいてもなんの違和感もありません。7階には子連れ専用フロアを開設させていただきました。月に2回 Web セミナーを6階にて行っています。

●人工授精 ●体外受精 ●顕微授精 ●凍結保存 ●男性不妊 ●カウンセリング ●女性医師

体外受精・顕微授精・不妊症　東京都・中央区

オーク銀座レディースクリニック

TEL. 0120-009-345 URL. https://www.oakclinic-group.com/

お子様を迎えるという目標に向かって、高度生殖補助医療による治療を提供しています。

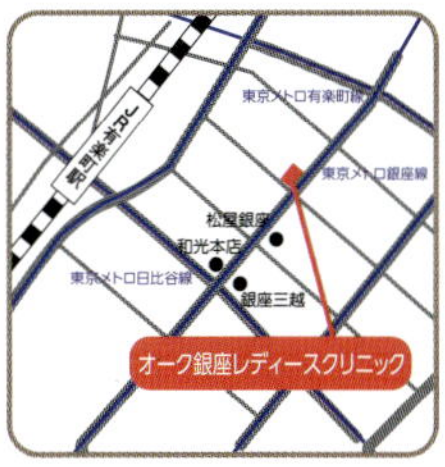

患者様のお話をうかがい、お一人おひとりに合わせた治療プランをご提案します。男性不妊にも対応しており、ご夫婦で受診していただくことも可能です。また、週に3日は大阪の本院（オーク住吉産婦人科）から経験豊富な専門医が来院し、診療にあたっています。

学会認定の胚培養士が在籍する国際水準の培養ラボラトリーを備え、院内の基準をクリアした胚培養士が、患者様に採卵した卵子や受精後の胚の状態をご説明しています。

患者様が一日も早く赤ちゃんを迎えられるよう、経験と技術に裏打ちされた治療でサポートして参ります。

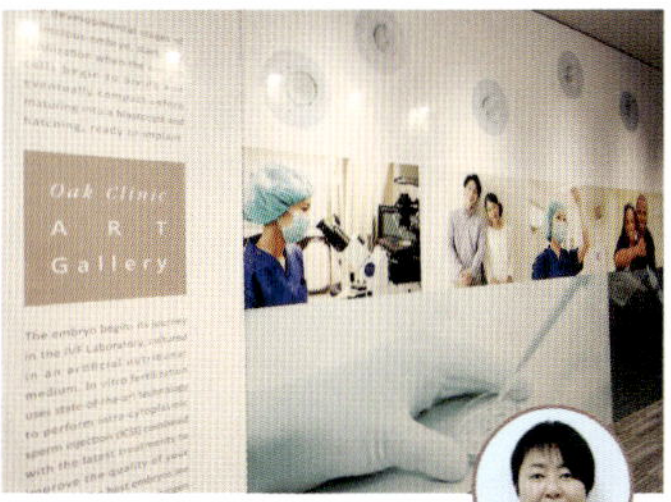

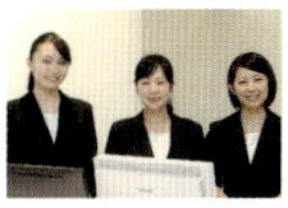

Profile. 渡邉 倫子 医師

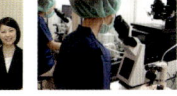

筑波大学卒業。筑波大学附属病院、木場公園クリニック、山王病院等を経てオーク銀座レディースクリニック院長。得意分野は、男性不妊と内視鏡検査。もちろん女性不妊も専門です。男性、女性を診療できる数少ない生殖医療専門医です。

○ 診療時間

	月	火	水	木	金	土	日
午前	○	○	○	○	○	○	△
午後	○	○	○	○	○	○※	△
夜間	○	○	○	○	○	—	—

午前 9:00～13:00、午後 14:00～16:30
※土曜午後14:00～16:30、夜間 17:00～19:00
△日・祝日は 9:30～16:30

東京都中央区銀座 2-6-12　Okura House 7F
○ JR 山手線・京浜東北線有楽町駅 徒歩5分、東京メトロ銀座駅 徒歩3分、東京メトロ 有楽町線 銀座1丁目駅 徒歩2分

●人工授精 ●体外受精 ●顕微授精 ●凍結保存 ●男性不妊
●漢方 ●カウンセリング ●女性医師

不妊症・婦人科一般・更年期障害・その他　千葉県・柏市

中野レディースクリニック

TEL. 04-7162-0345 URL. http://www.nakano-lc.com

エビデンスに基づいた、イージーオーダーの不妊治療。

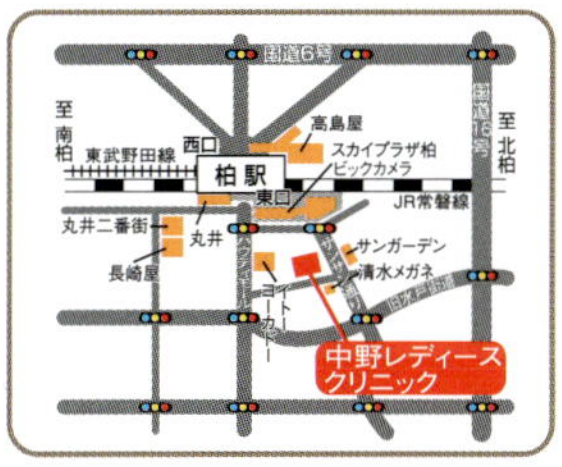

患者様お一人おひとりに治療効果が高いレベルで実現できるよう、エビデンス（症状に対して効果があることがわかっている治療法）に基づいた治療を行っています。そして、最終的に一人でも多くの方が妊娠できるよう、それぞれの方に合った細やかな対応ができるようイージーオーダーの不妊治療をご提供しております。

不妊治療は、加齢とともに条件が悪くなりますから、みなさま、早めに私たちクリニックをお訪ねください。

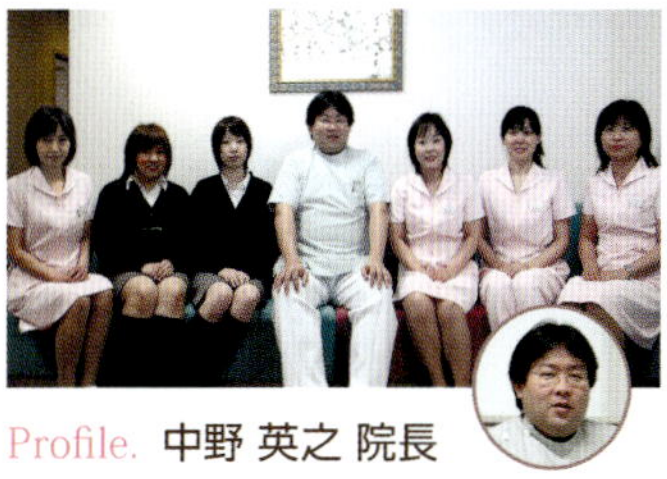

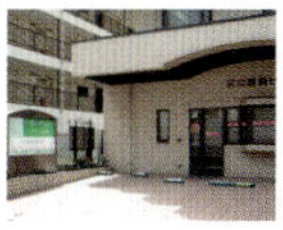

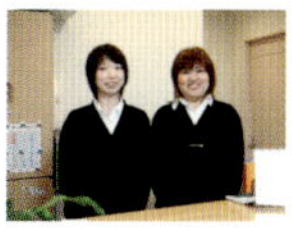

Profile. 中野 英之 院長

平成4年 東邦大学医学部卒業、平成8年 東邦大学大学院修了。この間、東邦大学での初めての顕微授精に成功。平成9年 東京警察病院産婦人科に出向。吊り上げ式腹腔鏡の手技を習得、実践する。
平成13年 宗産婦人科病院副院長。平成17年 中野レディースクリニックを開設。医学博士。
日本生殖医学会認定生殖医療専門医。

○ 診療時間 (9:00～12:30、15:00～19:00)

	月	火	水	木	金	土	日
午前	○	○	○	○	○	○	—
午後	○	○	○	○	○	—	—
夜間	○	—	○	—	○	—	—

午後 15:00～17:00、夜間 17:00～19:00
※土曜午後、日・祝日は休診。
※初診の方は、診療終了1時間前までにご来院下さい。

千葉県柏市柏 2-10-11-1F
○ JR 常磐線柏駅東口より徒歩3分

●人工授精 ●体外受精 ●顕微授精 ●凍結保存
●男性不妊 ●カウンセリング

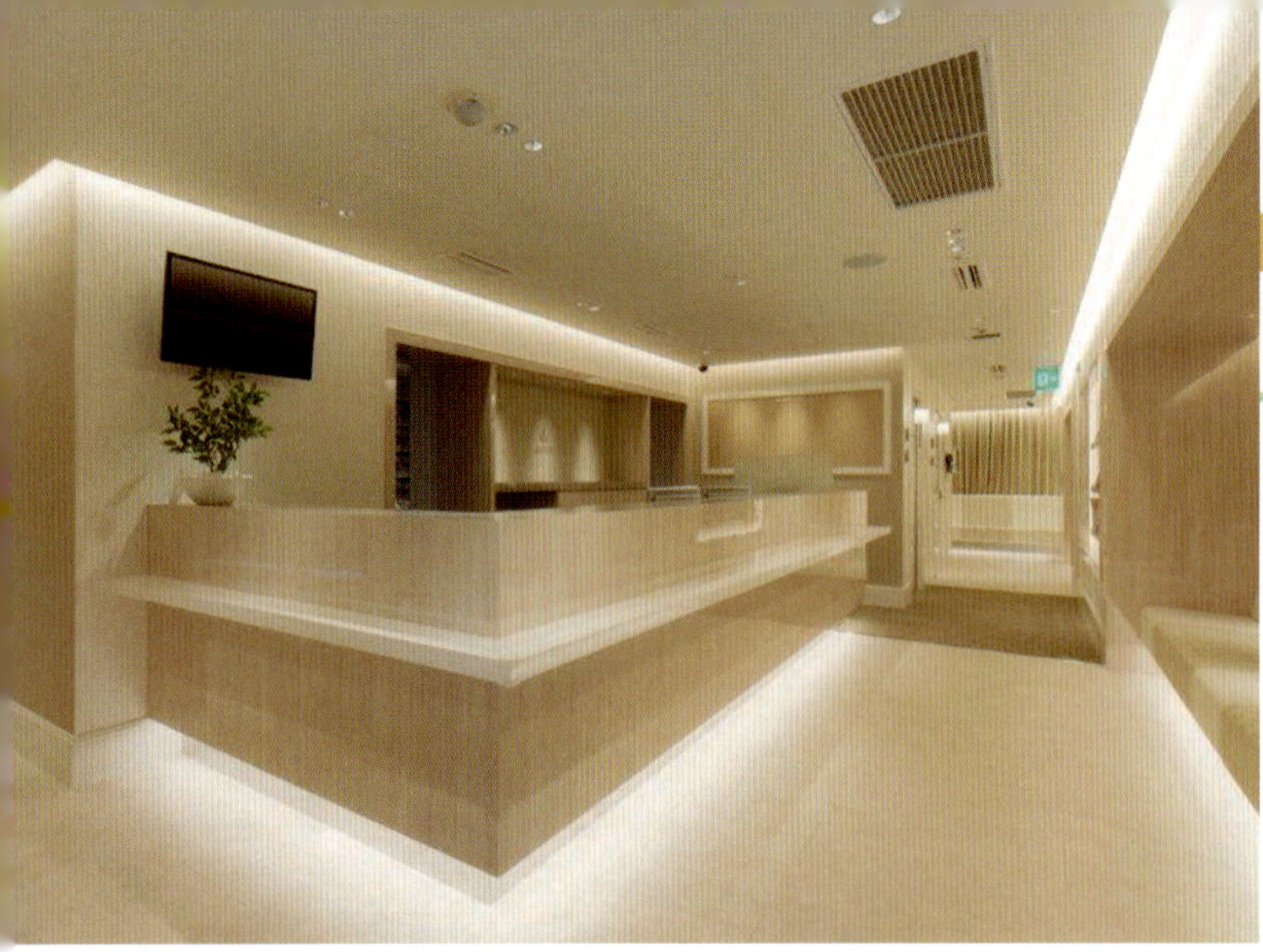

不妊不育 IVF センター・婦人科一般　神奈川県・横浜市

神奈川レディースクリニック

TEL. 045-290-8666 URL. https://www.klc.jp

患者様お一人おひとりのお気持ちを大切に納得のいく治療を進めていきます。

不妊から不育まで一貫した治療を行うことが、当クリニックの特徴です。患者様の身近な存在として、気軽に活用できるクリニックでありたいというのが、私達のモットーです。

不妊・不育症の原因は様々であり複雑です。また、患者様の背景やニーズも多様化してきている中で、お一人おひとりの患者様の体調やお気持ちにいかに寄り添い、今何が必要かを一緒に考えることが大切だと考えています。治療へのストレスや不安を少しでも取り除いて安心して通院していただくため、多くの相談窓口を設けておりますので、お気軽にご相談ください。

患者様のお気持ちを大切に、医師・培養士・看護師・受付スタッフなど全員がチームとなって寄り添った医療を行ってまいります。

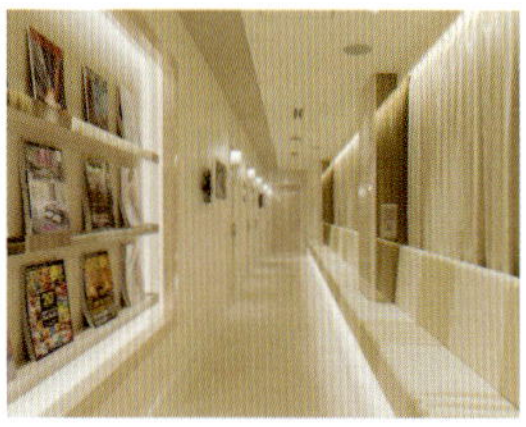

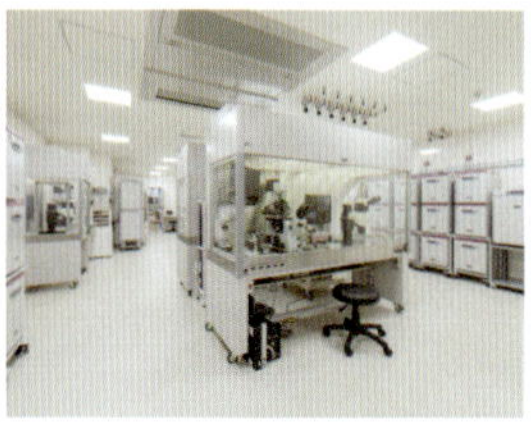

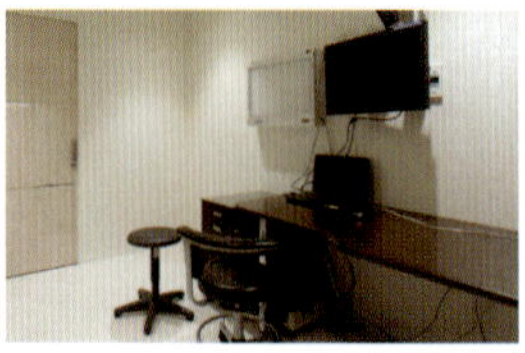

緊急時や入院の必要な方は、近隣の医療機関と提携し、24 時間対応にて診療を行っております。また、待ち時間緩和のため、予約システムを導入しております。

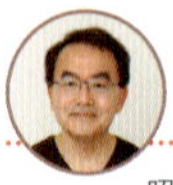

Profile. 小林 淳一 理事長

昭和 56 年慶應義塾大学医学部卒業。慶應義塾大学病院にて習慣流産で学位取得。昭和 62 年済生会神奈川県病院にて、IVF・不育症を専門に外来を行う。平成 9 年新横浜母と子の病院にて、不妊不育 IVF センターを設立。平成 15 年 6 月神奈川レディースクリニックを設立し、同センターを移動する。医学博士。日本産科婦人科学会認定産婦人科専門医。母体保護法指定医。

○ 受付時間 (8:30～12:30、14:00～19:00)

	月	火	水	木	金	土	日
午前	○	○	○	●	○	△	△
午後	○	○	○※	●	○	―	―

△土・日(第2・第4)・祝日の午前は8:30～12:00、午後は予約制
※水曜午後は14:00～19:30
●木曜、第1・第3・第5日曜の午前は予約制

神奈川県横浜市神奈川区西神奈川 1-11-5 ARTVISTA 横浜ビル

○ JR 東神奈川駅より徒歩5分、京急東神奈川駅より徒歩8分、東急東白楽駅より徒歩7分

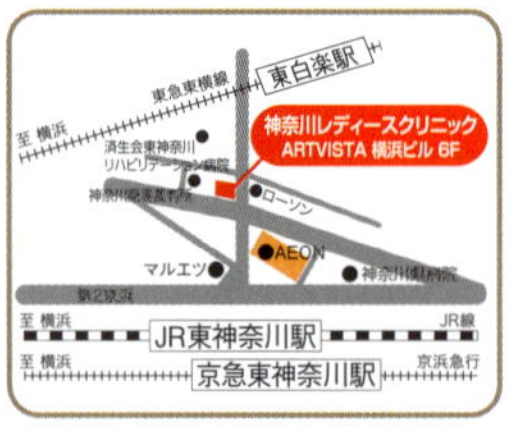

●人工授精 ●体外受精 ●顕微授精 ●凍結保存 ●男性不妊 ●漢方 ●カウンセリング ●不育症 ●女性医師

不妊症・産婦人科　長野県・佐久市

佐久平エンゼルクリニック

TEL. 0267-67-5816 URL. https://www.sakudaira-angel-clinic.jp/

患者様との対話を重視し、患者様の希望や思いに寄り添った生殖医療を提供いたします。

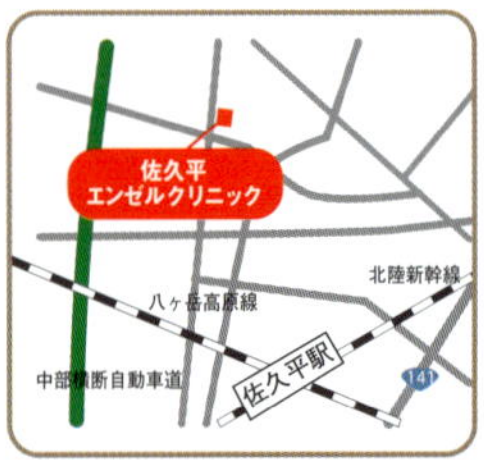

2022年4月以降の生殖医療保険診療化に伴い、当院では従来通り、自由診療による個々の患者様に合わせた最適な治療を提案するオーダーメイド治療と、保険診療の範囲内で治療完結を目指す保険診療の2本立てメニューで治療を提供いたします。

オーダーメイド治療では、個々の患者様の不妊原因や体の状態、仕事と治療の両立を最大限に考慮し、最適な治療を提案いたします。そして最短の治療期間で結果を出して、生まれてくるお子様と過ごす時間を長く有意義にしていただくことを目標とします。

一方、低コストでの治療を希望される方には、保険診療を選択いただけます。どちらもご希望の治療が提案できますよう努めて参ります。

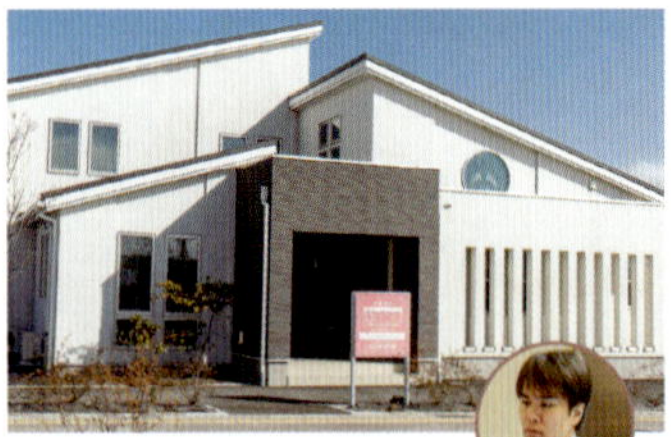

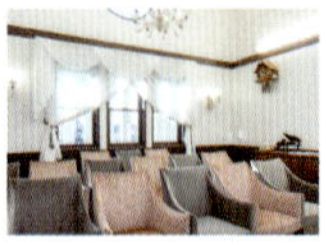

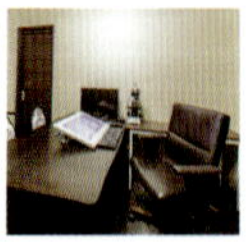

Profile. 政井 哲兵 院長

鹿児島大学医学部卒業、東京都立府中病院 (現東京都立多摩総合医療センター) 研修医。2005 年 東京都立府中病院産婦人科、2007 年 日本赤十字社医療センター産婦人科、2012 年 高崎 ART クリニック、2014 年 佐久平エンゼルクリニック開設。
日本産科婦人科学会認定産婦人科専門医、日本生殖医学会認定生殖医療専門医。

○ 診療時間 (8:30～12:00、14:00～17:00)

	月	火	水	木	金	土	日
午前	○	○	○	○	○	○	△
午後	○	○	―	○	○	―	―

※最終受付は16:30。※水曜、土曜の午後、日曜は休診。△医師が必要と判断した場合は診察、採卵等の処置を行います。※体外受精説明会は、WEB配信方式としております。

長野県佐久市長土呂1210-1

○ 佐久北IC・佐久ICより車で約5分
JR 佐久平駅より徒歩約10分

●人工授精 ●体外受精 ●顕微授精 ●凍結保存
●男性不妊 ●漢方 ●カウンセリング

不妊症・妊婦健診・婦人科一般・更年期障害・その他　東京都・豊島区

小川クリニック

TEL. 03-3951-0356 URL. https://www.ogawaclinic.or.jp

希望に沿った治療の提案で、無理のない妊娠計画を実現。

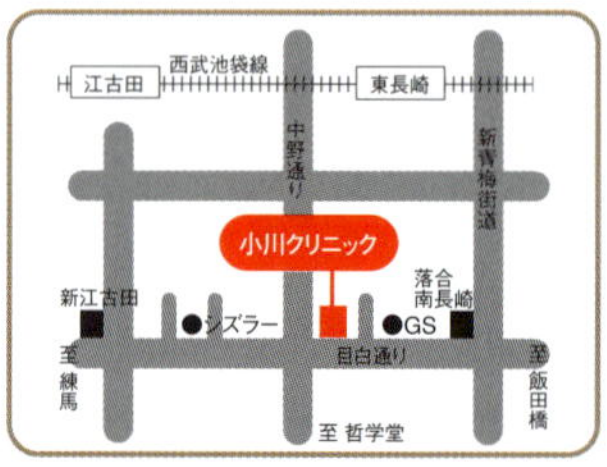

不妊治療の基本は、なるべく自然に近い形で妊娠を叶えることです。やみくもに最新治療の力を借りることは、避けなければなりません。

私たちクリニックでは、まずタイミング法より始め、漢方療法、排卵誘発剤、人工授精など、その人の状態により徐々にステップアップしていきます。

開院以来、高度生殖医療（体外受精、顕微授精など）の治療に到達する前に多くの方々が妊娠されています。

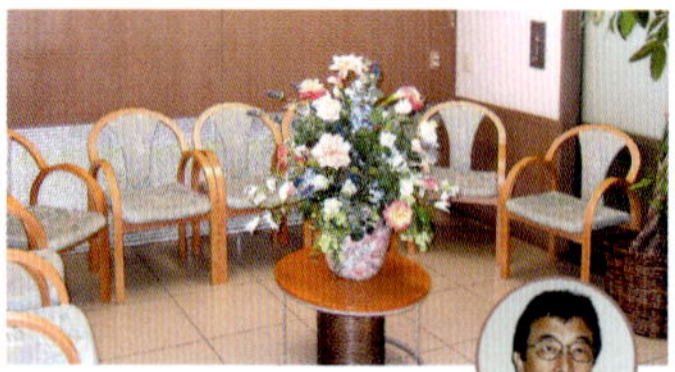

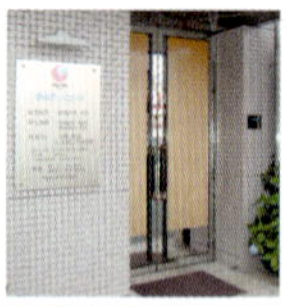

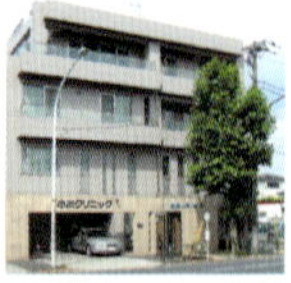

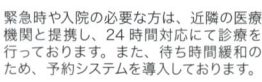

Profile. 小川 隆吉 院長

医学博士。元日本医科大学産婦人科講師。1975年 日本医科大学卒業後、医局を経て 1995年4月まで都立築地産院産婦人科医長として勤務。1995年6月不妊症を中心とした女性のための総合クリニック、小川クリニックを開院。著書に「不妊の最新治療」「ここが知りたい不妊治療」「更年期を上手に乗り切る本」「30才からの安産」などがある。

○ 診療時間 (9:00～12:00、15:00～18:00)

	月	火	水	木	金	土	日
午前	○	○	○	○	○	○	―
午後	○	○	―	○	○	―	―

※水・土曜の午後、日・祝日は休診。緊急の際は、上記に限らず電話連絡の上対応いたします。

東京都豊島区南長崎 6-7-11

○ 西武池袋線東長崎駅、地下鉄大江戸線落合南長崎駅より徒歩8分

●人工授精 ●男性不妊 ●漢方 ●カウンセリング

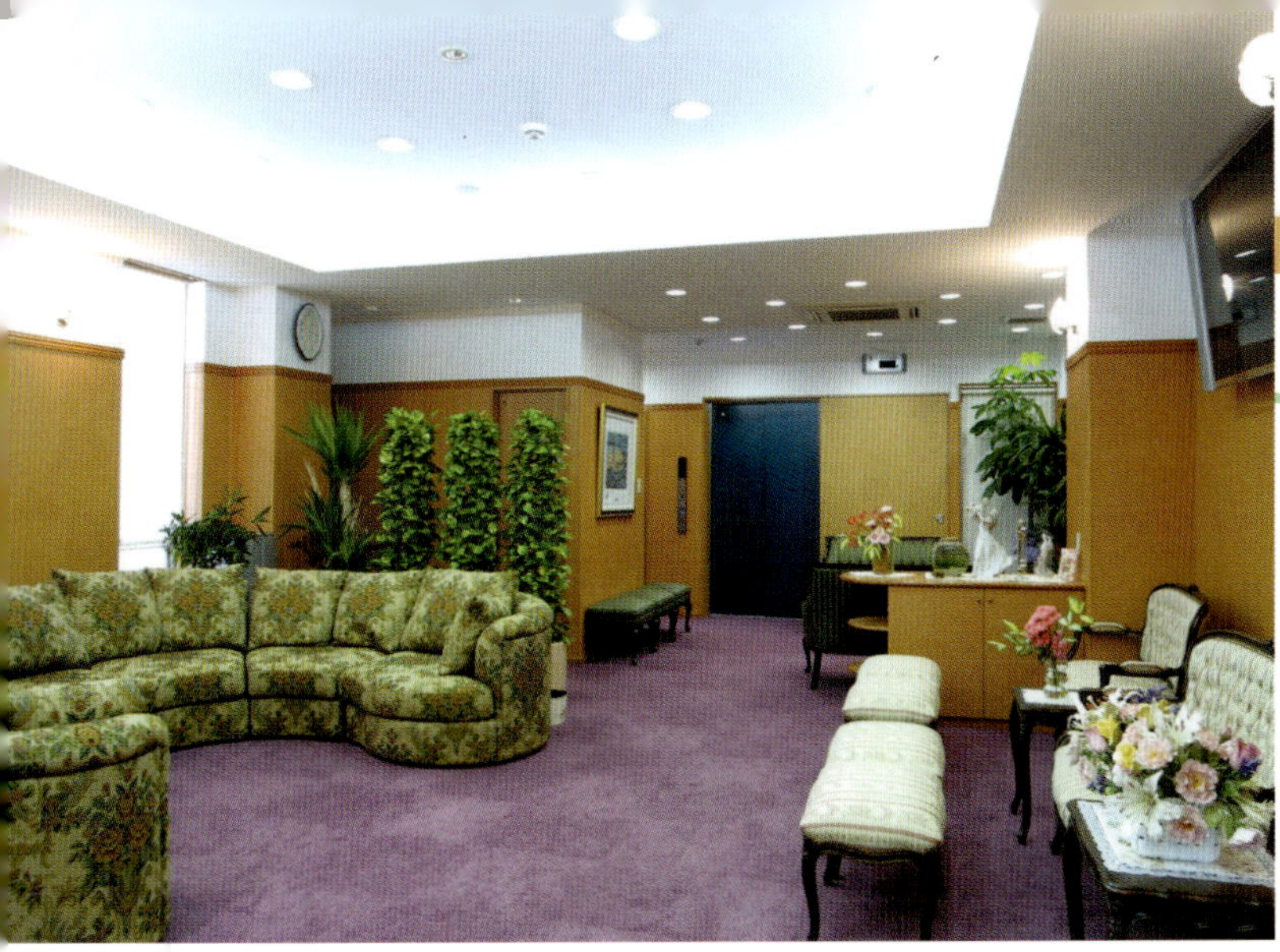

不妊症専門　京都府・京都市

田村秀子婦人科医院

TEL. 075-213-0523　URL. https://www.tamura-hideko.com/

心の持ち方や考え方、生活習慣などを聞き、その人だけのオーダーメイドな治療の提案。

『これから病院に行くんだ』という気持ちでなく、もっとリラックスした気持ちで、たとえばレストランに食事に行く時やウィンドウショッピングの楽しさ、ホテルでお茶をする時の心地良さで来ていただけるような病院を目指しています。

また、不妊症は子どもが欲しくても自分ではどうしようもなく、かつ未体験のストレスとの戦いでもありますから、できればここに来たら、お姫さまのように自分主体でゆとりや自信を持てる雰囲気を作るよう心がけています。

我々は皆様が肩の力を抜いて通院して下さってこそ、治療の最大の効果を発揮できるものと思っております。ですから、そんな雰囲気作りに、これからも力を注いでいきたいと思っています。

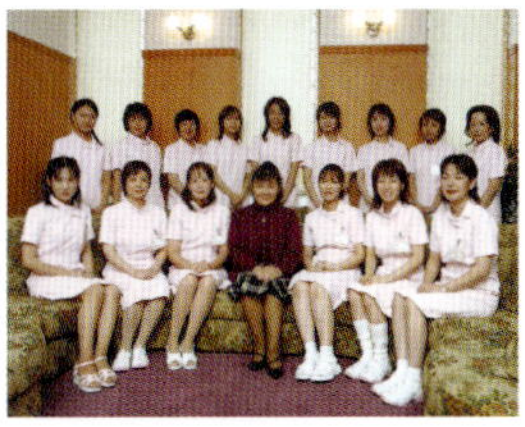

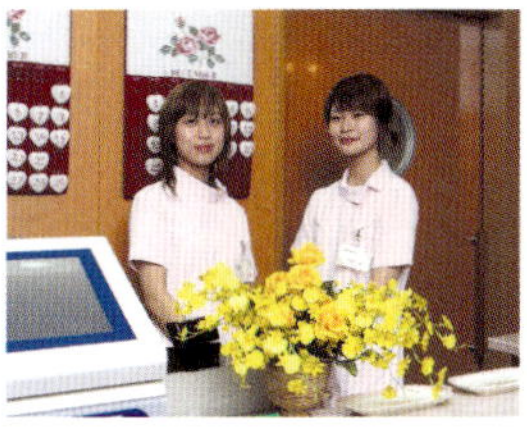

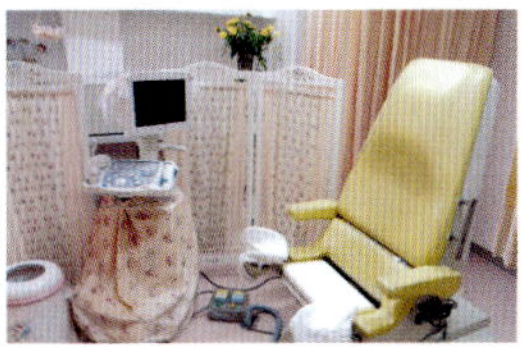

やわらかくあたたかいカラーリング。アロマテラピーによる心地よい香り。さらに、冷たさを感じないようにと医療機器に覆いかけられたクロスなど、院内には細かな配慮がなされている。体外受精のあとに安静室（個室）でもてなされる軽食も好評。

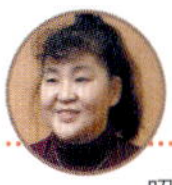

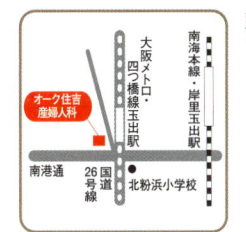

Profile.　田村 秀子 院長

昭和 58 年、京都府立医科大学卒業。平成元年同大学院修了。同年京都第一赤十字病院勤務。平成 3 年、自ら治療し、妊娠 13 週での破水を乗り越えてできた双子の出産を機に義父の経営する田村産婦人科医院に勤務して不妊部門を開設。平成 7 年より京都分院として田村秀子婦人科医院を開設。平成 15 年 8 月、現地に発展移転。現在、自院、田村産婦人科医院、京都第二赤十字病院の 3 施設で不妊外来を担当。専門は生殖内分泌学。医学博士。

○ 診療時間 (9:30～12:00、13:00～19:00)

	月	火	水	木	金	土	日
午前	○	○	○	○	○	○	―
午後	○	○	○	○	○	―	―
夜間	○	○	○	○	○	―	―

午後 13:00～15:00、夜間 17:00～19:00
※日・祝祭日休診

京都府京都市中京区御池高倉東入ル御所八幡町 229

○ 市営地下鉄烏丸線 御池駅 1 番出口 徒歩 3 分

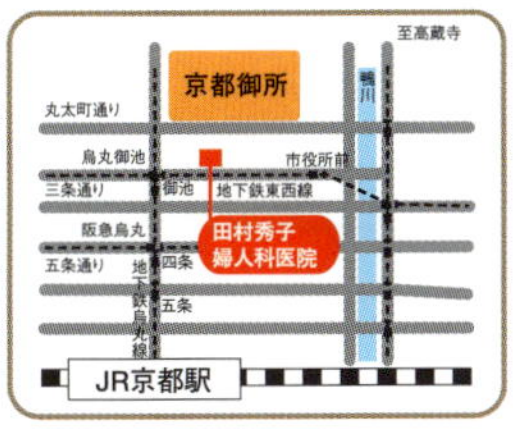

●人工授精 ●体外受精 ●顕微授精 ●凍結保存 ●男性不妊 ●漢方 ●カウンセリング ●女性医師

不妊症・体外受精・顕微授精　大阪府・大阪市

オーク梅田レディースクリニック

TEL. 0120-009-345　URL. https://www.oakclinic-group.com/

患者様の妊娠に向けた診療に、不妊治療の専門院として全力で取り組んでいます。

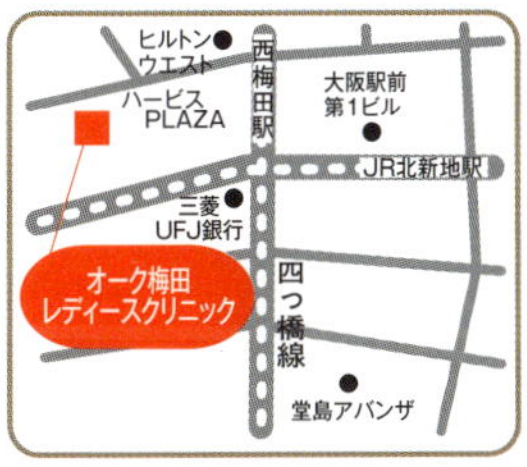

多数のオリジナル・メソッドを含む検査と治療をメニューに用意しています。

国際水準の培養ラボラトリーを備えた高度生殖補助医療実施施設です。体外受精は患者様のお話をうかがい、お一人おひとりに合わせたプランをご提案しています。

オペ室、培養室を完備し、採卵や移植なども、本院と同様に梅田院でも実施可能です。

患者様とともに、妊娠という目標に向かって治療を進めて参ります。

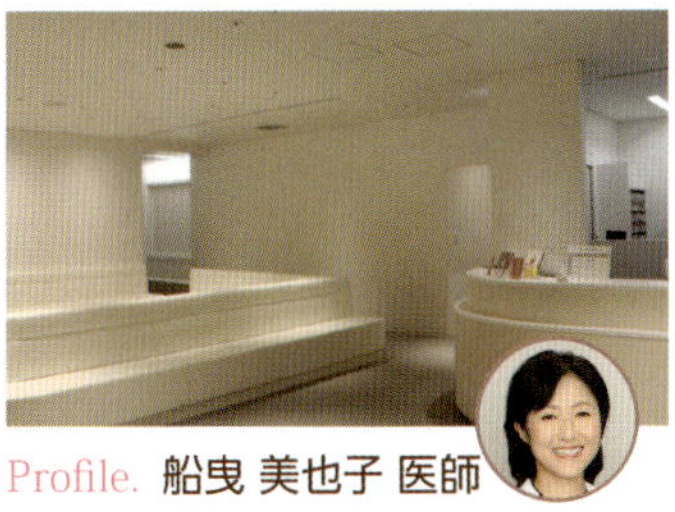

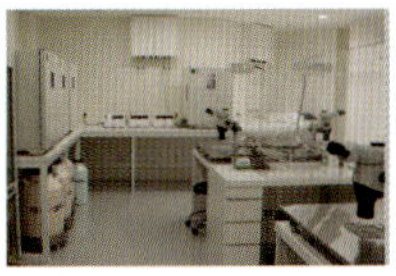

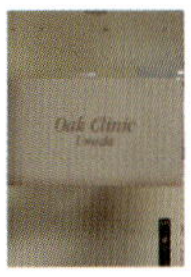

Profile.　船曳 美也子 医師

神戸大学文学部心理学科、兵庫医科大学卒業
兵庫医科大学、西宮中央市民病院、パルモア病院を経て当院へ。エジンバラ大学で未熟卵の培養法などを学んだ技術と自らの不妊体験を生かし、当院・オーク住吉産婦人科で活躍する医師。日本産科婦人科学会認定産婦人科専門医、日本生殖医学会認定生殖医療専門医。

○ 診療時間

	月	火	水	木	金	土	日
午前	○	○	○	○	○	○	○
午後	○	○	○	○	○	●	△
夜間	○	○	○	○	○	―	―

午前 09:00 ～ 13:00、午後 14:00 ～ 16:30
夜間 17:00 ～ 19:00、● 土は 14:00 ～ 16:30、
△ 日・祝日は 9:30 ～ 13:00、14:00 ～ 16:30

大阪府大阪市北区梅田 2-5-25 ハービス PLAZA 3F

○大阪メトロ四つ橋線西梅田駅、
JR 大阪駅桜橋口より徒歩約 10分

●人工授精 ●体外受精 ●顕微授精 ●凍結保存 ●男性不妊
●漢方 ●カウンセリング ●女性医師

不妊症・リプロダクションセンター・体外受精ラボラトリー・サージセンター　大阪府・大阪市

オーク住吉産婦人科

TEL. 0120-009-345　URL. https://www.oakclinic-group.com/

高度生殖補助医療の専門クリニック。年中無休の体制で最先端の治療を提供します。

南海本線・岸里玉出駅
大阪メトロ・四つ橋線玉出駅
オーク住吉
産婦人科
南港通
国道26号線
北粉浜小学校

バックアップ体制の整った高度生殖補助医療実施施設です。

働きながら不妊治療を受けていただきやすい体制を整えています。

生殖医療に長年携わっている専門医が、患者様お一人おひとりのお話をうかがった上で治療プランをご提案いたします。男性不妊にも対応し、ご夫婦での受診も可能です。

国際水準の培養ラボラトリーには、学会認定の胚培養士が多数在籍し、日々技術の習得や研究にあたっています。

患者様が納得して治療を受けて頂けるようドクター、スタッフが一丸となって治療に取り組んでいます。

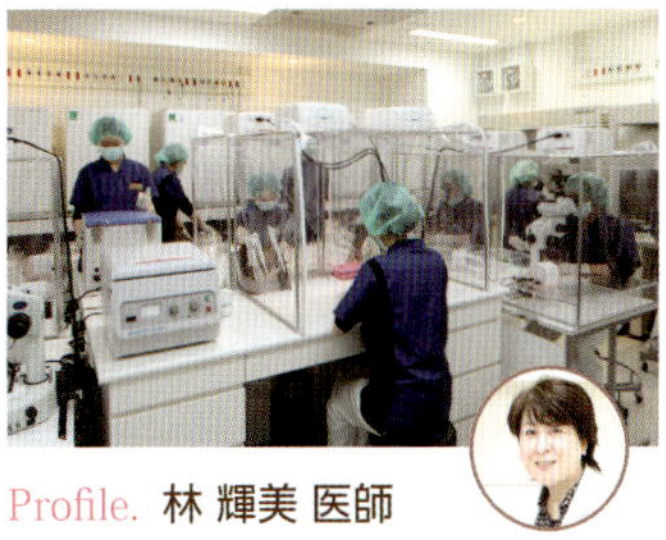

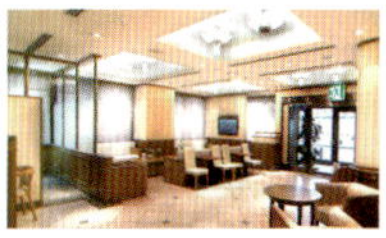

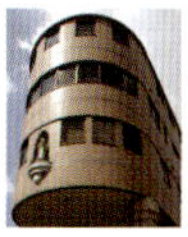

Profile.　林 輝美 医師

兵庫医科大学病院産婦人科学教室より宝塚市民病院へ。腹腔鏡手術の第一人者である伊熊健一郎医師のもとで非常に多数の腹腔鏡手術を行う。当時革新的だった「先天性腟欠損症に対するS状結腸を用いた腹腔鏡下造腟術」を発表。国立篠山病院、神戸アドベンチスト病院でその腕を振るう。

○ 診療時間

	月	火	水	木	金	土	日
午前･午後	○	○	○	○	○	●	―
夜間	○	○	○	○	○	―	―

午前･午後 9:00～16:30、夜間 17:00～19:00
● 土は9:00～16:30

大阪府大阪市西成区玉出西 2-7-9

○ 大阪メトロ 四つ橋線玉出駅 5 番出口徒歩 0 分
南海本線岸里玉出駅徒歩 10 分

●人工授精 ●体外受精 ●顕微授精 ●凍結保存 ●男性不妊
●漢方 ●カウンセリング ●女性医師

spring 2025

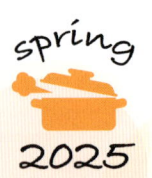

ママなり応援レシピ Recipe

季節ごとの旬の食材は、新鮮でおいしく食べることができます。また、栄養も豊富！
今回は、春（3月～5月頃）が旬の春野菜を中心にしたレシピです。

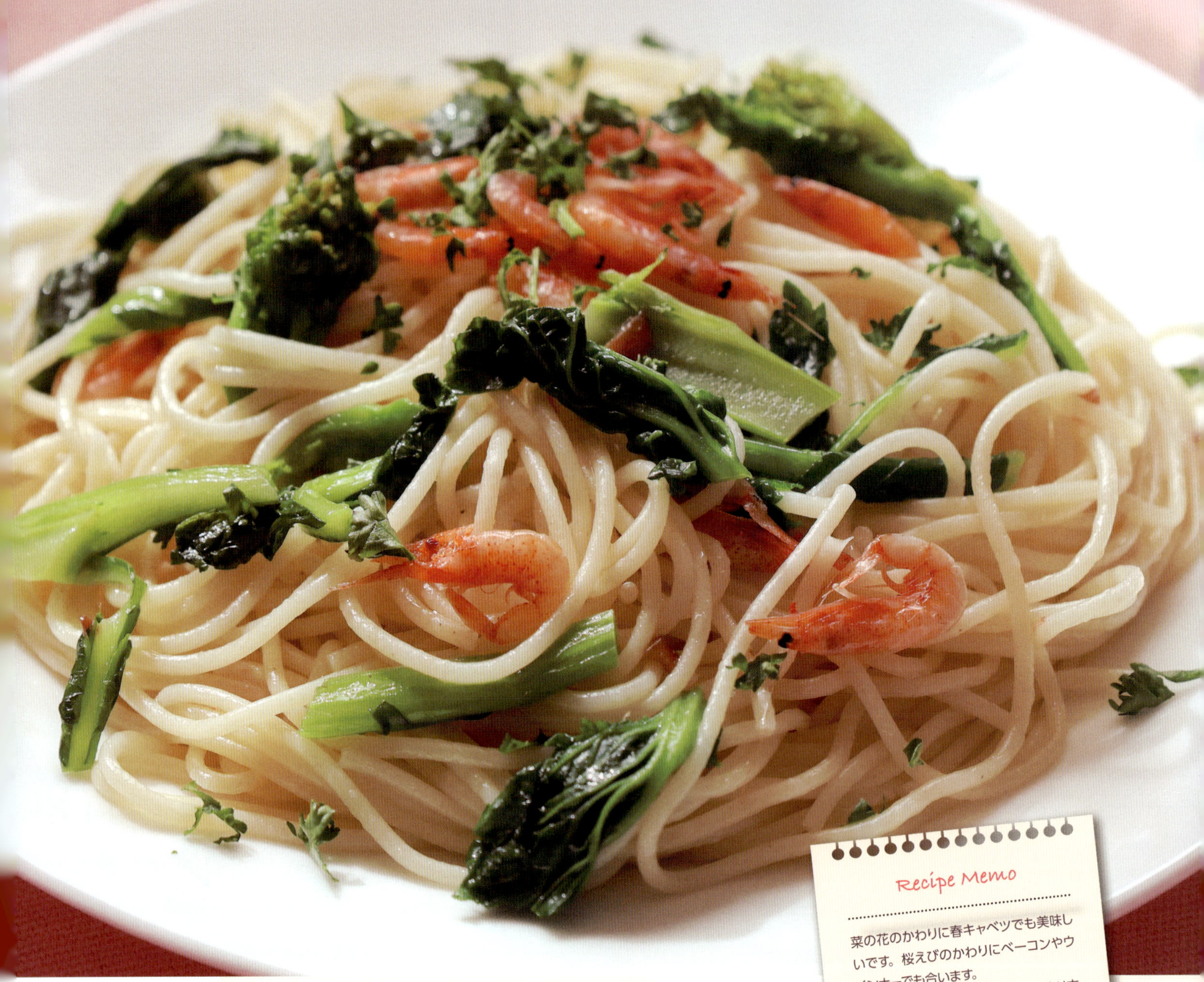

Recipe Memo

菜の花のかわりに春キャベツでも美味しいです。桜えびのかわりにベーコンやウインナーでも合います。
素材の話で〝簡単刻みパセリ″の作り方を紹介しています。

見た目もおいしい春色パスタ

菜の花と桜えびのペペロンチーノ

材料［2 人分］

菜の花 1/2 束 (3~4 本くらい)
桜えび　大さじ 3　　ニンニク　1 かけ
鷹の爪　1 本分くらい (お好みで)
塩胡椒　　オリーブオイル　パセリ　適量
スパゲティ 180g　塩 大さじ 3

作り方

1. 菜の花はよく洗い、食べやすい幅に切る。太い茎のところは斜め切りにする。鷹の爪は種を取って小口切りに、ニンニクはみじん切りにしておく。
2. 大きめの鍋でたっぷりのお湯を沸かし、塩を入れてスパゲティを茹でる。
3. 生 (ボイル) 桜えびの場合は一度洗ってガーリックオイルで炒めておく。干し桜えびの場合は、乾煎りしてお皿にあけておく（香りが出る）。
4. オリーブオイル、ニンニク、鷹の爪 (辛いのが苦手な人は最後でも可) を入れ、焦げないように炒めて香りを出してから菜の花の茎を加え、油が馴染んだら葉を炒め、スパゲティのゆで汁をレードル 1 杯分加える。
5. 桜えび (トッピング用に大さじ 1 を取っておく) と茹でたスパゲティを加え、全体を炒め合わせて味見し、塩胡椒で味を整える。
6. スパゲティを器に盛り、菜の花を色よく盛り付け、仕上げに取っておいた桜えびとパセリをふりかけて完成。

柔らかくてむっちりした食べ応え

ホタルイカとわかめの酢味噌和え

材料 [2 人分]

ホタルイカ 1 パック　わかめ (塩蔵) 20g

酢味噌

酢 大さじ 1 と 1/2　味噌 大さじ 1

砂糖 大さじ 1 と 1/2　練りからし (チューブ) 1.5~2cm(お好みで)

作り方

1. わかめは水洗いしてから水につけて、5 分ほどおいてから水気を切り、熱湯をまわしかけてサッと湯通しする。 粗熱がとれてから食べやすい大きさに切る。
2. ホタルイカは目玉を取り除いておく。
3. 酢味噌の材料を混ぜ合わせておく。
4. ホタルイカとわかめを器に盛り、 食べる時に酢味噌と合わせるとわかめの褪色を防げます。

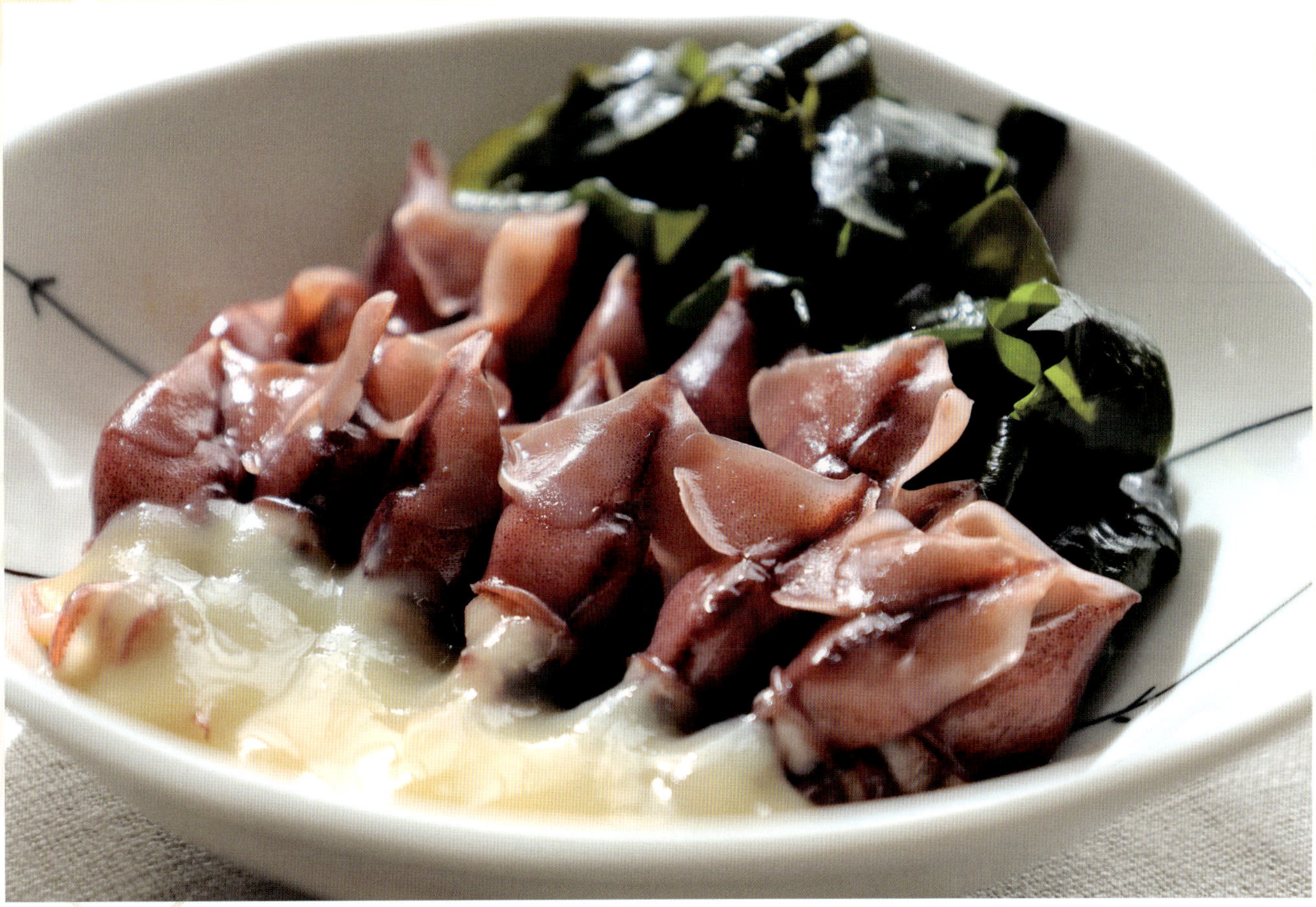

わかめはスーパーの鮮魚コーナーにパック詰めされているのがあれば、それが美味しいです。熱湯をかけると綺麗な、見慣れた色になります。

お味噌汁にしたり、ポン酢をかけて食べたり、酢味噌和えにしたり、タケノコと煮たり…旬のものを色々味わえます。

ボイルしたホタルイカは、胴がパンパンに張っていて、足が丸まっているもの、目玉が真っ白で目の周りがはっきりしているものを選ぶと良いでしょう。

酢味噌和えの他にも甘辛煮にしたり、パスタにしたり、炊き込みご飯にしたりと、アレンジもいろいろです。

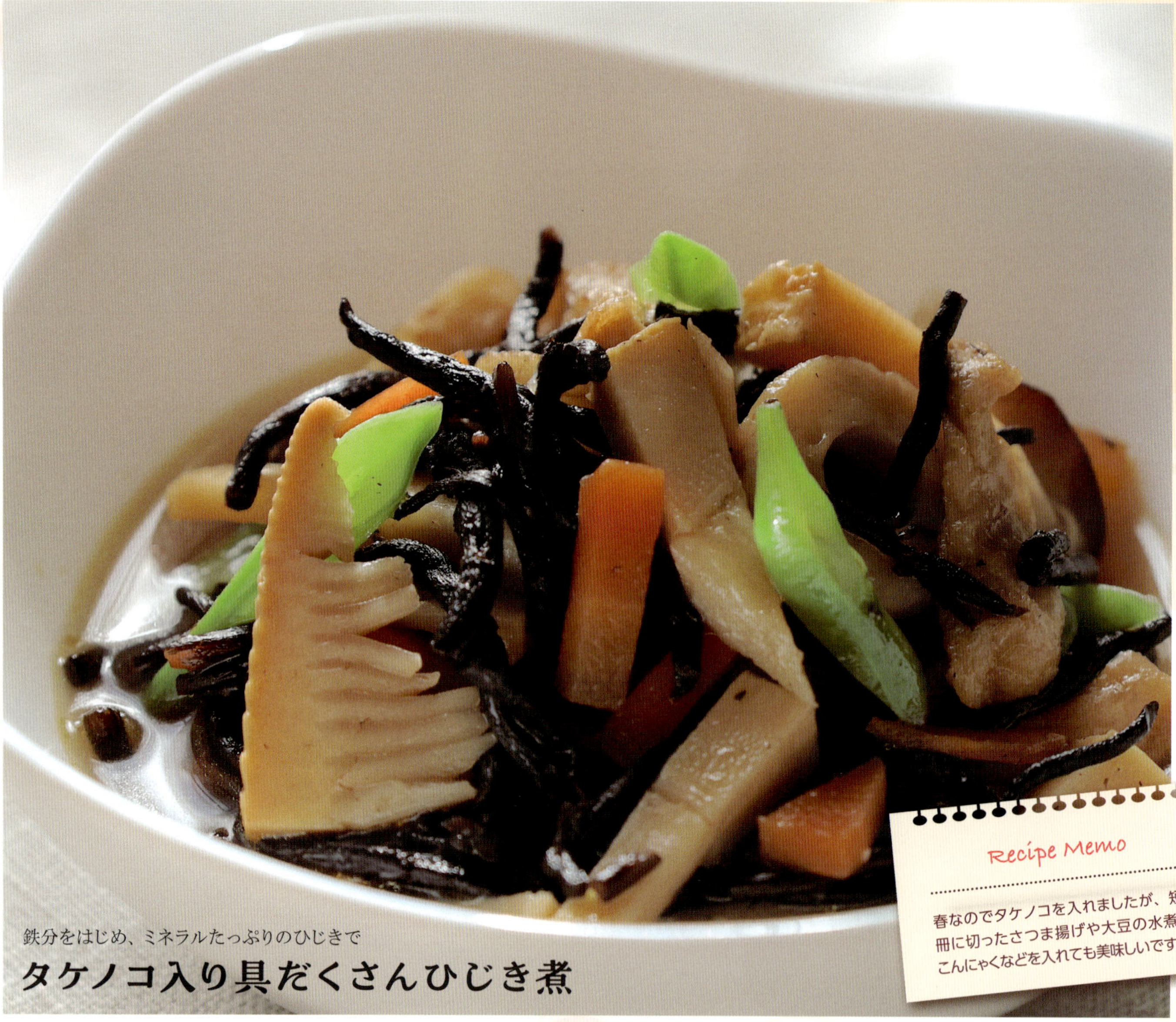

鉄分をはじめ、ミネラルたっぷりのひじきで

タケノコ入り具だくさんひじき煮

Recipe Memo

春なのでタケノコを入れましたが、短冊に切ったさつま揚げや大豆の水煮、こんにゃくなどを入れても美味しいです。

材料 [2人分]

ゆでタケノコ(水煮) 150g　生ひじき 150g
しいたけ 2枚　人参 1本　油揚げ 1枚
竹輪 1本　ごま油 大さじ1　砂糖 大さじ3
酒、みりん、醤油 各大さじ2　めんつゆ 大さじ1

作り方

1. 油揚げは熱湯をかけて油抜きし、横4等分にしてから5mm幅に切る。
2. 生ひじきはザルにあけ、洗い、水気を切る。
3. しいたけは半分に切ってから千切りに、人参も皮を剥き、切ったしいたけの長いものと同じくらいの長さの千切りにする。
タケノコは穂先部分はくし型に、下の部分は人参と同じ厚さの輪切りにしてから千切りにする。長さは人参と合わせる。
タケノコはこの切り方だと繊維を断ち切るので柔らかく仕上がる。具材の長さや幅、大きさを同じくらいにすると仕上がりが綺麗。
4. 鍋にごま油を入れ、人参から炒め始める。油が全体にまわったらタケノコ、ひじきを加えて炒める。しいたけと油揚げ、竹輪は最後に加え，しいたけが炒められたら水をひたひたまで入れる。
5. 調味料を砂糖から入れ、煮立ったら落し蓋をして弱火で煮る。
6. 10分くらい煮たらタケノコの硬い部分を食べてみて、柔らかく煮えていたら火を止めて冷ます。

材料を倍にして大鍋で作り、チャック付き保存袋などに小分けして冷凍保存しておきましょう。そのまま小鉢に盛って出す、煮汁と具材で炊き込みご飯に、炊けたご飯で混ぜご飯に、煮汁を切ってチャーハンに、豆腐ハンバーグに少し入れる、おいなりさんの中のご飯に混ぜる、卵焼きに入れる……などアレンジがたくさんできます！

素材の話：パセリ：

彩りに使われるパセリですが、葉酸はもちろん、ビタミンCやβカロテンといった抗酸化成分が豊富に含まれています。他にも様々な栄養素が含まれているパセリですが、少ししか使わないで余らせてしまうことはないですか?

余ってしまったパセリは、冷凍保存することができます。

まず、生パセリはよく洗い、葉の部分だけ摘み取ります。水気を切ってから、ペーパーで徹底的に水分を取ります(重要)。サラダスピナーがあると便利。水気を取ったパセリはポリ袋などに入れて冷凍します。凍ったら袋ごとパンチ!パンチ!で簡単きざみパセリの出来上がりです！刻む手間が省け、出来たお料理のレベルアップも間違いなしです。

冬を越した春子椎茸は旨みや栄養がたくさん！

しいたけの梅マヨ焼き

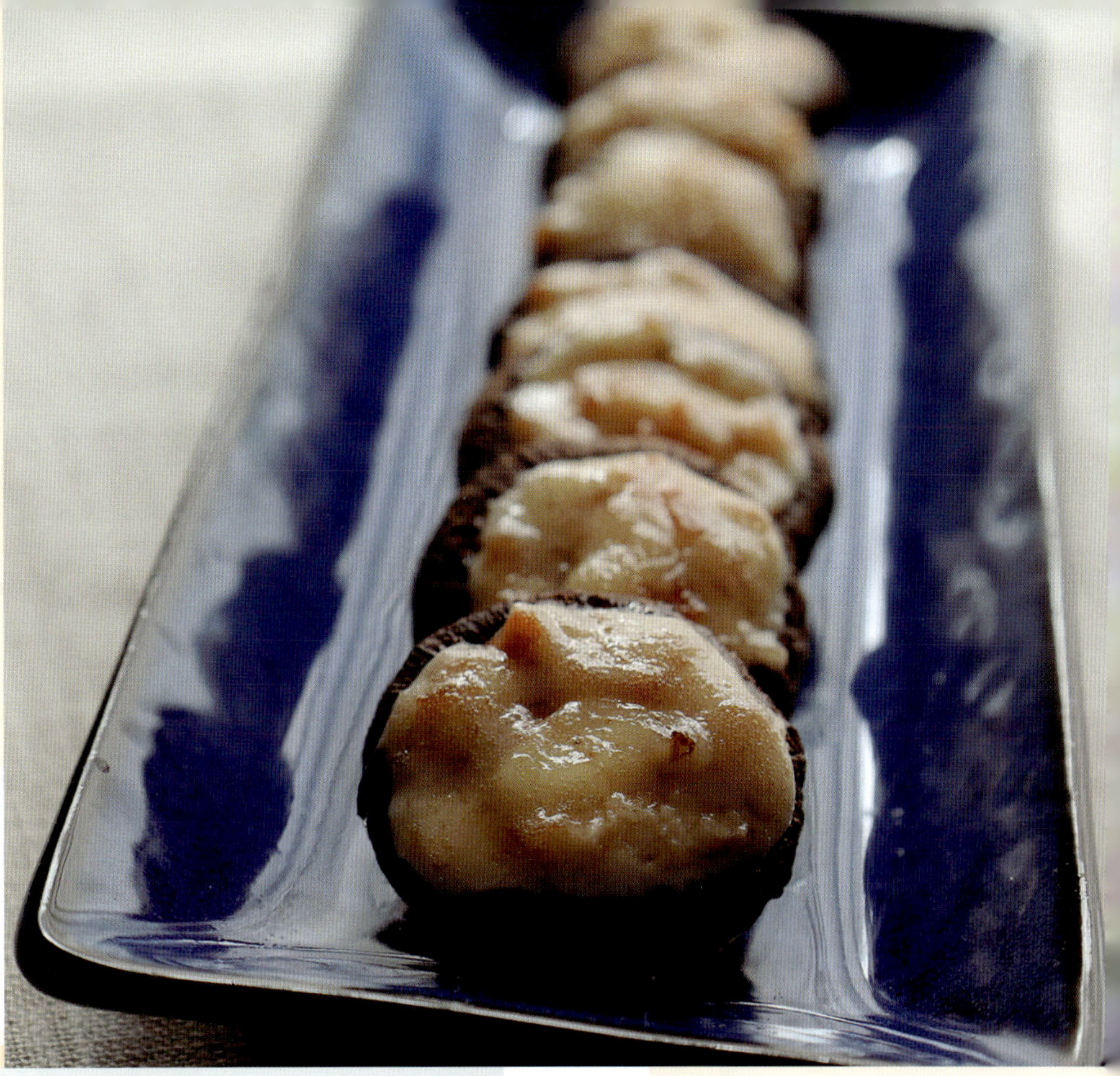

材料［2人分］
しいたけ 6~8個　梅干し 1つ
マヨネーズ 大さじ2

作り方

1. しいたけは軸を取る。汚れが気になるときは濡らして絞ったキッチンペーパーで拭き取る。
2. 梅干しは種を取り、包丁で叩いておく。梅とマヨネーズを合わせて、しいたけの内側に塗る。
3. オーブントースターにアルミホイルを敷く。
4. しいたけを並べて焼き色がつくまで焼いたら出来上がり。

露路ものが出たら作りたい

簡単いちごジャム

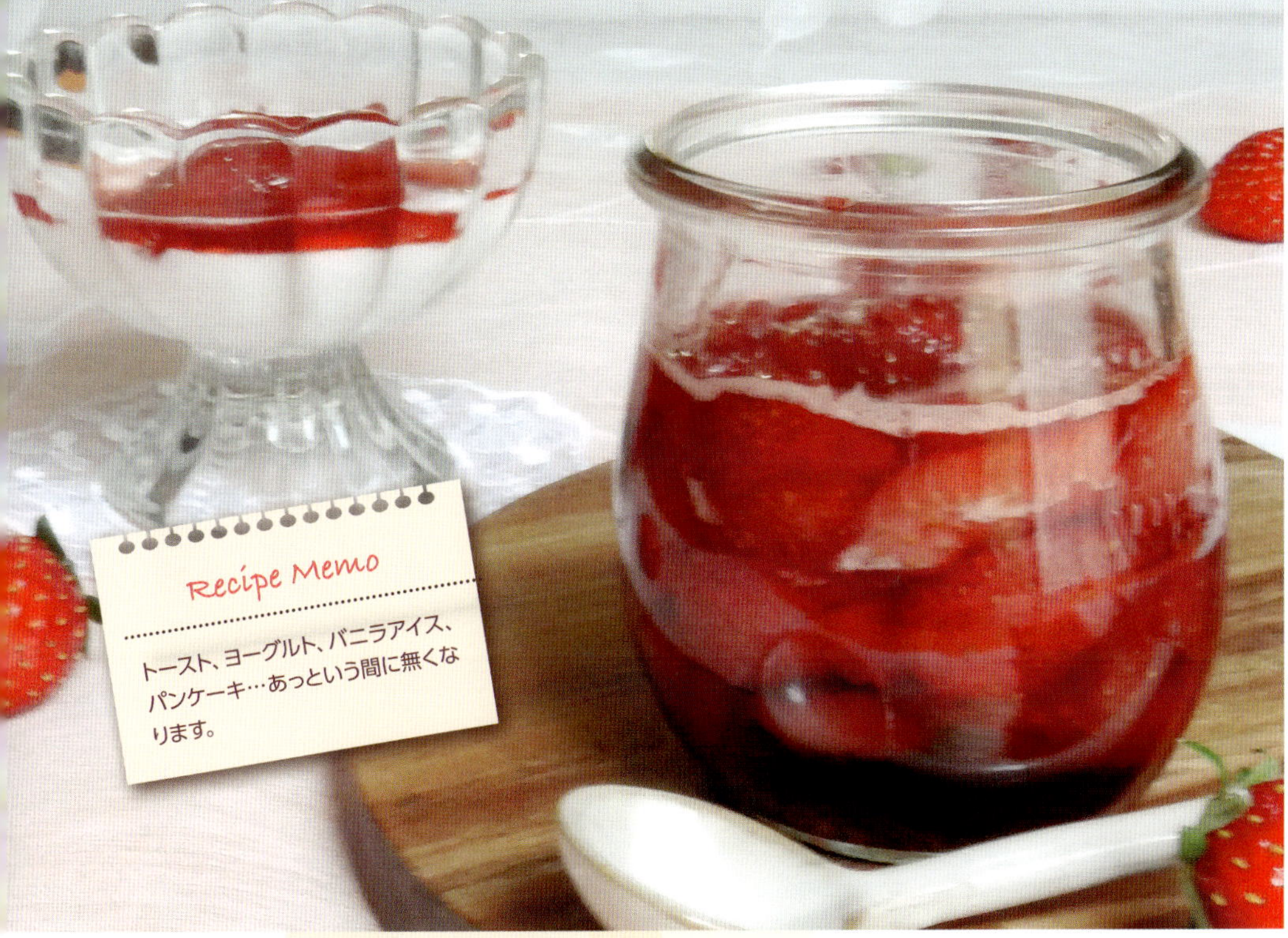

Recipe Memo

トースト、ヨーグルト、バニラアイス、パンケーキ…あっという間に無くなります。

材料
いちご 300g
砂糖 60g

作り方

1. いちごは洗ってヘタを取り、縦半分に切り、ザルにあげて水気を切っておく。
2. 鍋に入れていちごに砂糖をまぶして、砂糖が溶けて水分が出るまで放置する(30~40分くらい)。
3. 砂糖が溶けたら蓋をして弱火で30分加熱します。途中でアクが出たら取り除いておきます。
4. トロミがついたら完成。
5. 冷めたら保存容器に移して、冷蔵庫へ。早めに食べ切りましょう。

※鍋の材質によってはいちごの酸の影響を受け変色してしまいます。
アルミニウムの雪平鍋は酸に弱いのでジャム作りには適しません。ステンレス、ホーロー、銅製なら変色の心配はありません。

ホーローは金属にガラスを高温で吹き付け加工したもので、ジャム作りに適しています。

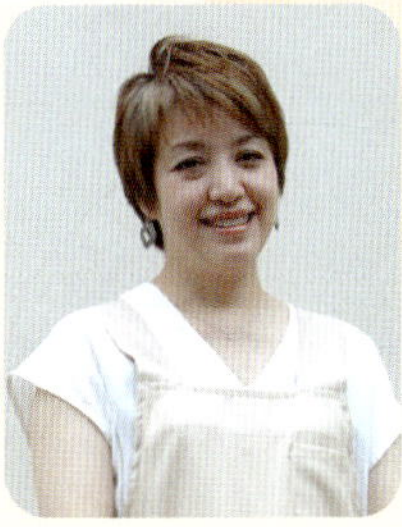

Profile　栄養士&食育インストラクター　**眞部やよい**さん

栄養士として高齢者施設や大学病院などで勤務。

不妊治療に専念するために退職してからは、家族の健康と妊娠しやすいからだづくり&妊娠に不足しがちな栄養素（私は、特にビタミンＤでした!）を考えながら、日々レシピを考案しました。

栄養はできるだけ食品から摂取すること、1日1万歩目標に歩き始めてからは卵子の質も良くなったように思っています。

不妊治療4年目にして、待望の妊娠!

栄養士として、また赤ちゃんを願う未来のママたちを想って、ママなり応援レシピをお届けします。

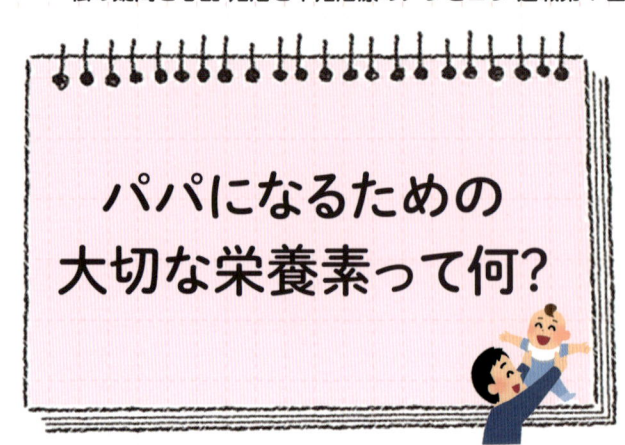

パパになるための大切な栄養素って何?

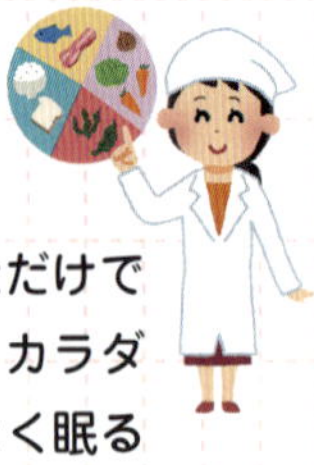

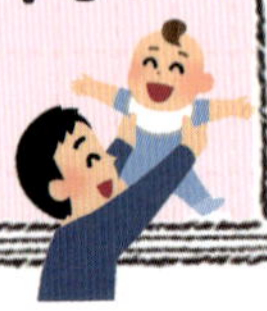

妊娠しやすいからだづくりは、ママになるあなただけでなくパパになるご主人にとっても大切なことです。カラダの調子を整えるには、よく食べて、よく動いて、よく眠ることが大切です。

なかでも、食べることは「毎日３食」欠かさず必要です。

必要な栄養素を必要なだけ、摂り過ぎや不足はありませんか？ 今回は、とくに「パパになるためのからだづくり」から考えた必要な栄養素と１日の摂取量を紹介します。

ご主人の健康と精子の健康のために、栄養がたくさん入ったご飯を作りましょう！

ほうれん草とキウイのスムージー
＜葉酸＋アルギニン＞

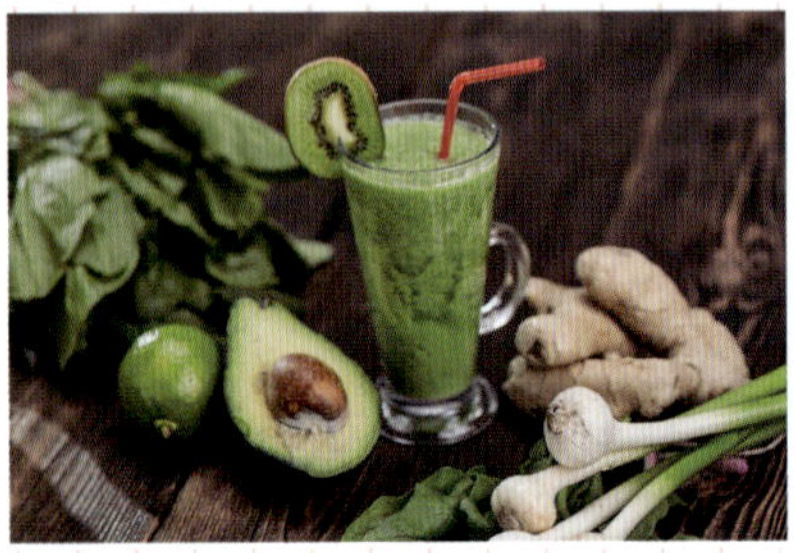

牡蠣とブロッコリーのアヒージョ
＜亜鉛＋葉酸＞

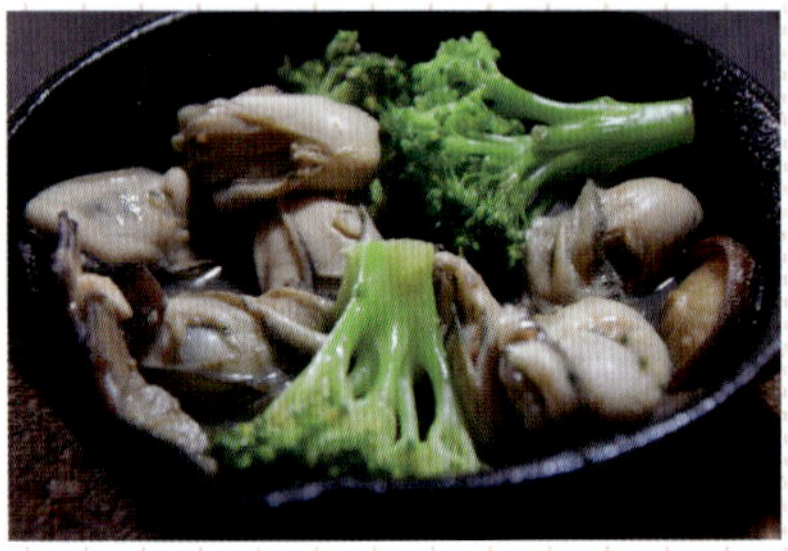

カプレーゼ
＜乳酸菌＞

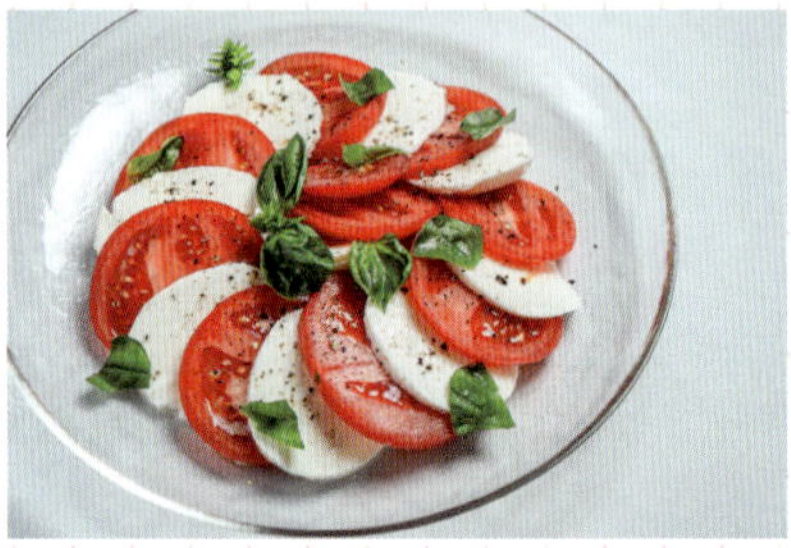

ミックスナッツ
＜ビタミンＥ＋マグネシウム＋アルギニン＞

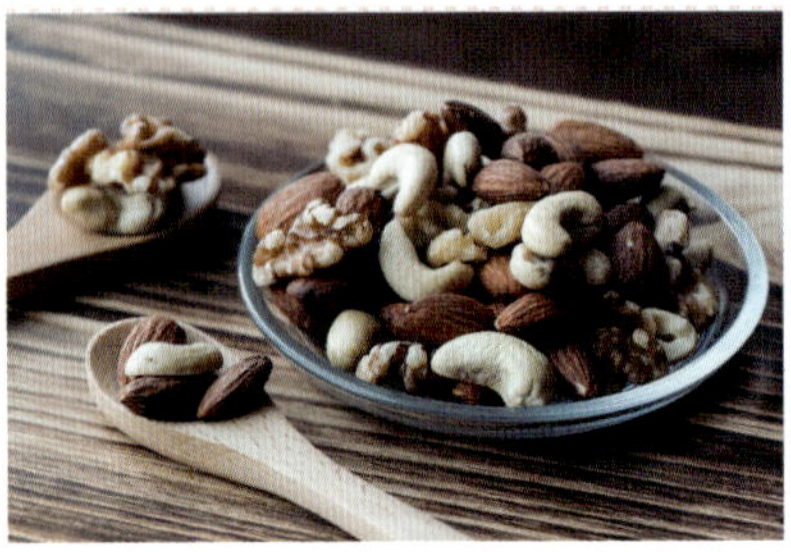

納豆ご飯
＜葉酸＋乳酸菌＞

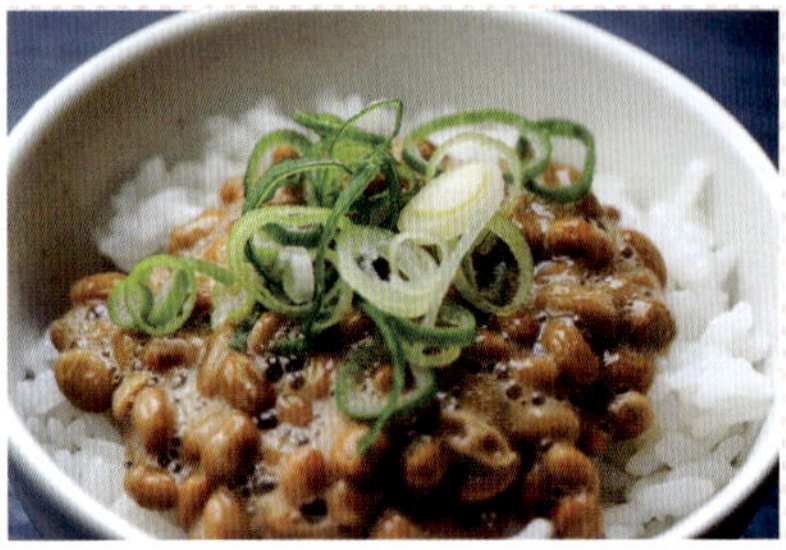

ぬか漬け
＜乳酸菌＞

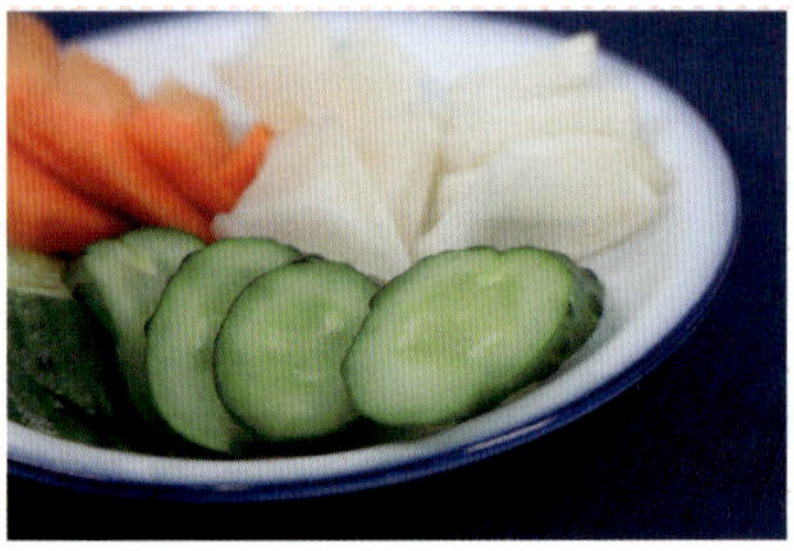

サーモンのサラダ
＜ビタミンＤ＞

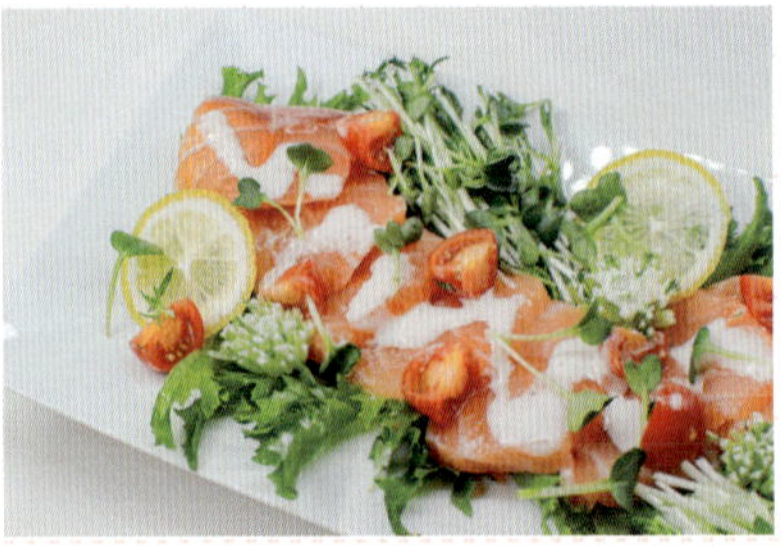

ラムチョップの香草焼き
＜カルニチン＞

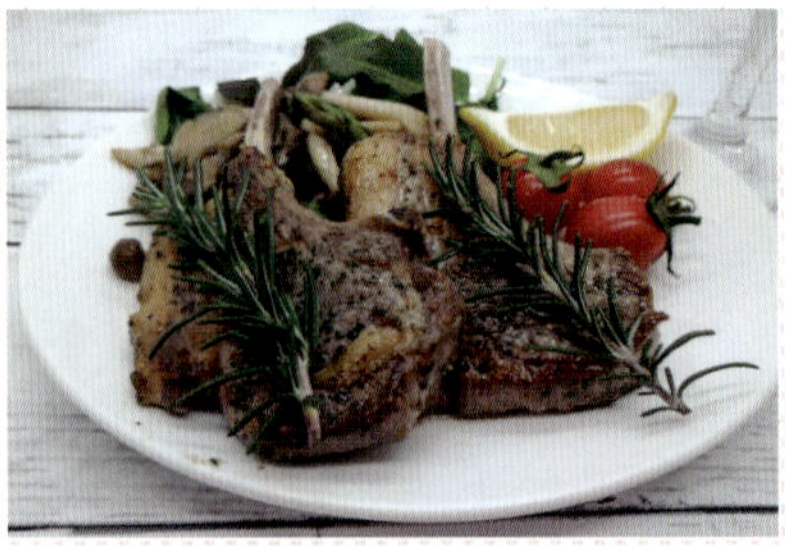

イカとブロッコリーの中華炒め
＜タウリン＋葉酸＞

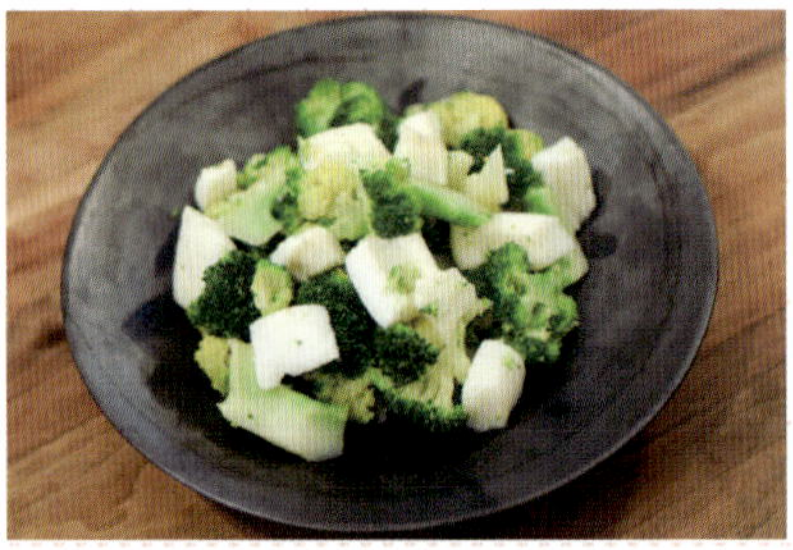

葉 酸　240 μg

ビタミンB1.2とともに赤血球の形成を助け、DNAやRNAなどの核酸やタンパク質の合成を促進し、細胞の生産や再生を助ける働きがあります。

精子がつくられる過程にも必要で、精子のDNA損傷が減少するとの報告もあります。

また、造血作用があり、血流が改善することにより精子の活性化が期待できます。緑黄色野菜やレバーにも多く含まれています。

ビタミンE　6.5 mg

優れた抗酸化力と血流促進の働きがあり、活性酸素に弱い精子を守ることから、精子の質の改善につながると期待されています。

また、ビタミンCやコエンザイムQ10などの抗酸化作用のある成分と一緒に摂取することでさらに精子の生成や質のアップが期待できるといわれています。

アーモンドや緑黄色野菜に多く含まれています。

ビタミン D　5.5 μg

カルシウムのバランスを整える働きがあり、生殖面では精子のカルシウム吸収を促しています。カルシウムは、精子の運動能につながることから、ビタミンD不足は精液所見に影響し、十分に摂取することでその改善が期待できます。

摂取は、紫外線にあたること、魚介などの食べ物からです。妊活期は特に日光にあたってビタミンDをつくることと、紫外線から肌を守ることのバランスを考えながら生活しましょう。

アルギニン　2000mg

アミノ酸の1つであるアルギニンは、免疫力を高め、筋肉を強化にする効果や、血管を広げ、血流を通りやすくする効果があります。

精子に関しては精子数を増やし、活動的にするために必要な成分で、ED改善効果も期待できるといわれています。

年齢を重ねるにつれて、体内生産量が低下するので、食生活に気を配りましょう。

鶏肉、エビ、大豆、ナッツ類、牛乳などに豊富に含まれています。

マグネシウム　370mg

人体に欠かせない必須ミネラルで、カルシウムとともに骨の健康にも重要な栄養素です。

また、体内のミネラルバランスをコントロールするうえで重要な役割や精神を安定させる働きもあります。

ただ、亜鉛と同じように体内で合成できないため、食事から積極的に摂りましょう。落花生やあおさ（海苔）にも豊富に含まれています。

亜鉛　9 mg

タンパク質の合成や遺伝子情報を伝えるDNAの転写と関わり、細胞の生まれ変わりが活発なところでは亜鉛が欠かせません。しかし、体内で合成できないミネラルなので、亜鉛が豊富に含まれる牡蠣や小豆などから摂取しましょう。

精子の生成や精子濃度との関わりも深く、生殖機能を正常に維持するために重要な成分です。とくに、毎日つくられる精子には大切な栄養素です。

カルニチン　1000 mg以下

ミトコンドリアと協力して、細胞を元気にする役割を持っています。精子の運動にも大切な成分と知られ、精子の運動が活発な人の精液中にはカルニチンが豊富にあることがわかっています。

元気で活発な精子のために、カルニチンを積極的摂取しましょう。

肉類に多く含まれていて、なかでもラムやマトンなどの羊肉に豊富で、ついで赤貝、牛肉やタコなどにも含まれています。

乳酸菌　65 mg

善玉菌を増やし、腸内環境を整えることにより、体の調子がよくなり、活力が上がります。また、悪玉菌の増殖を防ぎ、栄養の吸収を良くする働きもあります。

全身状態がよくなることで、精子の生成や運動率にも効果があると考えられます。とくに便秘や下痢になりやすい人は、ぬか漬け、納豆、キムチ、味噌など善玉菌となる乳酸菌を含む発酵食品や、善玉菌のエサとなる食物繊維などを一緒に摂取しましょう。

タウリン　1 g

コレステロールの代謝を促し、血液をサラサラにする効果があります。

精巣上体に豊富にあり、不足すると受精障害が起こる可能性があるという報告もあります。元気な精子を卵子に届けるために重要な栄養素といえるでしょう。

タコやイカ、アジやサバなどの魚介類や赤身肉にタウリンは豊富に含まれていますが、野菜や果物にはほとんど含まれていません。


ご紹介した栄養素を何気ない毎日の食事から摂れれば良いのですが、なかなかそうはいきません。

また、「野菜が足りていないな」「最近、魚を食べていないな」と気にしても、すぐに食事で補うことができないときもあるでしょう。そんなときには、サプリメントで不足分を補いましょう。

栄養摂取の基本は食事から。そして、足りない分をサプリメントから手軽に補うことで「足りてない？」「大丈夫かな？」という心配はなくなると思います。

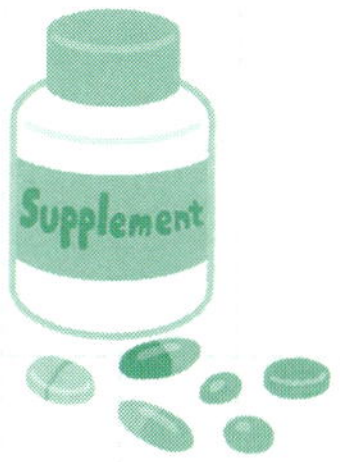

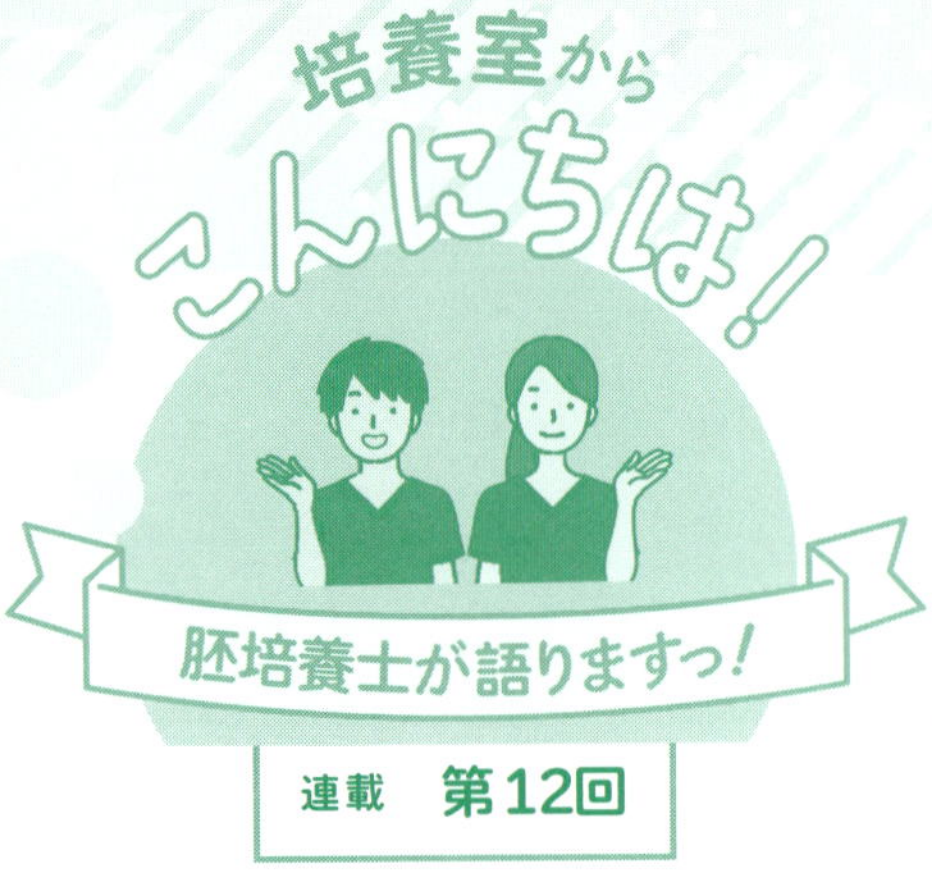
培養室から
こんにちは！
胚培養士が語りますっ！
連載　第12回

胚培養士の専門性とは？

不妊治療実施施設の心臓部、培養室からのメッセージ

体外受精を実施しているクリニックに必ず在籍している胚培養士。胚培養士から卵子や精子、胚についての説明を受けたことがある方も少なくないと思います。患者さんによっては、「先生」と呼ばれる方もいるため、胚培養士さんの中には照れくさい想いをされる方もいます。基本的には「先生」ではなく、あくまでも医療を提供する医療従事者に近いスタッフですから「培養士さん」とか、名札が見えれば○○さんと呼ばれるほうが親しみもあってホッとできる関係かと思います。今回は、胚培養士の成り立ちや、専門性について見ていきましょう。

胚培養士のはじまり

胚培養士の資格が出来るまで

そもそも胚培養士が日々行っている、ヒトの卵子や精子を使用し、受精や命の発生をさせる技術のはじまりは、哺乳動物に対する研究です。胚培養士の資格を認定している一般社団法人日本卵子学会も、１９６０年発足当初は、哺乳動物卵子談話会という会でした。

設立からしばらくは、獣医学部の教授や、畜産（家畜の繁殖）の発展に多大な貢献をされた博士のように、ヒトとは離れた関連分野の方が所属していました。ですから研究についても哺乳動物全体の繁殖についてで、扱うのも哺乳動物の卵子や精子でした。その後、胚培養士の資格認定制度が発足するまでに50年近くかかり、２００７年にはじめて生殖補助医療胚培養士認定制度がはじまりました。

つまり、胚培養士という名前が出来てから、２０２５年現在まで、実は18年程しか経っていないことになります。

しかし、胚培養士の資格ができる以前から既に体外受精技術がヒトで応用されています。

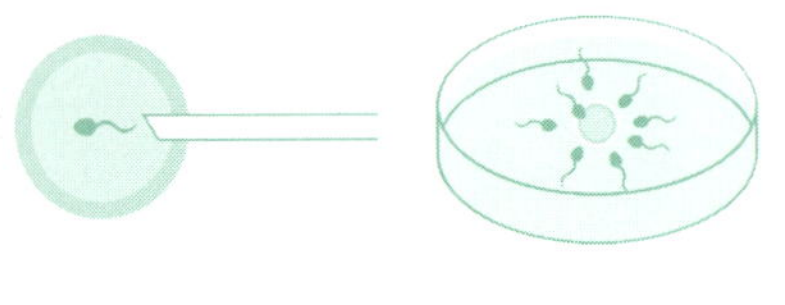
顕微授精　　体外受精

初めての赤ちゃん誕生

体外受精ではじめて赤ちゃんが誕生したのは、１９７８年７月25日のことで、イギリスの産婦人科医、パトリック・ステプトウ博士と、生物学者であるロバート・ジェフリー・エドワーズ博士のチームによるものでした。それに先駆け臨床利用は１９７１年から行われていたため、ヒトでの応用は１９７１年から既に始まっていました。

日本では、１９８３年に東北大学の鈴木雅洲教授のグループがはじめて妊娠と出産を成功させ、その後、先生はスズキ病院を設立、翌年には医療法人化させています。同医師は平成27年6月に日本学士院より「日本学士院賞」という、日本で最も権威のある学術賞を受賞し、日本の不妊治療の発展に多大な貢献をされたことで知られています。

ロバート博士がノーベル賞を受けたのは、平成22年のことですから、その5年後のことでした。ロバート博士が生物学者であったように、最初の成功から既に、医師や看護師だけではなく、生物学者がタッグを組んでいたことがわかります。

この時の生物学者としての役割が、今の胚培養士なのです。

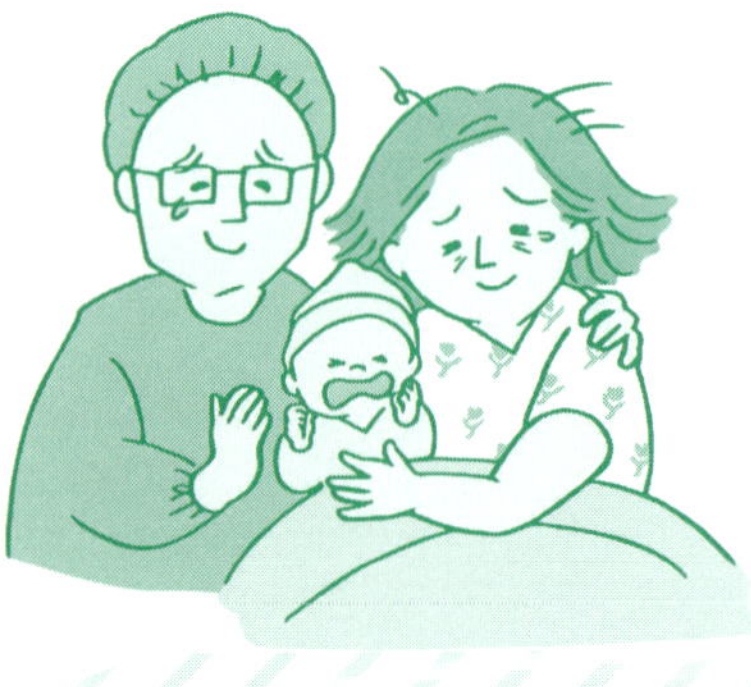

胚培養士のバックグラウンド

胚培養士になるための条件は？

現在、胚培養士になるためには2つの方法があります。

1つ目が「大学または大学院にて医学、農学、生物学等を修得した学士、修士、博士」で、2つ目が「学校教育法に規定する専修学校において、上記同等の知識と研修を行ったと考えられる臨床検査技士」です。

それぞれ条件として、生物学を学んだことがある、もしくは同等の知識を持っているものとあり、生物学が胚培養士における最低知識と考えられていることがわかります。現在、日本で活躍している胚培養士はおそらくこの2パターンのどちらかで、実際に獣医や生物を大学で専門的に学んだ胚培養士が臨床検査技師よりも多く在籍しているクリニックも多いです。

なぜ生物の知識が必要なの？

それには様々な理由があります。卵子や精子、受精卵、胚を扱う心構え、気遣いといった考え方が必要であることは勿論ですが、妊娠や出産のメカニズムのうち、解明されていることはまだまだ多くないことも理由の一つとして挙げられます。受精させる、成長させるために必要な知識を持つだけではなく、更に様々な学会報告や基礎研究論文を読み解き、それを技術に昇華させて、治療成功の一端を担うには、それこそ大学の一線で活躍する研究者と同じくらいの能力や知識が必要なのです。

胚培養士資格、臨床エンブリオロジスト

2つの胚培養士資格

胚培養士の資格は、一般社団法人 日本卵子学会の「生殖補助医療胚培養士」が最初ですが、その後「臨床エンブリオロジスト」という資格認定も行われるようになりました。

臨床エンブリオロジストは、1996年に発足された「臨床エンブリオロジストの会」から発展した「日本臨床エンブリオロジスト学会」が認定している資格です。名前に臨床がついている通り、体外受精を行うクリニックという現場で働く胚培養士の実技に重きを置いた資格と言えます。臨床エンブリオロジストの会設立当初は、臨床で使用される技術（顕微授精や凍結保存技術など）の手技を全国的に広め、実践に即した能力を身に着けてもらう取り組みをしてきましたが、その後、実践技術に基づいた資格認定を定め、社会貢献しています。実際の資格試験では、日本卵子学会は学術面の筆記試験に重きを置いているのに対し、実際に顕微授精を行っている際の手技などを動画で送付し、その判定をするといった試験内容も含めていました。

しかし、現在は不妊治療の保険適用化もあり、臨床エンブリオロジスト学会資格認定は廃止され、日本卵子学会の生殖補助医療胚培養士資格と統合されています。

胚培養士を取り巻く環境の変化

胚培養士の立ち位置

2022年4月にはじまった不妊治療の保険診療化は、胚培養士にも少なからず影響を与えています。日本臨床エンブリオロジスト学会認定の臨床エンブリオロジスト資格が日本卵子学会認定の生殖補助医療胚培養士資格と統合となったのも、それが原因の1つと考えられます。

背景には、以前から議論されていた胚培養士は医療者なのかという問題が関係しているのかもしれません。胚培養士は、保険診療化以前より病院やクリニックで職務を行ってきました。しかし、看護師や薬剤師、臨床検査技師といった国家資格はなく、あくまでも学会が認定した資格の所有のみです。治療の根幹とも言える、卵子や精子、胚を扱っているのに国家資格ではない、という問題は以前より学会内でも囁かれ、実際に国家資格化に向けた動きも以前はあったのですが、実現してはいません。

胚培養士の今後

不妊治療が保険診療化されたことにより、今後の国家資格化の礎となるために両学会の資格統合が行われたと考えられています。

胚培養士の国家資格化は、胚培養士として働いている人にとっては非常に重要なことで、それにより胚培養士本人も地位が安定し、治療を受ける患者さんもより安心で、さらなる治療技術の発展に結びつくものと期待が寄せられています。

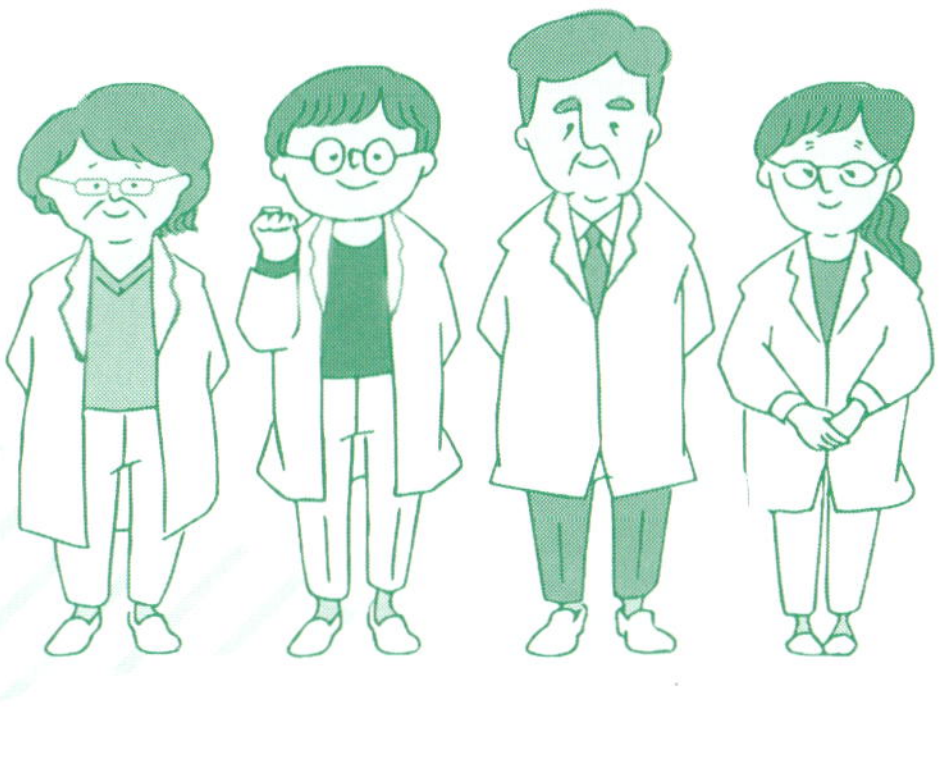

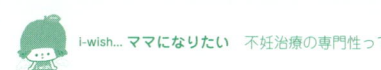

from 2003

www.
funin.info

ママなり談話室

本コーナーは、サイト（ホームページ／www.funin.info）に日々寄せられる相談とそれに対するお返事を抜粋したものです。

不妊治療で悩まれる方は全国に多くいらっしゃいます。私たちは、みなさまが少しでも不安や心配なく妊活や治療に臨めるよう願っています。

contents

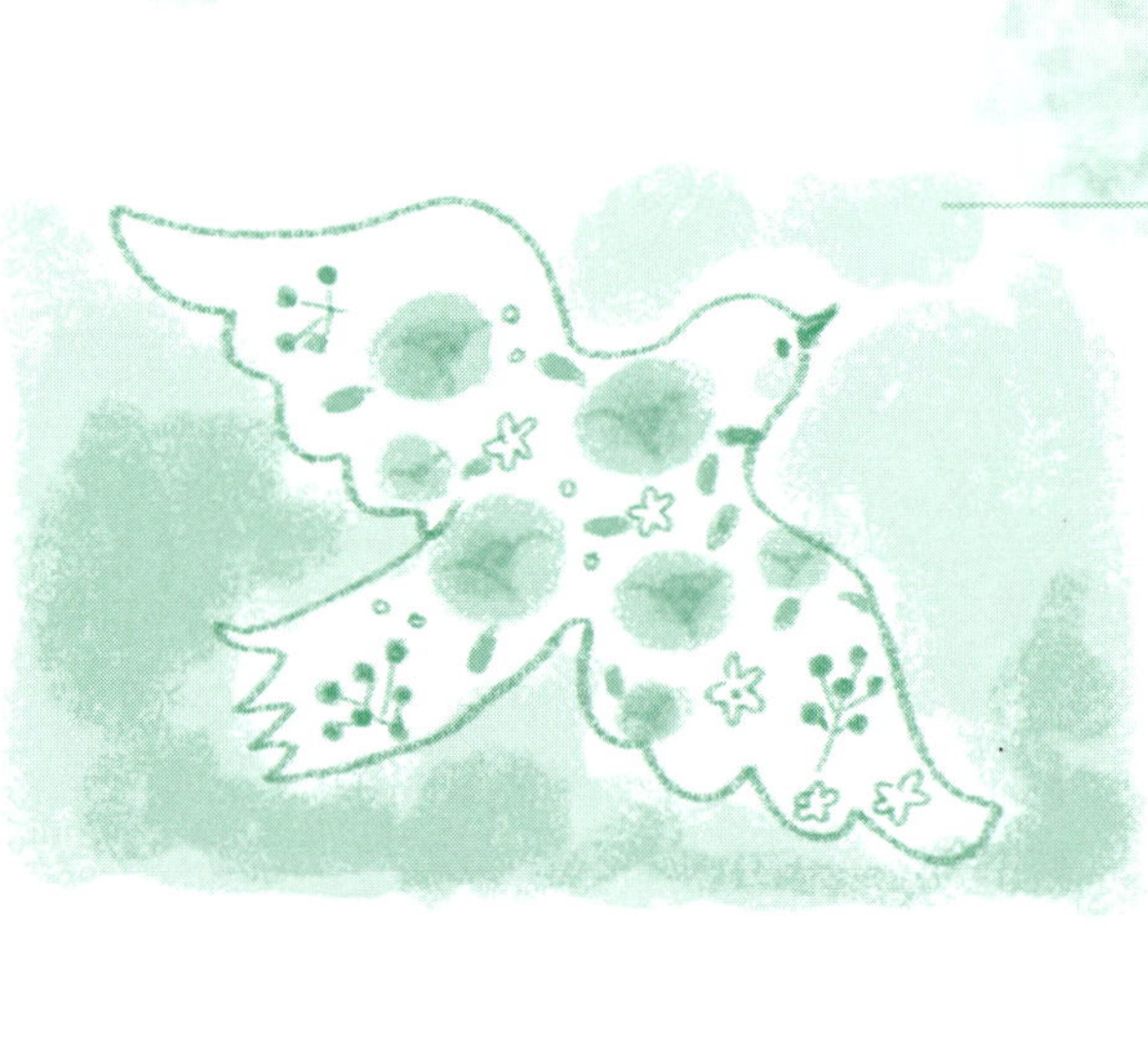

content 1

妊活はいつからできますか？

36〜40歳・愛知県

粘膜下筋腫があり、現在ホルモン剤で治療中です。3月に手術を予定していますが、妊活はいつからできるでしょうか？

お返事

粘膜下筋腫の手術を3月に予定しているのですね。

妊娠を希望し治療を始めるのは医師の許可が出てからになりますので、手術後約3か月以降になるのではないかと思います。あるいは、手術の前に卵子を採取して受精卵を凍結保存し、手術後に受精卵を子宮内に戻すということもあります。

現在手術に向けて、ホルモン療法を開始されているようですので、妊活は手術後ということになりますね。

いつから開始できるかは、主治医にご相談いただくのがより正確かと思います。

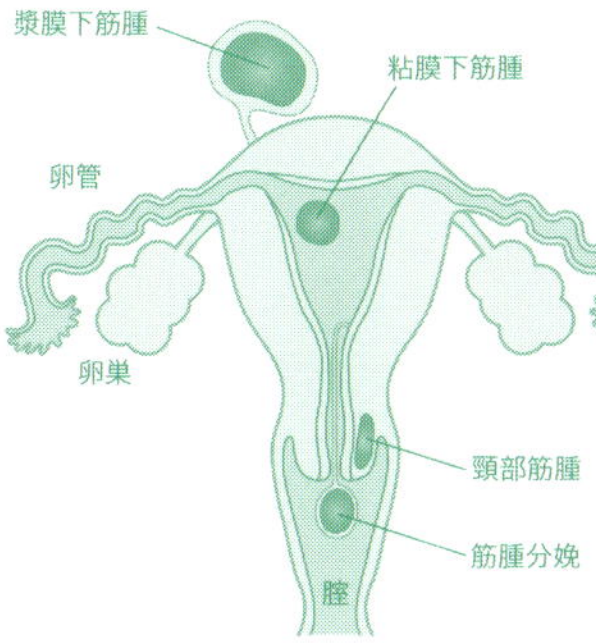

＜粘膜下筋腫について見ておきましょう＞

子宮の内側で内膜に発生し、子宮の内腔に向かって発育する筋腫のことをいいます。子宮筋腫の種類では全体の１割ほどと少ないのですが症状は最も強く、不妊症や流産、早産の原因になりやすいという特徴があります。

粘膜下筋腫の症状としては、月経痛や過多月経、過長月経などの月経異常や貧血、不正出血などがあります。

粘膜下筋腫は、月経時に子宮内膜が剥がれ落ちる際に筋腫も剥がれるため、月経時の過多月経や貧血を引き起こします。また、筋腫があることで着床を妨げたりするため、不妊症や流産の原因になるというわけです。

症状がつらい時や日常生活に支障がある時に治療が検討されます。

content 2

主人が不妊治療に協力的ではありません。

26〜30歳・埼玉県

30歳と34歳の夫婦です。

2023年8月あたりから妊活を開始、11月頃から産婦人科にてタイミング療法を続けていましたが妊娠せず、今に至ります。

生理周期は約28日、生理不順はなく生理痛もほとんどありません。基礎体温は、低体温期はだいたい36・3度、高温期は36・5度〜です。

約1年タイミングを続けましたが、なかなか授からなかったことで卵管造影を勧められ転院。まずはヒューナーテストと通水検査を行いました。

2024年10月の周期で、ヒューナーテストの結果は良好と診断されましたが妊娠はせず。

2024年11月に生理が終わったタイミングで通水検査を行い、右の卵管は良好でしたが、左は確認できず逆流も見られました。

タイミングで1年授かれなかったので病院には体外受精を勧められましたが、主人が不妊治療に積極的ではありません。できたら良いけど、不妊治療までするなら要らない、というタイプです（そのためタイミングも主人に初めは黙って通っていました。今は共有済みです）。血液検査でも特に異常は見られませんでした。

元々お互い仕事が忙しく、タイミング療法に通っていた間も、1回の周期で1回しかタイミングがとれていませんでした。産婦人科にはこの日とこの日、と指示されましたが体力的に厳しく、その日にちを踏まえつつ市販の排卵検査薬で確認し、この日だ！という日にのみ行っておりました。

回数が少ないため授かれなかったのかと思い、シリンジ法も取り入れ今2周期ほど使用しています。また、主人は再婚であり、元奥さんとの間に子供もいます。

体外受精の方がいいかもと言われてしまったこと、主人が不妊治療に協力的じゃないことも相まって、子供ができない身体なのではと悩んでおります。

通水検査後妊娠率が上がるという

情報も聞くので、それを期待しているのですが、このままシリンジ法の回数を増やしつつタイミングを測っていれば、授かる可能性はあるのでしょうか？

お返事

現在はタイミング指導をされているのですね。月経サイクルは順調で28日型、基礎体温は低温期と高温期の温度差が少し少ないような気がします。

温度差は0.3度以上とされていますので、排卵後の温度の上昇が低いのかもしれません。

これについては、排卵後に血液検査を行うと黄体ホルモンの状態が確認できますので、基礎体温については医師に相談されてはいかがでしょう。

卵管は片側でも通過していれば問題はないので、妊娠可能と考えます。

精子の状態についてですが、タイミング療法やシリンジ法で行う場合、精子の禁欲期間は3～4日とされています。

禁欲期間が長いと精子の所見はよくないので、禁欲期間は少し気にされたほうがよいのかもしれません。

ご主人が積極的な治療を希望されていないので、タイミングを継続していくことになるのではないかと思います。

子宮卵管造影検査後に、比較的妊娠成立するということもあります。これは、検査をすることによって卵管の通過性がよくなり、不純物が取り除かれるためということもあるようです。

いつ妊娠してもよい状態はつくっておいたほうが良いと思いますので、バランスの良い食事や適度な運動、十分な睡眠を心がけるようにしてください。

治療のステップアップについては、ご主人の様子をみながら相談されてください。

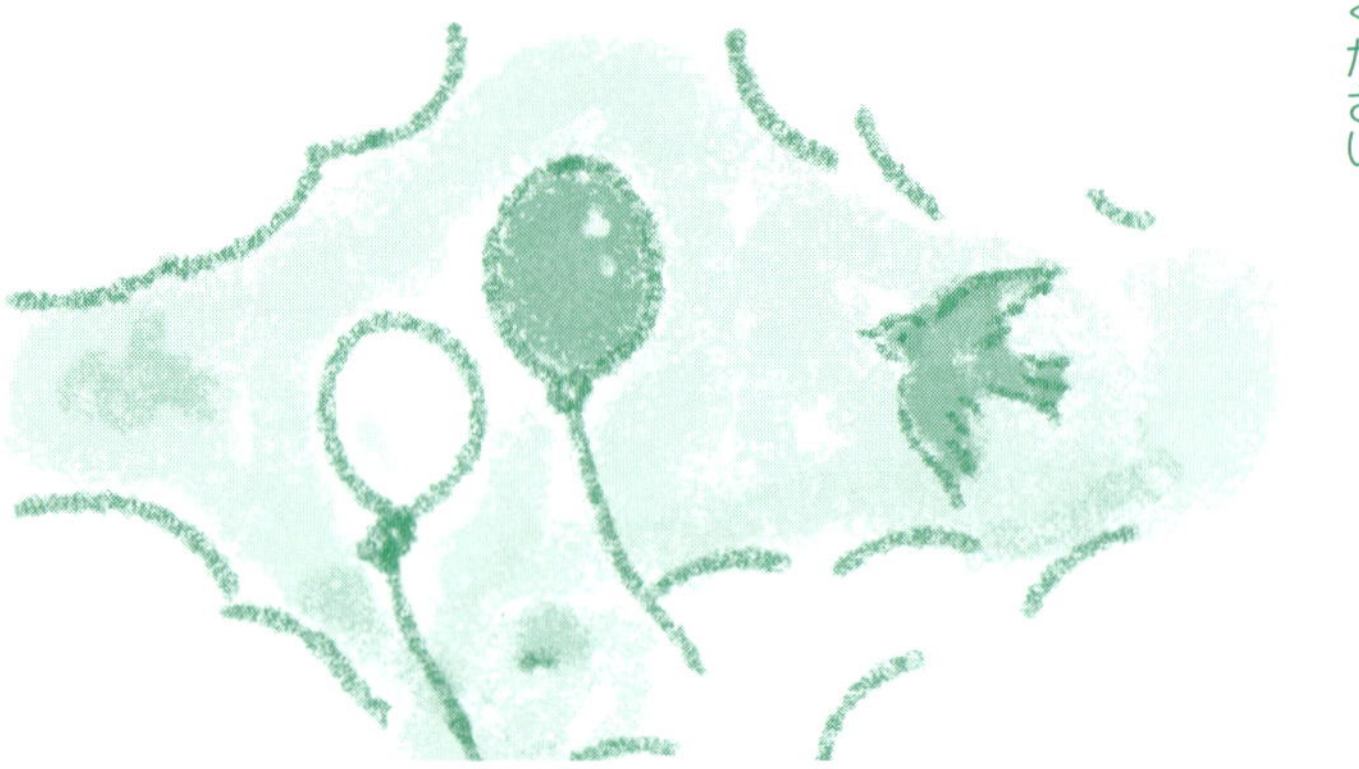

content 3

第4子を希望し、体外受精を考えています。

41～45歳・長崎県

3人の女の子の母で、今年再婚しました。

交際当初から男の子が欲しいねと話していて、奇跡を信じて現在も妊活を頑張っていますが、妊娠できるわけがありません。というのも7年前に卵管を結んだからです。

どうしても諦めきれず、体外受精をしてみようと考えていますが、費用や保険適用についてよくわからず踏み出せません。

年齢的にもラストの出産です。力を貸してほしいです。お願いします。

ちなみに3人とも帝王切開で出産しています。

お返事

第4子を希望され、体外受精を考えているのですね。保険適用で体外受精を行う場合、43歳未満であれば3回が適用となります（43歳の誕生日前日まで）。

43歳を過ぎてしまった場合には、自由診療となります。

金額は施設によって異なりますが、おおよそ40～45万円前後で治療を行っている施設が多くあります。

保険適用での治療の場合、採れた卵子の数や受精した受精卵（胚）の数によって金額が変わります。

数が多ければ多いほど、費用も掛かるということになります。

通常、卵子や受精卵の個数が2～5個であれば10万円前後ではないかと思います。

不妊治療施設についてですが、ホームページなどでいくつかの施設を検索し、通院しやすい場所にある施設が良いと思いますので、まずはその地域の医師にご相談ください。

医師とより詳しく妊娠への可能性などを話され、今後に向かわれると良いかと思います。

同じく、奇跡は信じたいものですね。

content 4

治療を一旦中断するか迷っています。

26〜30歳・大阪府

28歳です。軽い子宮内膜症があります。今年の春にコンジローマの治療も行いました。子宮内膜症については現状では特に気にしなくてもよいとのことです。

自己流タイミング療法で約10ヶ月自然妊娠が難しかったのでクリニックへ通っていました。それからタイミング療法を3回行いました。

しかし、今は子供がほしいかわからないので通院を一旦止めています。保険適用の不妊治療も回数が決まっていると知り、こんな中途半端な気持ちで妊活をすべきかわかりません。

将来的に子供は欲しいです。しかし今かどうかはわかりません。28歳なので、年齢を考えると早い方が良いことは分かります。どこへ相談すればよいかもわかりません。

このまま子供が欲しいと思うまで不妊治療は止めておくべきなのでしょうか。

お返事

子宮内膜症は治療しなくてよい範囲とのことで安心しました。コンジローマの方も治療をされたのですね。

妊活については、3カ月間タイミング指導を受け、現在は一旦お休みをしているのですね。

不妊治療の体外受精の保険適用については、年齢によって、回数に制限があります。

40歳未満であれば6回が保険適用となります。現在の年齢から考えると、もう少しお休みをして、妊活しようと思われたときに治療を再開するということでも問題はないかと思いますが、卵子の質の低下は回避することはできません。

今は子供が欲しいのかわからない状態にあるようですから、今の段階で治療を継続することは得策ではないと思うのですが、二人で話し合いをされ、どうするかを決められるとよいのではないでしょうか。

治療についての相談は、通院している施設に不妊相談ができるスタッフがいれば相談されるのがいいですし、自治体でも不妊相談を行っていますので、そちらで相談されても大丈夫です。焦らずにゆっくりと考えていきましょう。

content 5

AIDについて

31〜35歳・神奈川県

自分は一般女性、相手はＦｔＭ（トランス男性）のため、相手の兄弟から精子提供を受ける形で人工授精を計画しています。

初めての事だらけのため、まずはこの条件下での妊活をサポートしてくださる病院があれば、できればそこで自分の身体の妊娠可能性を不妊検査やブライダルチェックなどで確認したいのですが、一件ずつ問い合わせていくしかないでしょうか？

できれば神奈川県内、東京都内で検討しています。もし実績のある情報等がありましたら教えていただけると嬉しいです。

お返事

第三者提供精子による人工授精を希望されているのですね。

実施登録のある施設をご案内いたしますが、現在実際に行っているかについては、こちらでは把握しておりませんので、ご確認をお願いいたします。東京都…京野アートクリニック・慶應義塾大学病院・オーク銀座レディースクリニック・はらメディカルクリニック・クリニック飯塚、以上が登録施設です。

ご参考になれば幸いです。

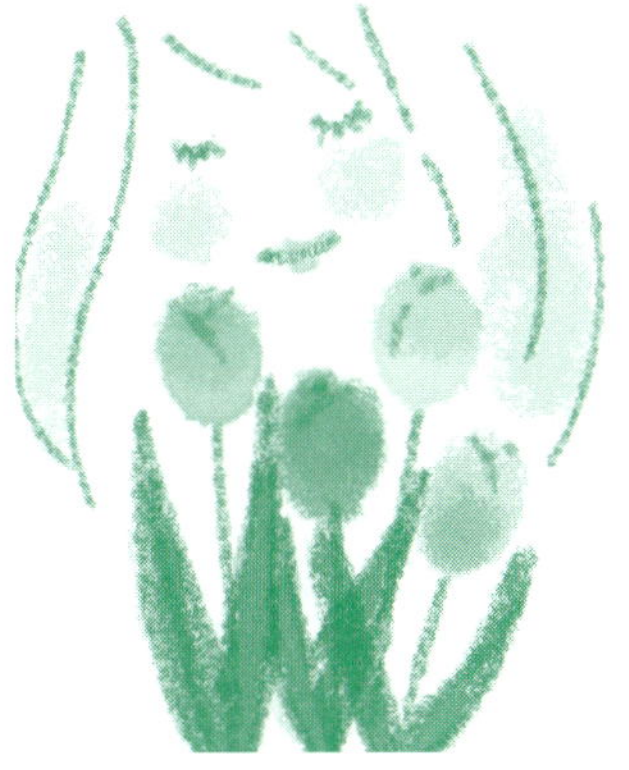

content 6

超高齢出産でハイリスクになるため、出産する病院を決めてからでないと不妊治療を進められないと言われました。

46歳以上・愛知県

愛知在住ですが、東京の病院で不妊治療をしています（不妊治療が可能である判断はもらいました）。

先日医師から、不妊治療を正式に開始するには、超高齢出産そしてハイリスクになるため、出産する病院を愛知県で決めて、その病院から許可が出たら不妊治療を進めますと言われました。

不妊治療は今日からでも行えるが、出産する病院の確約をもらってから行いたいと。

そんなことあるのでしょうか？ 老いも若きも妊娠8週目で出産する病院に予約を入れると思います。

お返事

都内の施設に通院されているのですね。その施設では、ハイリスク要因があるため、先に出産する施設を見つけて、医師の承諾を受けてから、不妊治療を開始するということなのですね。

探さないことには治療がスタートできないので、地元の施設でハイリスクが予想される場合の出産施設候補に問い合わせをされるのが望ましいかと思います。

ある程度大きな施設ということになりますが、総合病院や大学病院、母子センターなどになるのではないかと思います。

一般的には妊娠が確定してから出産する施設を受診して分娩の予約を取るという流れかと思います。

今回、治療を前にした段階でハイリスクを先に考慮し、まずは安全で安心な治療から安全で安心な妊娠・出産を！と強く考えたのは医師として自然な流れかと思いますが、もしかしたらその説明や言い方に威圧的なところが感じられて、あなたも気にされてしまったのかもしれませんね。

確かに、産科における安全とは第一に母子の命を守るためにありますから、それだけ危険が伴う面もあるということの表示だったのでしょう。

数%であろうとも、毎年何らかの形でリスク回避ができていなかったり、実際にトラブルが生じていることを示唆しているのかもしれません。起きてからでは済まないこともあるでしょう。

老いも若きも妊娠8週目で出産する病院に予約を入れると一般的に考えていたとしても、その医師は、準備をしてから始めたいとの考え、方針があるのでしょうね。

何はともあれ、出産施設を探してみましょう。

そしてぜひ、治療ではあなた自身が元気で、次に妊娠され、次に元気なお子さんを産みましょう。

そうなられることを心から願います。

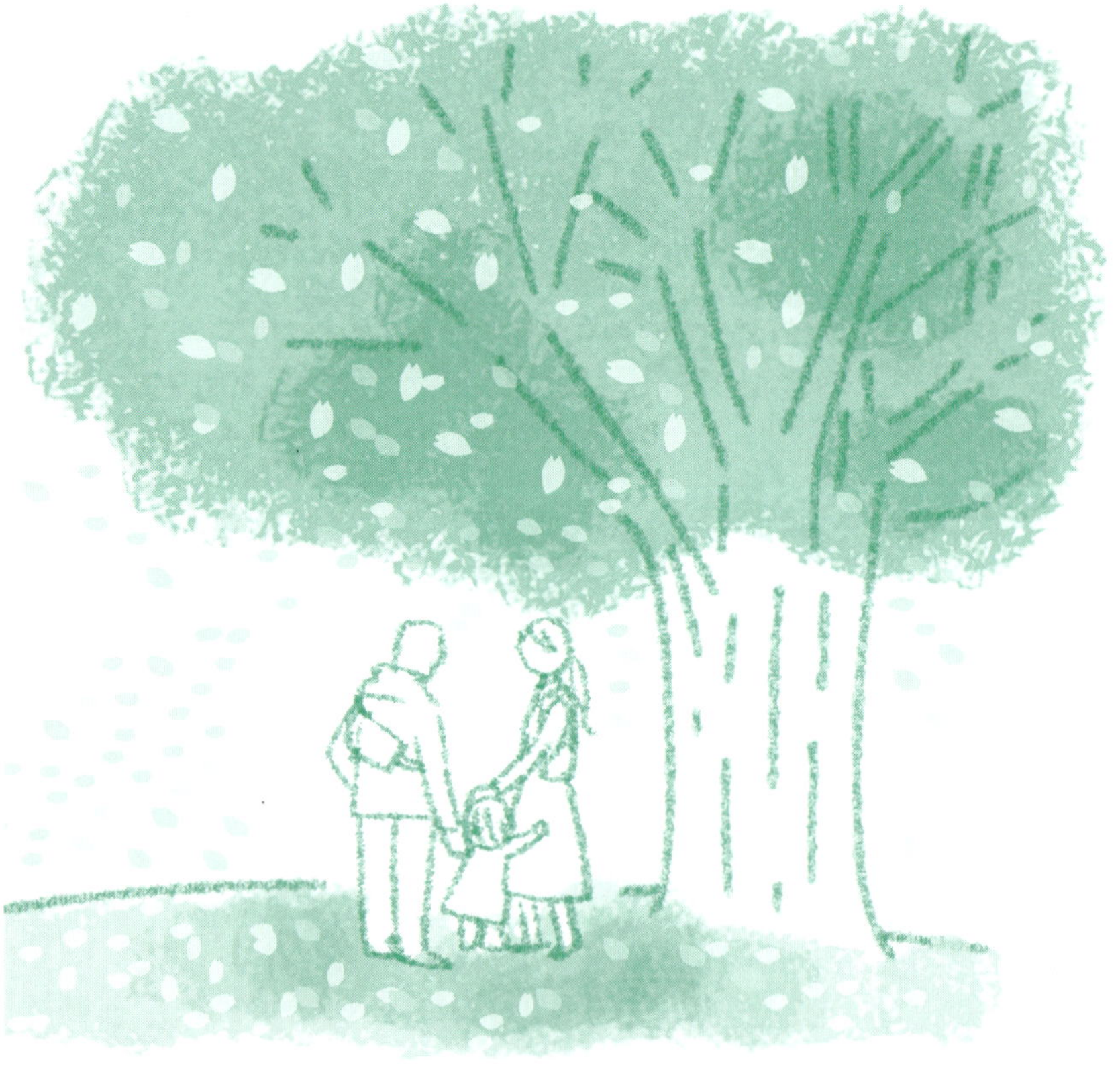

content 7

今後の凍結胚移植について

36～40歳・千葉県

妻が今年に入り2回胚移植を行いましたが、1回目は心拍確認後の9週目、2回目は妊娠判定が出たものの胎嚢確認前に流産しました。

　来月また凍結胚にて胚移植する予定ですが、2回流産が続いたことで、保険適用回数もあり悩んでいます。

　妻の年齢は31歳で、胚移植前のクリニックの検査では子宮等に大きな問題はありませんでした。また凍結している胚もグレードは良質ではないが使用可能な範囲です。アドバイス等をご教示いただけましたら幸いです。

お返事

初回の胚移植では妊娠成立後9週で流産とのことですが、絨毛検査などは行わなかったのでしょうか?

　この検査で胎児側に問題があったのかが判断できますが、検査を行っていない場合には、母体側、胎児側どちらに問題があったのかが判断できない状態です。偶発的に起こる流産もあります。

　現在、凍結している受精卵のグレードは良質ではないが胚移植できるものとありますが、グレードはあくまでも見た目の判断ですので、グレードが良くない受精卵でも妊娠成立し、健康な子供は誕生しています。

　とはいえ、保険適用には回数制限があるため、このまま胚移植をするのか、凍結受精卵を破棄し、新たに採卵するのかということになります。

　2回胚移植を行い、妊娠反応が出ているので、残りの受精卵も十分に良い結果に繋がる可能性はあるかと思います。

　今後ご夫婦で十分に相談していただき、納得のいく治療を選択されるのがよいかと思います。

　医師にも相談されてはいかがでしょう?

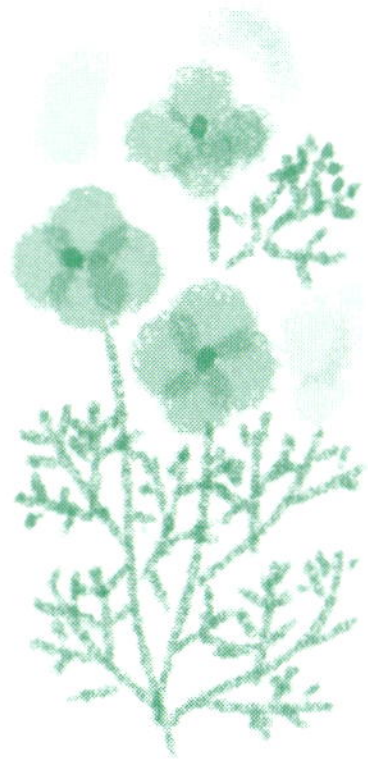

content 8

排卵日までの日にちと喫煙について

31～35歳・福島県

現在、不妊治療をしており、タイミング療法を4回、人工授精を1回してもなかなか妊娠に至らず、悩んでいます。

　二人共に色々検査をしましたが、私の初回FSH、LH、プロラクチンの値が引っかかり、排卵誘発剤（クロミッド、フェマーラ、レトゾール）、黄体ホルモン（ルトラール）を処方してもらい、タイミング法を4回した後、また私のホルモン検査をしたところ異常なしで人工授精に1回挑みましたが、撃沈でした。

　今度、人工授精2回目を迎えようとしています。ただ、タイミング療法を始めた当初は排卵日が低温期20日目だったのが18日目、17日目、15日目までと徐々に早くなっていて、それは卵子の質的には進歩なのでしょうか?

　また、私は喫煙者で初回診察時にタバコを止めるようにと強く言われましたが、なかなかやめられず、紙タバコから加熱式タバコに変え、それから本数を徐々に減らし、今は1日に3本程度までは減らしましたが、その3本がなかなか止められません。

　やはり、加熱式タバコ3本でも、吸っていたら、卵子の質に悪影響なのでしょうか?

　なかなか妊娠に至らないストレスも相まってスパッと禁煙ができず、悪循環です。

　ストレスがどうとか言わずにしっかりタバコを止めないと妊娠することは難しいのでしょうか?

　医者には恐くて相談できないのでご教示願います。

お返事

現在、不妊治療をされていて、タイミング4回、人工授精1回施行、排卵誘発剤を服用しているのですね。

　質問1、排卵日までの日にちが以前より短縮されてきた。これは、排卵誘発剤を服用したことにより、卵胞の成熟度が良くなってきたためではないかと考えられます。

自力では排卵まで少し時間がかかっていたのが、薬を服用したことで早く発育し、中に入っている卵子もより成熟した状態で排卵ができているのではないでしょうか。

質問2、喫煙について。妊娠初期の時期は、胎児の体を形成する大事な時期になります。この時期にニコチンやアルコールの影響を受けると、胎児に対する影響が出ると言われていますので、禁煙・禁酒は必要かと考えます。以前よりは、本数も減らしていますし、妊娠反応が出た段階で完全に禁煙していただければよいかと思います。ここまで本数を減らしていただいたので、あともう少しです。

質問3、加熱式のタバコについて。これも同様に胎児への影響がありますので、妊娠反応が出たら禁煙しましょう。

卵子の質への影響については、個人差や年齢的な要因もありますので一概には言えませんが、影響が全くないとは言えないと思います。

環境ホルモンなどの影響も関係してくるかと思います。喫煙していても妊娠成立は可能ですが、流産率や胎児の発育遅延などは関連すると思います。

質問4、AMHの低値と喫煙は関係あるかどうか。全くないとは言い切れません。ホルモンの影響や生活環境なども多少影響は受けていると考えられます。

現在、33歳でAMH値が0・18ですから、なるべく早く体外受精を考えた方がよいかと思います。今のうちに体外受精で受精卵を複数個作り、凍結保存しておいた方が良いかと思います。

治療を継続していく中で、不安に感じることなどもあるかと思いますが、なるべく医師や看護師などに相談しながら治療ができるとよいでしょう。

タバコについては、改善されていますので、神経質に考えなくて大丈夫です。

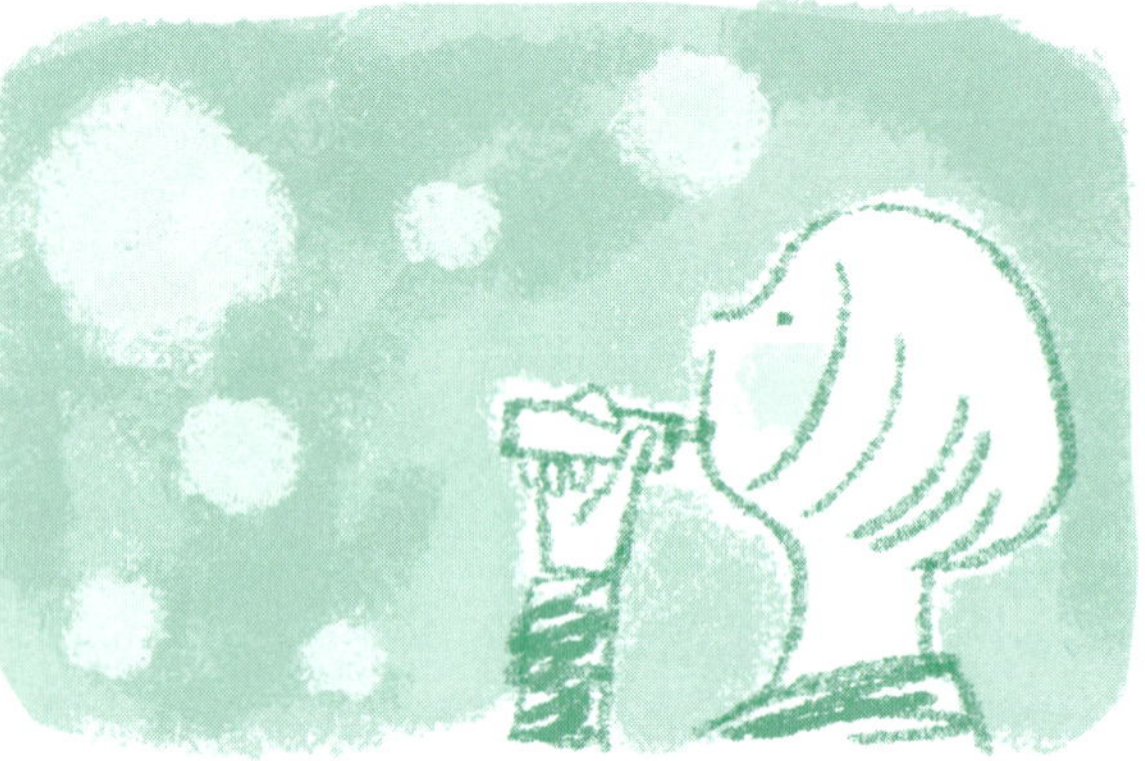

content 9

これから不妊治療を始めるにあたり、相談させてください。

46歳以上・埼玉県

不妊治療をせず自然にできればいいと思っていましたが、やはりどうしても自分の子供が欲しいと思うようになりました。

不妊治療はいつまで受けさせてもらえるのでしょうか。とりあえず、不妊治療によって妊娠が可能かどうか知りたいと思っています。どのような病院を選んだらよいでしょうか。

お返事

不妊治療についてのご相談ですね。現在の年齢は46歳以上とのことですが、月経は順調にありますか？ご自分のお子様を希望されることは自然なことですので、チャンスがあるのであれば、治療をしていただいた方がよいかと思います。

不妊治療はいつまで受けられるかということですが、これは施設によって異なると思います。年齢制限をしている施設もあれば、希望される限り治療を行う施設もありますので、受診される施設へ直接お問い合わせいただき確認が必要かと思います。

妊娠が可能かどうかということですが、まずは病院を受診し、妊娠できる状態であるのか、検査が必要です。ご主人の検査も併せて行うとよいと思いますので、お二人で受診されてください。

不妊治療を行う際に、いろいろな検査がありますので、月に数回は通院が必要になると思います。自宅から通院しやすい場所にある施設か、職場から通院しやすい施設がよいかと思います。

ホームページでいくつかの施設を検索し、選択されてはいかがでしょう。

実際に相談し、医師と顔を合わせていただき、話しやすい医師がいる施設がよいかと思います。

年齢的なこともあり、心無い言葉を言われてしまうかもしれませんが、まずは相談してみましょう。

content 10

主人が膣内射精できません。

26～30歳・滋賀県

主人が性交渉をする際に射精することができません。自慰行為では行うことができるのですが、性交渉となるとできません。泌尿器科を受診しましたが、射精を促す薬はないらしく、精神的な不安を取り除く薬をもらいました。もしこの薬を飲んでダメだった場合、人工授精を考えた方がよいのでしょうか。

お返事

タイミングを取る際に、膣内射精ができないがマスターベーションは可能とのことですね。

泌尿器科を受診し、薬の処方があるようですので、まずは薬の効果の様子を見てください。

その様子から難しい場合には、ご主人もプレッシャーとなってしまいますので、排卵日に合わせて、精液を採取し、子宮内に入れる人工授精か、シリンジ法といって、精液を清潔な容器に採取し、それをスポイトですくい膣内に注入する方法もあります。シリンジ法はキットを病院で購入できます。

精子の所見などの検査で問題はありませんか?

シリンジ法によるタイミングか人工授精かになりますので、ご夫婦で話し合い、詳しくは医師にご相談いただくのがよいかと思います。

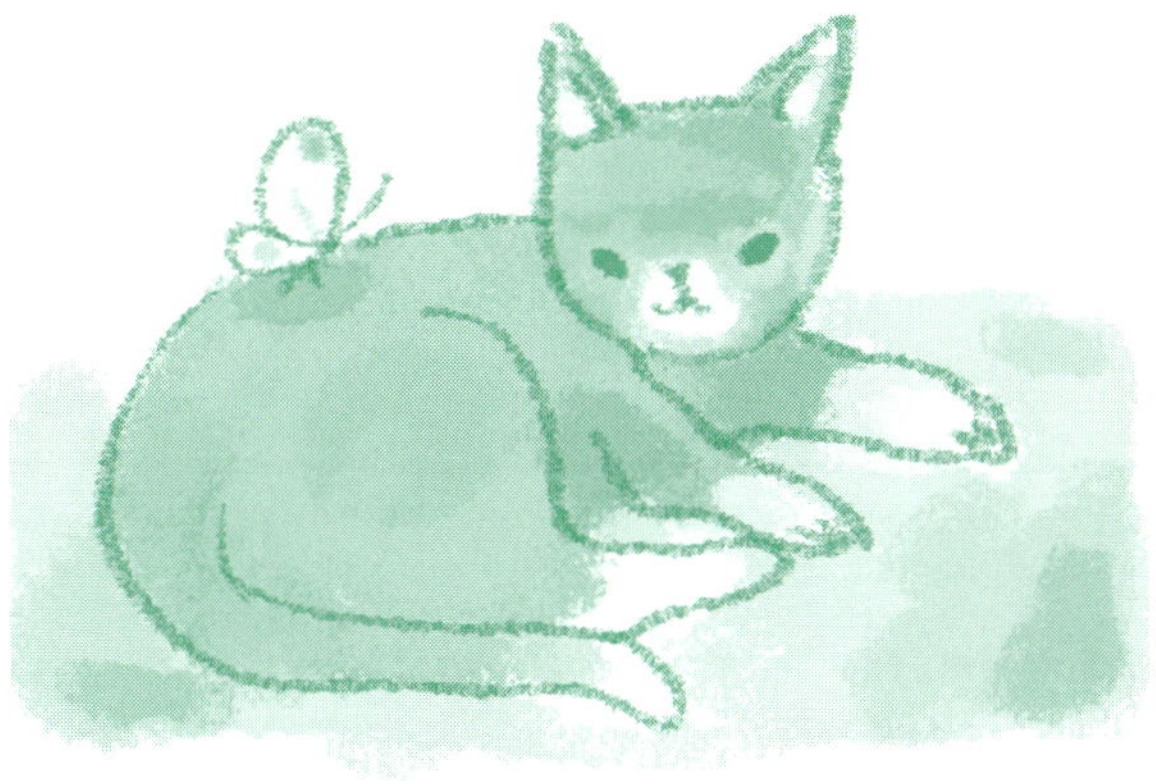

content 11

体重変化と不妊、不正出血について

41～45歳・三重県

ダイエットと不妊の関係について、また、不正出血中の卵巣刺激についてお伺いしたいです。

２０２２年から体外授精／顕微授精を行っています。

8月から転院し、27日から卵巣刺激を行いましたが、卵胞が発育していませんでした。そのため、9月2日からFSH製剤の注射はやめて、クロミッドのみで卵巣刺激をしています。

また、大幅に体重増加したため（オランザピン内服により、3月～7月の4ヶ月間で5.5㎏増加、太りやすい体質ではありません。また、心療内科でオランザピンはリスペリドンに変更していただきました）、7月から炭水化物を1日50g以下にするように糖質制限ダイエットをしており、7月から8ヶ月の1ヶ月で2.3㎏近く減量しましたが、元の体重まであと3㎏減らす必要があります。

質問1、7月（体重増加に気づいたころ）から不正出血があり、ドロエチを内服しても生理1日目ぐらいの出血がありました。ドロエチを内服しても不正出血が続いていることをお伝えしましたが、エコーも確認せずに、卵巣刺激をして上手くいかなかった状況です。

そもそも生理かどうかわからない出血のときにエコーも確認せずに卵巣刺激を開始するものでしょうか?

質問2、ダイエットが不妊の原因になることを強調した、ダイエットに警鐘を鳴らす記事（ダイエットはいま一度検討しましょうという内容）を見つけてしまいました。ダイエットは本当に不妊を誘発するのでしょうか?

もともとは１５６㎝、40㎏です。特にダイエットした訳でもなく、普通に食事も飲み会なども行きますが、普段はそれでも40㎏です。生理不順とか、採卵できないとか、特に支障はありません。

オランザピンという薬の影響で食事量が普段の2倍になり、7月にはピークの45・5㎏になり、強いショックを受けると同時にすごく体重を気

にするようになり、なんとか43・2kgまで減量できました。あと1ヶ月で3kg痩せるつもりで糖質制限しています。

不妊治療で、仕事を時短した分、残業をして埋め合わせる生活が2年続いています。基本的に毎日残業で、家事もあり、夜中までスマホを触れないほど時間に追われているため、運動する時間などありません。

ただ増加した体重を元に戻したいだけなのに（体重が増えて喜ぶ人の方が少ないと思います）、それがそんなに悪いことなのでしょうか？

不妊治療のために、時間もお金もやりたい事も全て犠牲にしてきたため、最近は、年齢的にもほぼ不可能（AMHも1.3なので低値です）なことはわかっており、少しは自分のことにも目を向けてもよいのではと考えています。

お返事

急激な体重増加や体重減少により月経周期が乱れることがあります。そのため、体重管理は必要となります。

オランザピンの投与により体重増加をきたすことがあるため、体重増加が見られた場合には、食事療法や運動療法の適切な処置を行うことと添付文書にもあります。増加してしまった分の体重を元に戻す必要はあるかもしれません。

質問1、不正出血が続いている状態で、エコーも確認せずに卵巣刺激をした…超音波で子宮や卵巣を確認することで状況を把握することができますが、医師の判断として超音波所見は必要とないと判断されたのではと思われます。

質問2、ダイエットが不妊の要因となるか…急激なダイエットによって、ホルモンのバランスが乱れ、月経が止まってしまうことは起こりうることです。ホルモンバランスを崩さないダイエットが必要となります。

もちろん個人差はあるかと思いますが、不妊クリニックにおいては、急激なダイエットまたは短期間での急激な体重増加には注意が必要と考えています。

相談者様の場合、元の体重のBMI標準値はやや減少傾向にあるかと思いますので、あまり体重は気にしなくて良いのではと思います。

不妊治療を行うために、仕事に励んでこられたのですから、少し力を抜きつつ、ご自分のやりたいこともやりながら、継続されるのもよいことではないでしょうか。

ご主人との時間も大切に、治療を離れての二人の時間も必要ですね。無理せず進めていくのはいかがでしょう。

content 12

戸籍を変更し、提供精子での妊娠を希望しています。

31〜35歳・茨城県

私は性同一性障害で、戸籍の性別を女性から男性に変更しました。奥さんとの子供が欲しく、精子提供で授かりたいと考えています。

茨城県で対応していただける病院や、最適な治療方法についてご相談したいです。

お返事

国内で提供精子による不妊治療を実施している施設は数少なく、茨城県内には登録施設が見当たりません。

都内には、慶応義塾大学病院・はらメディカルクリニック・クリニック飯塚等が登録されております。現在実際に実施しているかについての詳細はわかりません。

登録施設以外にもあるかもしれませんが、こちらでは把握しきれていないのが現状です。

右記施設に問い合わせをしていただくのがよいかと思います。

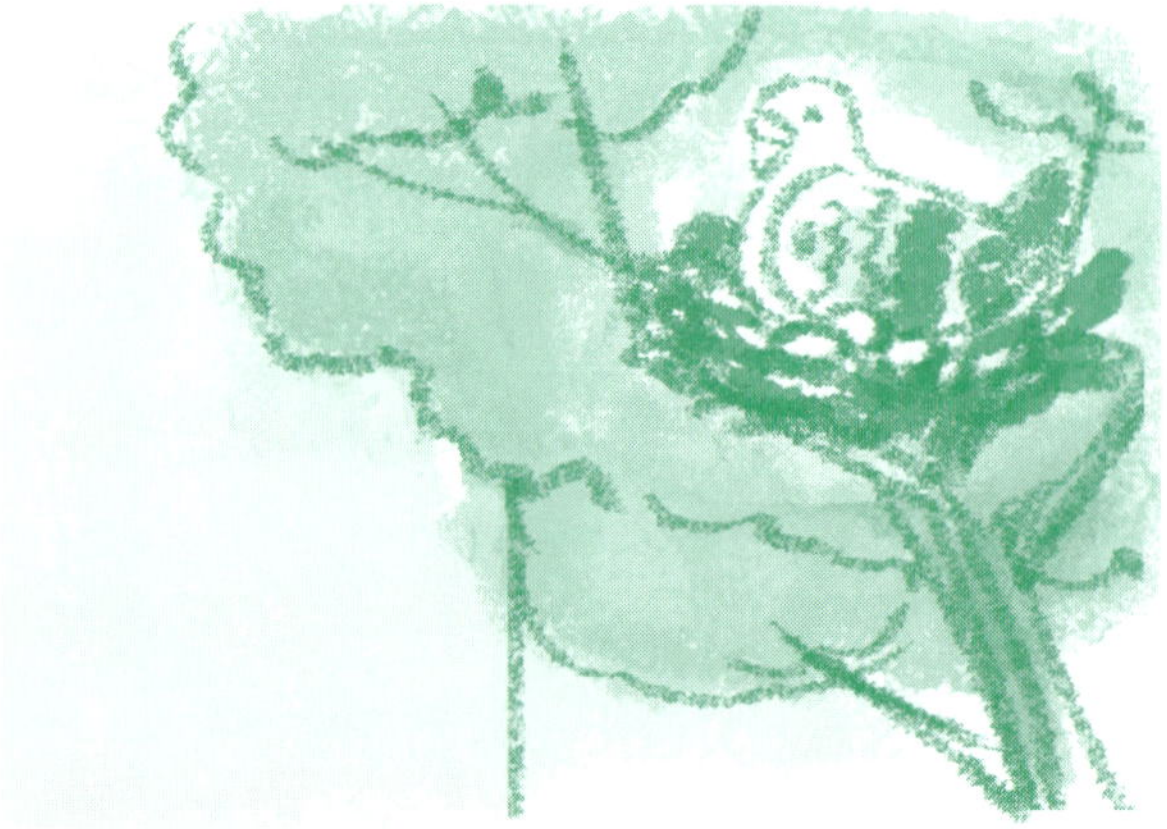

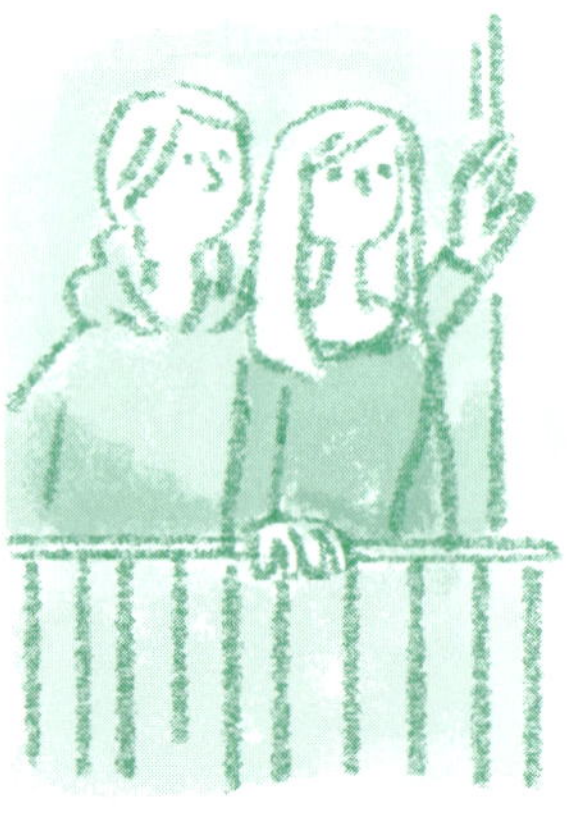

2025 年 2 月時点 (当センター調べ)
注 : 変更が生じる場合があります。詳しくは各治療施設のオフィシャル HP などでご確認ください。

全国の不妊治療 病院&クリニック

あなたの街で不妊治療を受けるための病院&クリニック案内です。
どこの病院に行こうかな？ 望む治療が受けられるかな？
病院選びの参考に！！

- 全国を 6 地方に分け、人工授精以上の不妊治療を行っている病院&クリニックを一覧にしています。

- クリニック名の前にある ● 印は日本産科婦人科学会に登録のある生殖補助医療実施施設を元に、当センターのアンケート調査から体外受精実施施設として確認がとれた病院・クリニックを掲載しています。詳しくは直接各施設にお問合せください。

- ピックアップクリニックとして、診療や治療に関する 24 項目をあげて案内する病院&クリニックがあります。各項目のチェックは、
  ○… 実施している ●… 常に力を入れて実施している △… 検討中である ×… 実施していない
  で表記をしています。(保険診療に関しては、実施している○ か、実施していない× で表記しています)
  また、自由診療における体外受精費用、顕微授精費用の目安も案内しています。

ピックアップクリニックの紹介例

❖ あいうえおクリニック　**あい市**
Tel.000-000-0000　あい市うえお北町 3-2-7　since 1988.4

診療日	月	火	水	木	金	土	日	祝祭日
am	●	●	●	●	●	●	-	-
pm	▲	●	-	●	▲	-	-	-

予約受付時間 8 9 10 11 12 13 14 15 16 17 18 19 20 21 時

▲月・金曜日の午後は 15:00 ～ 17:00

自由診療の料金
体外受精費用 27 万～38 万円
顕微授精費用 35 万～45 万円

保険：一般不妊治療 … ○
保険：体外受精 ……… ○
保険：顕微授精 ……… ○
男性不妊…○連携施設あり
不育症 …………………… ●
漢方薬の扱い ………… ○
治療費の公開 ………… ○
妊婦健診……○ 10 週まで

自由：体外受精 ……… ●
自由：顕微授精 ……… ●
調節卵巣刺激法 ……… ●
低刺激・自然周期法 … ○
着床不全 ……………… ●
勉強会・説明会 ……… ●
PICSI ……………………… △
IMSI……………………… ●

タイムラプス型インキュベーター ●
ERA検 査 …………… ○
EMMA・ALICE 検 査 … ○
SEET 法 ……………… ○
子宮内膜スクラッチ … ○
PRP………………………… △
PGT-A ………………… ×
子宮内フローラ検査 … ○

[各項目のチェックについて] ○ … 実施している ● … 常に力を入れて実施している △ … 検討中である × … 実施していない

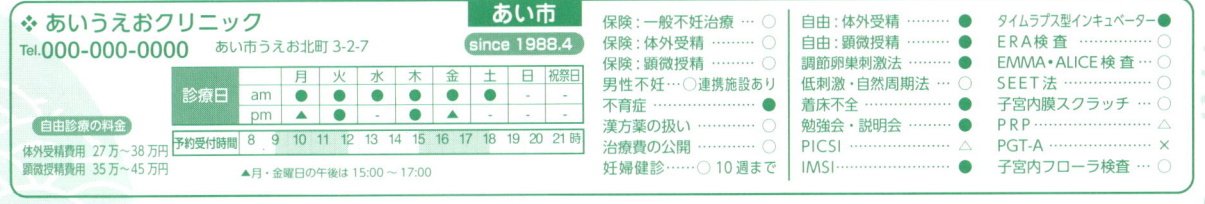

北海道・東北地方

北海道

● エナ麻生 ART クリニック
Tel.011-792-8850 札幌市北区

● さっぽろ ART クリニック
Tel.011-700-5880 札幌市北区

● 北海道大学病院
Tel.011-716-1161 札幌市北区

● さっぽろ ART クリニック n24
Tel.011-792-6691 札幌市北区

● 札幌白石産科婦人科病院
Tel.011-862-7211 札幌市白石区

● 青葉産婦人科クリニック
Tel.011-893-3207 札幌市厚別区

● 五輪橋マタニティクリニック
Tel.011-585-3110 札幌市南区

● 手稲渓仁会病院
Tel.011-681-8111 札幌市手稲区

● セントベビークリニック
Tel.011-215-0880 札幌市中央区

● 金山生殖医療クリニック
Tel.011-200-1122 札幌市中央区

円山レディースクリニック
Tel.011-614-0800 札幌市中央区

● 時計台記念病院
Tel.011-251-2221 札幌市中央区

● 神谷レディースクリニック
Tel.011-231-2722 札幌市中央区

● 札幌厚生病院
Tel.011-261-5331 札幌市中央区

● 斗南病院
Tel.011-231-2121 札幌市中央区

● 札幌医科大学附属病院
Tel.011-611-2111 札幌市中央区

● おおこうち産科婦人科
Tel.011-233-4103 札幌市中央区

福住産科婦人科クリニック
Tel.011-836-1188 札幌市豊平区

● KKR 札幌医療センター
Tel.011-822-1811 札幌市豊平区

● 美加レディースクリニック
Tel.011-833-7773 札幌市豊平区

琴似産科婦人科クリニック
Tel.011-612-5611 札幌市西区

● 札幌東豊病院
Tel.011-704-3911 札幌市東区

● 秋山ウィメンズ ART クリニック
Tel.0138-46-6660 函館市石川町

製鉄記念室蘭病院
Tel.0143-44-4650 室蘭市知利別町

● 岩城産婦人科
Tel.0144-38-3800 苫小牧市緑町

● とまこまいレディースクリニック
Tel.0144-73-5353 苫小牧市弥生町

● レディースクリニックぬまのはた
Tel.0144-53-0303 苫小牧市北栄町

● 森産科婦人科病院
Tel.0166-22-6125 旭川市７条

● みずうち産科婦人科医院
Tel.0166-31-6713 旭川市豊岡

● 旭川医科大学病院
Tel.0166-65-2111 旭川市緑が丘

帯広厚生病院
Tel.0155-65-0101 帯広市西６条

● おびひろ ART クリニック
Tel.0155-67-1162 帯広市東３条

釧路赤十字病院
Tel.0154-22-7171 釧路市新栄町

● 足立産婦人科クリニック
Tel.0154-25-7788 釧路市中園町

● 北見レディースクリニック
Tel.0157-31-0303 北見市大通東

● 中村記念愛成病院
Tel.0157-24-8131 北見市高栄東町

青森県

● エフ．クリニック
Tel.017-729-4103 青森市浜田

● レディスクリニック・セントセシリア
Tel.017-738-0321 青森市筒井八ツ橋

青森県立中央病院
Tel.017-726-8111 青森市東造道

● 八戸クリニック
Tel.0178-22-7725 八戸市柏崎

● 婦人科　さかもとともみクリニック
Tel.0172-29-5080 弘前市早稲田

● 弘前大学医学部付属病院
Tel.0172-33-5111 弘前市本町

安斎レディスクリニック
Tel.0173-33-1103 五所川原市一ツ谷

岩手県

● 岩手医科大学附属病院 内丸メディカルセンター
Tel.019-613-6111 盛岡市内丸

● 京野アートクリニック盛岡
Tel.019-613-4124 盛岡市盛岡駅前通

畑山レディスクリニック
Tel.019-613-7004 盛岡市北飯岡

産科婦人科吉田医院
Tel.019-622-9433 盛岡市若園町

平間産婦人科
Tel.0197-24-6601 奥州市水沢太白通り

岩手県立二戸病院
Tel.0195-23-2191 二戸市堀野

秋田県

藤盛レィディーズクリニック
Tel.018-884-3939 秋田市東通仲町

中通総合病院
Tel.018-833-1122 秋田市南通みその町

● 秋田大学医学部附属病院
Tel.018-834-1111 秋田市本道

● 清水産婦人科クリニック
Tel.018-893-5655 秋田市広面

市立秋田総合病院
Tel.018-823-4171 秋田市川元松丘町

秋田赤十字病院
Tel.018-829-5000 秋田市上北手猿田

あきたレディースクリニック安田
Tel.018-857-4055 秋田市土崎港中央

池田産婦人科クリニック
Tel.0183-73-0100 湯沢市字両神

● 大曲母子医院
Tel.0187-63-2288 大仙市大曲福住町

佐藤レディースクリニック
Tel.0187-86-0311 大仙市戸蒔

大館市立総合病院
Tel.0186-42-5370 大館市豊町

山形県

山形市立病院済生館
Tel.023-625-5555 山形市七日町

● 山形大手町ARTクリニック川越医院
Tel.023-641-6467 山形市大手町

● 山形済生病院
Tel.023-682-1111 山形市沖町

レディースクリニック高山
Tel.023-674-0815 山形市嶋北

● 山形大学医学部附属病院
Tel.023-628-1122 山形市飯田西

国井クリニック
Tel.0237-84-4103 寒河江市大字中郷

● ゆめクリニック
Tel.0238-26-1537 米沢市東

● さとうウィメンズクリニック
Tel.023-652-1117 天童市南小畑

たんぽぽクリニック
Tel.0235-25-6000 鶴岡市日枝鳥居上

宮城県

● 京野アートクリニック仙台
Tel.022-722-8841 仙台市青葉区

● 東北大学病院
Tel.022-717-7000 仙台市青葉区

産科婦人科メリーレディースクリニック
Tel.022-391-0315 仙台市青葉区

● たんぽぽレディースクリニック あすと長町
Tel.022-738-7753 仙台市太白区

● 仙台ソレイユ母子クリニック
Tel.022-248-5001 仙台市太白区

● 仙台 ART クリニック
Tel.022-791-8851 仙台市宮城野区

うつみレディスクリニック
Tel.0225-84-2868 東松島市赤井

大井産婦人科医院
Tel.022-362-3231 塩竈市新富町

● スズキ記念病院
Tel.0223-23-3111 岩沼市里の杜

福島県

● いちかわクリニック
Tel.024-554-0303 福島市南矢野目

● 福島県立医科大学附属病院
Tel.024-547-1111 福島市光が丘

● アートクリニック産婦人科
Tel.024-523-1132 福島市栄町

あべウイメンズクリニック
Tel.024-923-4188 郡山市富久山町

● ひさこファミリークリニック
Tel.024-952-4415 郡山市中ノ目

太田西ノ内病院
Tel.024-925-1188 郡山市西ノ内

寿泉堂綜合病院
Tel.024-932-6363 郡山市駅前

● あみウイメンズクリニック
Tel.0242-37-1456 会津若松市八角町

● 会津中央病院
Tel.0242-25-1515 会津若松市鶴賀町

● いわき婦人科
Tel.0246-27-2885 いわき市内郷綴町

PICK UP! 北海道地方 / ピックアップ クリニック

北海道

❖ 金山生殖医療クリニック

札幌市

Tel.011-200-1122　札幌市中央区北 1 条西 4-1-1 三甲大通り公園ビル 2F　since 2017.4

診療日	月	火	水	木	金	土	日	祝祭日
am	●	●	●	●	●	●	▲	-
pm	●	★	-	★	●	-	-	-

月・金曜午前 7:45 ～ 15:00、★火・木曜午前 7:45 ～ 13:00、午後 16:00 ～ 19:00、水・土曜 13:00 まで、▲日曜はHPをご確認ください。　予約は WEB にて 24時間受付。

予約受付時間	8	9	10	11	12	13	14	15	16	17	18	19	20	21	時

自由診療の料金

体外受精費用　26 万円～
顕微授精費用　31 万円～

保険：一般不妊治療 … ○
保険：体外受精 ……… ○
保険：顕微授精 ……… ○
男性不妊…○連携施設あり
不育症 …………………… ●
漢方薬の扱い ………… ○
治療費の公開 ………… ○
妊婦健診 ……………… ×

自由：体外受精 ……… ●
自由：顕微授精 ……… ●
調節卵巣刺激法 ……… ○
低刺激・自然周期法 … ●
着床不全 ……………… ●
勉強会・説明会 ……… △
PICSI ………………… ×
IMSI…………………… ×

タイムラプス型インキュベーター●
ERA検査 …………… ○
EMMA・ALICE 検査 … ○
SEET 法 …………… ×
子宮内膜スクラッチ … ○
PRP……………………… ×
PGT-A ……………… ×
子宮内フローラ検査 … ○

［各項目のチェックについて］ ○ … 実施している　● … 常に力を入れて実施している　△ … 検討中である　× … 実施していない

PICK UP!

東北地方 / ピックアップ クリニック

福島県

❖ あみウイメンズクリニック

会津若松市

since 2004.10

Tel.0242-37-1456　会津若松市八角町 4-21

診療日		月	火	水	木	金	土	日	祝祭日
	am	●	●	●	-	●	●	-	-
	pm	●	●	●	-	●	-	-	-

予約受付時間　8　9　10　11　12　13　14　15　16　17　18　19　20　21 時

※完全予約制

自由診療の料金

HP を参照
https://ami-clinic.jp/

保険：一般不妊治療 … ○
保険：体外受精 ……… ○
保険：顕微授精 ……… ○
男性不妊…○連携施設あり
不育症 ………………… ○
漢方薬の扱い ………… ○
治療費の公開 ………… ○
妊婦健診……○ 26 週まで

自由：体外受精 ……… ●
自由：顕微授精 ……… ●
調節卵巣刺激法 ……… ●
低刺激・自然周期法 … ○
着床不全 ……………… ○
勉強会・説明会 ……… △
PICSI ………………… ×
IMSI…………………… ×

タイムラプス型インキュベーター ×
ERA検査 …………… ×
EMMA・ALICE 検査 … ×
SEET 法 …………… ○
子宮内膜スクラッチ … ○
PRP……………………… ×
PGT-A ………………… ×
子宮内フローラ検査 … ×

関東地方

茨城県

● いがらしクリニック
Tel.0297-62-0936　龍ヶ崎市栄町

● 筑波大学附属病院
Tel.029-853-3900　つくば市天久保

● つくば ART クリニック
Tel.029-863-6111　つくば市竹園

● つくば木場公園クリニック
Tel.029-886-4124　つくば市松野木

● 筑波学園病院
Tel.029-836-1355　つくば市上横場

● 遠藤産婦人科医院
Tel.0296-20-1000　筑西市中舘

● 根本産婦人科医院
Tel.0296-77-0431　笠間市八雲

● おおぬき ART クリニック水戸
Tel.029-231-1124　水戸市三の丸

江幡産婦人科病院
Tel.029-224-3223　水戸市備前町

● 石渡産婦人科病院
Tel.029-221-2553　水戸市上水戸

植野産婦人科医院
Tel.029-221-2513　水戸市五軒町

岩崎病院
Tel.029-241-8700　水戸市笠原町

● 小塙医院
Tel.0299-58-3185　小美玉市田木谷

原レディスクリニック
Tel.029-276-9577　ひたちなか市笹野町

福地レディースクリニック
Tel.0294-27-7521　日立市鹿島町

栃木県

● 中田ウィメンズ & ART クリニック
Tel.028-614-1100　宇都宮市馬場通り

宇都宮中央クリニック
Tel.028-636-1121　宇都宮市中央

● 平尾産婦人科医院
Tel.028-648-5222　宇都宮市鶴田

福泉医院
Tel.028-639-1122　宇都宮市下栗

● ちかざわレディスクリニック
Tel.028-638-2380　宇都宮市城東

高橋あきら産婦人科医院
Tel.028-663-1103　宇都宮市東今泉

済生会 宇都宮病院
Tel.028-626-5500　宇都宮市竹林町

● 独協医科大学病院
Tel.0282-86-1111　下都賀郡壬生町

● 那須赤十字病院
Tel.0287-23-1122　大田原市中田原

● 匠レディースクリニック
Tel.0283-21-0003　佐野市奈良渕町

佐野厚生総合病院
Tel.0283-22-5222　佐野市堀米町

● 城山公園すずきクリニック
Tel.0283-22-0195　佐野市久保町

● 中央クリニック
Tel.0285-40-1121　下野市薬師寺

● 自治医科大学附属病院
Tel.0285-44-2111　下野市薬師寺

石塚産婦人科
Tel.0287-36-6231　那須塩原市三島

● 国際医療福祉大学病院
Tel.0287-37-2221　那須塩原市井口

群馬県

セントラル・レディース・クリニック
Tel.027-326-7711　高崎市東町

● 高崎 ART クリニック
Tel.027-310-7701　高崎市あら町

産科婦人科舘出張　佐藤病院
Tel.027-322-2243　高崎市若松町

● セキールレディースクリニック
Tel.027-330-2200　高崎市栄町

矢崎医院
Tel.027-344-3511　高崎市剣崎町

● 上条女性クリニック
Tel.027-345-1221　高崎市栗崎町

公立富岡総合病院
Tel.0274-63-2111　富岡市富岡

● JCHO 群馬中央病院
Tel.027-221-8165　前橋市紅雲町

● 群馬大学医学部附属病院
Tel.027-220-7111　前橋市昭和町

● 横田マタニティーホスピタル
Tel.027-219-4103　前橋市下小出町

● いまいウイメンズクリニック
Tel.027-221-1000　前橋市東片貝町

前橋協立病院
Tel.027-265-3511　前橋市朝倉町

● HILLS LADIES CLINIC(神岡産婦人科医院)
Tel.027-253-4152　前橋市総社町

● 山口 ART クリニック
Tel.0276-45-8518　太田市台之郷町

● ときざわレディスクリニック
Tel.0276-60-2580　太田市小舞木町

クリニックオガワ
Tel.0279-22-1377　渋川市石原

宇津木医院
Tel.0270-64-7878　佐波郡玉村町

埼玉県

● セントウィメンズクリニック
Tel.048-871-1771　さいたま市浦和区

● おおのたウィメンズクリニック 埼玉大宮
Tel.048-783-2218　さいたま市大宮区

泌尿器と男性不妊のクリニック ＜男性不妊専門＞
Tel.048-645-0223　さいたま市大宮区

● 秋山レディースクリニック
Tel.048-663-0005　さいたま市大宮区

● 大宮 ART クリニック
Tel.048-788-1124　さいたま市大宮区

● 大宮レディスクリニック
Tel.048-648-1657　さいたま市大宮区

● かしわざき産婦人科
Tel.048-641-8077　さいたま市大宮区

● あらかきウィメンズクリニック
Tel.048-838-1107　さいたま市南区

● 丸山記念総合病院
Tel.048-757-3511　さいたま市岩槻区

● 大和たまごクリニック
Tel.048-757-8100　さいたま市岩槻区

● ソフィア祐子レディースクリニック
Tel.048-253-7877　川口市西川口

● 永井マザーズホスピタル
Tel.048-959-1311　三郷市上彦名

● 産婦人科菅原病院
Tel.048-964-3321　越谷市越谷

● ゆうレディースクリニック
Tel.048-967-3122　越谷市南越谷

● 獨協医科大学埼玉医療センター
Tel.048-965-1111　越谷市南越谷

● スピカレディースクリニック
Tel.0480-65-7750　加須市南篠崎

● 中村レディスクリニック
Tel.048-562-3505　羽生市中岩瀬

● ゆずのき ART レディースクリニック
Tel.049-292-9800　川越市菅原町

● 埼玉医科大学病院
Tel.049-276-1297　入間郡毛呂山町

● 埼玉医科大学総合医療センター
Tel.049-228-3674　川越市鴨田

● 恵愛生殖医療医院
Tel.048-485-1185　和光市本町

● 大塚産婦人科小児科医院
Tel.048-479-7802　新座市片山

● ウィメンズクリニックふじみ野
Tel.049-293-8210　富士見市ふじみ野西

● ミューズレディスクリニック
Tel.049-256-8656　ふじみ野市霞ケ丘

● 吉田産科婦人科医院
Tel.04-2932-8781　入間市野田

● 所沢ウィメンズクリニックとこたま
Tel.04-2925-1050　所沢市東住吉

● さくらレディスクリニック
Tel.04-2992-0371　所沢市くすのき台

● 熊谷総合病院
Tel.048-521-0065　熊谷市中西

平田クリニック
Tel.048-526-1171　熊谷市肥塚

上尾中央総合病院
Tel.048-773-1111　上尾市柏座

みやざきクリニック
Tel.0493-72-2233　比企郡小川町

千葉県

● 高橋ウイメンズクリニック
Tel.043-243-8024　千葉市中央区

● 千葉メディカルセンター
Tel.043-261-5111　千葉市中央区

● 千葉大学医学部附属病院
Tel.043-226-2121　千葉市中央区

● 亀田 IVF クリニック幕張
Tel.043-296-8141　千葉市美浜区

● みやけウィメンズクリニック
Tel.043-293-3500　千葉市緑区

川崎レディースクリニック
Tel.04-7155-3451　流山市東初石

● おおたかの森 ART クリニック
Tel. 04-7170-1541　流山市おおたかの森

ジュノ・ヴェスタクリニック八田
Tel.047-385-3281　松戸市牧の原

● 大川レディースクリニック
Tel.047-341-3011　松戸市馬橋

松戸市立総合医療センター
Tel.047-712-2511　松戸市千駄堀

● かりんレディースクリニック
Tel.047-711-9577　松戸市松戸

● … 体外受精以上の生殖補助医療実施施設

● 昭和大学江東豊洲病院
Tel.03-6204-6000 江東区豊洲

● 五の橋レディスクリニック
Tel.03-5836-2600 江東区亀戸

● 京野アートクリニック品川
Tel.03-6277-4124 品川区北品川

● クリニック飯塚
Tel.03-3495-8761 品川区西五反田

● はなおか IVF クリニック品川
Tel.03-5759-5112 品川区大崎

● 昭和大学病院
Tel.03-3784-8000 品川区旗の台

● 東邦大学医療センター大森病院
Tel.03-3762-4151 大田区大森西

とちぎクリニック
Tel.03-3777-7712 大田区山王

● 藤田医科大学 羽田クリニック
Tel.03-5708-7867 大田区羽田空港

● キネマアートクリニック
Tel.03-5480-1940 大田区蒲田

● にしたん ART クリニック 渋谷院
Tel.0120-542-202 渋谷区渋谷

● ファティリティクリニック東京
Tel.03-3477-0369 渋谷区東

日本赤十字社医療センター
Tel.03-3400-1311 渋谷区広尾

● torch clinic
Tel.03-6467-7910 渋谷区恵比寿

● 恵比寿ウィメンズクリニック
Tel.03-6452-4277 渋谷区恵比寿南

恵比寿つじクリニック ＜男性不妊専門＞
Tel.03-5768-7883 渋谷区恵比寿南

● 桜十字ウイメンズクリニック渋谷
Tel.03-5728-6626 渋谷区宇田川町

● 田中レディスクリニック渋谷
Tel.03-5458-2117 渋谷区宇田川町

● アートラボクリニック渋谷
Tel.03-3780-8080 渋谷区宇田川町

● フェニックスアートクリニック
Tel.03-3405-1101 渋谷区千駄ヶ谷

● はらメディカルクリニック
Tel.03-3356-4211 渋谷区千駄ヶ谷

篠原クリニック
Tel.03-3377-6633 渋谷区笹塚

みやぎしレディースクリニック
Tel.03-5731-8866 目黒区八雲

● とくおかレディースクリニック
Tel.03-5701-1722 目黒区中根

● 峯レディースクリニック
Tel.03-5731-8161 目黒区自由が丘

● 育良クリニック
Tel.03-3792-4103 目黒区上目黒

● 目黒レディースクリニック
LineID.@296kumet 目黒区目黒

● 三軒茶屋ウィメンズクリニック
Tel.03-5779-7155 世田谷区太子堂

● 三軒茶屋 Artクリニック
Tel.03-6450-7588 世田谷区三軒茶屋

● 梅ヶ丘産婦人科
Tel.03-3429-6036 世田谷区梅丘

● 国立成育医療研究センター 周産期・母性診療センター
Tel.03-3416-0181 世田谷区大蔵

● ローズレディースクリニック
Tel.03-3703-0114 世田谷区等々力

● 陣内ウィメンズクリニック
Tel.03-3722-2255 世田谷区奥沢

● 田園都市レディースクリニック二子玉川分院
Tel.03-3707-2455 世田谷区玉川

にしなレディースクリニック
Tel.03-5797-3247 世田谷区用賀

用賀レディースクリニック
Tel.03-5491-5137 世田谷区上用賀

池ノ上産婦人科
Tel.03-3467-4608 世田谷区北沢

竹下レディスクリニック ＜不育症専門＞
Tel.03-6834-2830 新宿区左門町

● 慶應義塾大学病院
Tel.03-3353-1211 新宿区信濃町

● にしたん ARTクリニック 新宿院
Tel.0120-542-202 新宿区新宿

● 杉山産婦人科 新宿
Tel.03-5381-3000 新宿区西新宿

● 東京医科大学病院
Tel.03-3342-6111 新宿区西新宿

● 新宿 ARTクリニック
Tel.03-5324-5577 新宿区西新宿

HM レディースクリニック銀座
Tel.03-6264-4105 中央区銀座

● 銀座レデイースクリニック
Tel.03-3535-1117 中央区銀座

● 楠原ウィメンズクリニック
Tel.03-6274-6433 中央区銀座

銀座ウイメンズクリニック
Tel.03-5537-7600 中央区銀座

● 虎の門病院
Tel.03-3588-1111 港区虎ノ門

● 東京 AMH クリニック銀座
Tel.03-3573-4124 港区新橋

● 新橋夢クリニック
Tel.03-3593-2121 港区新橋

● 東京慈恵会医科大学附属病院
Tel.03-3433-1111 港区西新橋

● 芝公園かみやまクリニック
Tel.03-6414-5641 港区芝

● リプロダクションクリニック東京
Tel.03-6228-5352 港区東新橋

● 六本木レディースクリニック
Tel.0120-853-999 港区六本木

● 麻布モンテアールレディースクリニック
Tel.03-6804-3208 港区麻布十番

● 赤坂見附宮崎産婦人科
Tel.03-3478-6443 港区元赤坂

美馬レディースクリニック
Tel.03-6277-7397 港区赤坂

● 赤坂レディースクリニック
Tel.03-5545-4123 港区赤坂

● 山王病院 女性医療センター / リプロダクション・婦人科内視鏡治療センター
Tel.03-3402-3151 港区赤坂

● 表参道 ART クリニック
Tel.03-6433-5461 港区北青山

たて山レディスクリニック
Tel.03-3408-5526 港区南青山

● 東京 HART クリニック
Tel.03-5766-3660 港区南青山

● 北里研究所病院
Tel.03-3444-6161 港区白金

● 京野アートクリニック高輪
Tel.03-6408-4124 港区高輪

● 城南レディスクリニック品川
Tel.03-3440-5562 港区高輪

● 浅田レディース品川クリニック
Tel.03-3472-2203 港区港南

● にしたん ART クリニック 品川院
Tel.03-6712-3355 港区港南

● 秋葉原 ART Clinic
Tel.03-5807-6888 台東区上野

● よしひろウィメンズクリニック上野院
Tel.03-3834-8996 台東区東上野

あさくさ産婦人科クリニック
Tel.03-3844-9236 台東区西浅草

● 日本医科大学付属病院 女性診療科
Tel.03-3822-2131 文京区千駄木

● 順天堂大学医学部附属順天堂医院
Tel.03-3813-3111 文京区本郷

● 東京大学医学部附属病院
Tel.03-3815-5411 文京区本郷

● 東京科学大学病院
Tel.03-5803-5684 文京区湯島

中野レディースクリニック
Tel.03-5390-6030 北区王子

東京北医療センター
Tel.03-5963-3311 北区赤羽台

● 日暮里レディースクリニック
Tel.03-5615-1181 荒川区西日暮里

● 臼井医院 婦人科 リプロダクション外来
Tel.03-3605-0381 足立区東和

綾瀬駅前 臼井医院
Tel.03-5849-5540 足立区綾瀬

● 北千住 ART クリニック
Tel.03-6806-1808 足立区千住

アーク米山クリニック
Tel.03-3849-3333 足立区西新井栄町

● 真島クリニック
Tel.03-3849-4127 足立区関原

● あいウイメンズクリニック
Tel.03-3829-2522 墨田区錦糸

大倉医院
Tel.03-3611-4077 墨田区墨田

● 木場公園クリニック
Tel.03-5245-4122 江東区木場

東峯婦人クリニック
Tel.03-3630-0303 江東区木場

千葉県

● 鎌ヶ谷 ART クリニック
Tel.047-442-3377 鎌ヶ谷市新鎌ヶ谷

● 本八幡レディースクリニック
Tel.047-322-7755 市川市八幡

● 東京歯科大学市川総合病院
Tel.047-322-0151 市川市菅野

● 西船橋こやまウィメンズクリニック
Tel.047-495-2050 船橋市印内町

北原産婦人科
Tel.047-465-5501 船橋市習志野台

共立習志野台病院
Tel.047-466-3018 船橋市習志野台

● 船橋駅前レディースクリニック
Tel.047-426-0077 船橋市本町

● 津田沼 IVF クリニック
Tel.047-455-3111 船橋市前原西

● くぼのや IVF クリニック
Tel.04-7136-2601 柏市柏

● 中野レディースクリニック
Tel.04-7162-0345 柏市柏

● さくらウィメンズクリニック
Tel.047-700-7077 浦安市北栄

● パークシティ吉田レディースクリニック
Tel.047-316-3321 浦安市明海

● 順天堂大学医学部附属浦安病院
Tel.047-353-3111 浦安市富岡

● そうクリニック
Tel.043-424-1103 四街道市大日

● 東邦大学医療センター佐倉病院
Tel.043-462-8811 佐倉市下志津

● 高橋レディースクリニック
Tel.043-463-2129 佐倉市ユーカリが丘

● 日吉台レディースクリニック
Tel.0476-92-1103 富里市日吉台

増田産婦人科
Tel.0479-73-1100 匝瑳市八日市場

旭中央病院
Tel.0479-63-8111 旭市イ

● 宗田マタニティクリニック
Tel.0436-24-4103 市原市根田

● 重城産婦人科小児科
Tel.0438-41-3700 木更津市万石

● 薬丸病院
Tel.0438-25-0381 木更津市富士見

● 亀田総合病院 ART センター
Tel.04-7092-2211 鴨川市東町

東京都

● 杉山産婦人科 丸の内
Tel.03-5222-1500 千代田区丸の内

● すずらんレディスクリニック
Tel.03-6257-1197 千代田区有楽町

あさひレディスクリニック
Tel.03-3251-3588 千代田区神田佐久間町

● 神田ウィメンズクリニック
Tel.03-6206-0065 千代田区神田鍛冶町

● 小畑会浜田病院
Tel.03-5280-1166 千代田区神田駿河台

三楽病院
Tel.03-3292-3981 千代田区神田駿河台

杉村レディースクリニック
Tel.03-3264-8686 千代田区五番町

● はやし ART クリニック半蔵門
Tel.03-5275-5500 千代田区一番町

エス・セットクリニック ＜男性不妊専門＞
Tel.03-6262-0745 千代田区神田岩本町

● 日本橋ウィメンズクリニック
Tel.03-5201-1555 中央区日本橋

● にしたん ART クリニック 日本橋院
Tel.03-6281-6990 中央区日本橋

● Natural ART Clinic 日本橋
Tel.03-6262-5757 中央区日本橋

● 黒田インターナショナルメディカルリプロダクション
Tel.03-3555-5650 中央区新川

こやまレディースクリニック
Tel.03-5859-5975 中央区勝どき

● 銀座こうのとりレディースクリニック
Tel.03-5159-2077 中央区銀座

● さくら・はるねクリニック銀座
Tel.03-5250-6850 中央区銀座

● 両角レディースクリニック
Tel.03-5159-1101 中央区銀座

● オーク銀座レデイースクリニック
Tel.03-3567-0099 中央区銀座

● 産婦人科クリニック さくら
Tel.045-911-9936　横浜市青葉区

● 田園都市レディースクリニック あざみ野本院
Tel.045-905-5524　横浜市青葉区

● 済生会横浜市東部病院
Tel.045-576-3000　横浜市鶴見区

元町宮地クリニック ＜男性不妊専門＞
Tel.045-263-9115　横浜市中区

● 馬車道レディスクリニック
Tel.045-228-1680　横浜市中区

● メディカルパークみなとみらい
Tel.045-232-4741　横浜市中区

● 横浜市立大学附属市民総合医療センター
Tel.045-261-5656　横浜市南区

● 福田ウイメンズクリニック
Tel.045-825-5525　横浜市戸塚区

塩崎産婦人科
Tel.046-889-1103　三浦市南下浦町

● 愛育レディーズクリニック
Tel.046-277-3316　大和市南林間

塩塚クリニック
Tel.046-228-4628　厚木市旭町

● 海老名レディースクリニック不妊センター
Tel.046-236-1105　海老名市中央

● 矢内原ウィメンズクリニック
Tel.0467-50-0112　鎌倉市大船

● 小田原マタニティクリニック
Tel.0465-35-1103　小田原市城山

● 湘南レディースクリニック
Tel.0466-55-5066　藤沢市鵠沼花沢町

● 山下湘南夢クリニック
Tel.0466-55-5011　藤沢市鵠沼石上

● 藤沢 IVF クリニック
Tel.0466-47-2101　藤沢市藤沢

● メディカルパーク湘南
Tel.0466-41-0331　藤沢市湘南台

● 神奈川ARTクリニック
Tel.042-701-3855　相模原市南区

● 北里大学病院
Tel.042-778-8415　相模原市南区

● ソフィアレディスクリニック
Tel.042-776-3636　相模原市中央区

長谷川レディースクリニック
Tel.042-700-5680　相模原市緑区

● 下田産婦人科医院
Tel.0467-82-6781　茅ヶ崎市幸町

みうらレディースクリニック
Tel.0467-59-4103　茅ヶ崎市東海岸南

湘南茅ヶ崎ARTレディースクリニック
Tel.0467-81-5726　茅ヶ崎市浜見平

平塚市民病院
Tel.0463-32-0015　平塚市南原

牧野クリニック
Tel.0463-21-2364　平塚市八重咲町

● 須藤産婦人科医院
Tel.0463-77-7666　秦野市南矢名

伊勢原協同病院
Tel.0463-94-2111　伊勢原市田中

● 東海大学医学部附属病院
Tel.0463-93-1121　伊勢原市下糟屋

● ジュンレディースクリニック小平
Tel.042-329-4103　小平市喜平町

● 立川 ART レディースクリニック
Tel.042-527-1124　立川市曙町

● 井上レディスクリニック
Tel.042-529-0111　立川市富士見町

● 八王子 ART クリニック
Tel.042-649-5130　八王子市横山町

みなみ野レディースクリニック
Tel.042-632-8044　八王子市西片倉

南大沢婦人科ヒフ科クリニック
Tel.0426-74-0855　八王子市南大沢

西島産婦人科医院
Tel.0426-61-6642　八王子市千人町

● みむろウィメンズクリニック
Tel.042-710-3609　町田市原町田

● ひろいウィメンズクリニック
Tel.042-850-9027　町田市森野

松岡レディスクリニック
Tel.042-479-5656　東久留米市東本町

● こまちレディースクリニック
Tel.042-357-3535　多摩市落合

レディースクリニックマリアヴィラ
Tel.042-566-8827　東大和市上北台

神奈川県

日本医科大学武蔵小杉病院
Tel.044-733-5181　川崎市中原区

● Noah ART クリニック武蔵小杉
Tel.044-739-4122　川崎市中原区

ベルズレディースクリニック
Tel.044-930-5011　川崎市多摩区

● 南生田レディースクリニック
Tel.044-930-3223　川崎市多摩区

● 新百合ヶ丘総合病院
Tel. 044-322-9991　川崎市麻生区

● 聖マリアンナ医科大学病院 生殖医療センター
Tel.044-977-8111　川崎市宮前区

● メディカルパークベイフロント横浜
Tel.045-620-6322　横浜市西区

● みなとみらい夢クリニック
Tel.045-228-3131　横浜市西区

● コシ産婦人科
Tel.045-432-2525　横浜市神奈川区

● 神奈川レディースクリニック
Tel.045-290-8666　横浜市神奈川区

● にしたん ART クリニック 横浜院
Tel.045-620-5731　横浜市神奈川区

● 菊名西口医院
Tel.045-401-6444　横浜市港北区

● アモルクリニック
Tel.045-475-1000　横浜市港北区

● なかむらアートクリニック
Tel.045-534-8534　横浜市港北区

● 綱島ゆめみ産婦人科
Tel.050-1807-0053　横浜市港北区

● CM ポートクリニック
Tel.045-948-3761　横浜市都筑区

かもい女性総合クリニック
Tel.045-929-3700　横浜市都筑区

● うつみやす子レディースクリニック
Tel.03-3368-3781　新宿区西新宿

● 加藤レディスクリニック
Tel.03-3366-3777　新宿区西新宿

● 国立国際医療研究センター病院
Tel.03-3202-7181　新宿区戸山

● 東京女子医科大学 産婦人科・母子総合医療センター
Tel.03-3353-8111　新宿区河田町

東京山手メディカルセンター
Tel.03-3364-0251　新宿区百人町

● 桜の芽クリニック
Tel.03-6908-7740　新宿区高田馬場

● 東京中野女性のためのクリニック　ミリオン IVF
Tel.03-5328-3610　中野区中野

新中野女性クリニック
Tel.03-3384-3281　中野区本町

河北総合病院
Tel.03-3339-2121　杉並区阿佐谷北

● 東京衛生アドベンチスト病院附属 めぐみクリニック
Tel.03-5335-6401　杉並区天沼

● 荻窪病院　虹クリニック
Tel.03-5335-6577　杉並区荻窪

● 明大前アートクリニック
Tel.03-3325-1155　杉並区和泉

● 慶愛クリニック
Tel.03-3987-3090　豊島区東池袋

● 松本レディースIVFクリニック
Tel.03-6907-2555　豊島区東池袋

● 六本木レディースクリニック 池袋院
Tel.0120-049-237　豊島区南池袋

● 池袋えざきレディースクリニック
Tel.03-5911-0034　豊島区池袋

小川クリニック
Tel.03-3951-0356　豊島区南長崎

● 帝京大学医学部附属病院
Tel.03-3964-1211　板橋区加賀

● 日本大学医学部附属板橋病院
Tel.03-3972-8111　板橋区大谷口上町

● ときわ台レディースクリニック
Tel.03-5915-5207　板橋区常盤台

渡辺産婦人科医院
Tel.03-5399-3008　板橋区高島平

● ウィメンズ・クリニック大泉学園
Tel.03-5935-1010　練馬区東大泉

● 花みずきウィメンズクリニック吉祥寺
Tel.0422-27-2965　武蔵野市吉祥寺本町

● うすだレディースクリニック
Tel.0422-28-0363　武蔵野市吉祥寺本町

● 武蔵境いわもと婦人科クリニック
Tel.0422-31-3737　武蔵野市境南町

● 杏林大学医学部附属病院
Tel.0422-47-5511　三鷹市新川

● ウィメンズクリニック神野
Tel.042-480-3105　調布市国領町

● 貝原レディースクリニック
Tel.042-426-1103　調布市布田

● 幸町 IVF クリニック
Tel.042-365-0341　府中市府中町

● 国分寺ウーマンズクリニック
Tel.042-325-4124　国分寺市本町

● … 体外受精以上の生殖補助医療実施施設

PICK UP!　関東地方 / ピックアップ クリニック

埼玉県

❖ 秋山レディースクリニック

さいたま市　since 2003.2

Tel.048-663-0005　さいたま市大宮区大成町 3-542

診療日		月	火	水	木	金	土	日	祝祭日
	am	●	●	-	●	●	●	-	-
	pm	●	●	-	●	●	-	-	-

予約受付時間　8　9　10　11　12　13　14　15　16　17　18　19　20　21 時

自由診療の料金
体外受精費用　20 万円～
顕微授精費用　25 万円～

保険：一般不妊治療	○	自由：体外受精	○	タイムラプス型インキュベーター	×
保険：体外受精	○	自由：顕微授精	○	ERA検査	○
保険：顕微授精	○	調節卵巣刺激法	○	EMMA・ALICE検査	○
男性不妊	×	低刺激・自然周期法	×	SEET法	×
不育症	○	着床不全	○	子宮内膜スクラッチ	○
漢方薬の扱い	○	勉強会・説明会	×	PRP	×
治療費の公開	○	PICSI	×	PGT-A	×
妊婦健診	×	IMSI	×	子宮内フローラ検査	○

[各項目のチェックについて]　○ … 実施している　● … 常に力を入れて実施している　△ … 検討中である　× … 実施していない

PICK UP!

関東地方 / ピックアップ クリニック

千葉県

❖ 高橋ウイメンズクリニック

千葉市

Tel.043-243-8024　千葉市中央区新町18-14 千葉新町ビル6F　since 1999.4

診療日	月	火	水	木	金	土	日	祝祭日
am	●	●	●	●	●	●	-	-
pm	●	●	-	●	●	-	-	-

予約受付時間　8　9　10　11　12　13　14　15　16　17　18　19　20　21

自由診療の料金

体外受精費用　25万～35万円
顕微授精費用　30万～45万円

保険：一般不妊治療 … ○	自由：体外受精 ……… ○	タイムラプス型インキュベーター ○
保険：体外受精 ……… ○	自由：顕微授精 ……… ○	ERA検査 …………… ○
保険：顕微授精 ……… ○	調節卵巣刺激法 ……… ○	EMMA・ALICE検査 … ×
男性不妊 ……………… ○	低刺激・自然周期法 … ○	SEET法 ……………… ○
不育症 ………………… ○	着床不全 ……………… ○	子宮内膜スクラッチ … ○
漢方薬の扱い ………… ○	勉強会・説明会 ……… ○	PRP ………………… ○
治療費の公開 ………… ○	PICSI ………………… ○	PGT-A ……………… ○
妊婦健診 ……………… ×	IMSI ………………… ×	子宮内フローラ検査 … ○

❖ 西船橋こやまウィメンズクリニック

船橋市

Tel.047-495-2050　船橋市印内町 638-1 ビューエクセレント 2F　since 2020.1

診療日	月	火	水	木	金	土	日	祝祭日
am	●	●	-	●	●	●	-	●
pm	▲	●	-	●	▲	-	-	-

予約受付時間　8　9　10　11　12　13　14　15　16　17　18　19　20　21 時

▲月、金曜日午後は 10:00 ～ 18:00 まで。

自由診療の料金

体外受精費用　30万～35万円
顕微授精費用　35万～45万円

保険：一般不妊治療 … ○	自由：体外受精 ……… ●	タイムラプス型インキュベーター ●
保険：体外受精 ……… ○	自由：顕微授精 ……… ●	ERA検査 …………… ●
保険：顕微授精 ……… ○	調節卵巣刺激法 ……… ●	EMMA・ALICE検査 … ●
男性不妊 ……………… ×	低刺激・自然周期法 … ○	SEET法 ……………… ○
不育症 ………………… ○	着床不全 ……………… ○	子宮内膜スクラッチ … ○
漢方薬の扱い ………… ×	勉強会・説明会 ……… ○	PRP ………………… △
治療費の公開 ………… ○	PICSI ………………… ×	PGT-A ……………… ●
妊婦健診 ……………… ×	IMSI ………………… ×	子宮内フローラ検査 … △

❖ 中野レディースクリニック

柏市

Tel.04-7162-0345　柏市柏 2-10-11-1F　since 2005.4

診療日	月	火	水	木	金	土	日	祝祭日
am	●	●	●	●	●	●	-	-
pm	●	▲	●	▲	●	-	-	-

予約受付時間　8　9　10　11　12　13　14　15　16　17　18　19　20　21 時

▲火・木曜は 17:00 まで

自由診療の料金

体外受精費用　40万～50万円
顕微授精費用　50万～60万円

保険：一般不妊治療 … ●	自由：体外受精 ……… ●	タイムラプス型インキュベーター ●
保険：体外受精 ……… ●	自由：顕微授精 ……… ●	ERA検査 …………… ×
保険：顕微授精 ……… ●	調節卵巣刺激法 ……… ●	EMMA・ALICE検査 … ×
男性不妊…○連携施設あり	低刺激・自然周期法 … ●	SEET法 ……………… ●
不育症 ………………… ×	着床不全 ……………… ●	子宮内膜スクラッチ … ○
漢方薬の扱い ………… ○	勉強会・説明会 ……… △	PRP ………………… ×
治療費の公開 ………… ○	PICSI ………………… ×	PGT-A ……………… ●
妊婦健診……● 14週まで	IMSI ………………… ×	子宮内フローラ検査 … △

❖ パークシティ吉田レディースクリニック

浦安市

Tel.047-316-3321　浦安市明海 5-7-5 パークシティ東京ベイ新浦安ドクターズベイ　since 2004.5

診療日	月	火	水	木	金	土	日	祝祭日
am	●	●	●	●	●	●	▲	▲
pm	●	-	●	-	●	-	-	-

予約受付時間　8　9　10　11　12　13　14　15　16　17　18　19　20　21 時

▲日曜・祝日は予約診療。

自由診療の料金

体外受精費用　35万～50万円
顕微授精費用　－

保険：一般不妊治療 … ○	自由：体外受精 ……… ○	タイムラプス型インキュベーター ×
保険：体外受精 ……… ○	自由：顕微授精 ……… ×	ERA検査 …………… ×
保険：顕微授精 ……… ×	調節卵巣刺激法 ……… ○	EMMA・ALICE検査 … ×
男性不妊…○連携施設あり	低刺激・自然周期法 … ○	SEET法 ……………… ○
不育症 ………………… ○	着床不全 ……………… ○	子宮内膜スクラッチ … ○
漢方薬の扱い ………… ○	勉強会・説明会 ……… ○	PRP ………………… ×
治療費の公開 ………… ○	PICSI ………………… ×	PGT-A ……………… ×
妊婦健診……○ 32週まで	IMSI ………………… ×	子宮内フローラ検査 … ×

東京都

❖Natural ART Clinic 日本橋

中央区

Tel.03-6262-5757　中央区日本橋 2-7-1 東京日本橋タワー 8F　since 2016.2

診療日	月	火	水	木	金	土	日	祝祭日
am	●	●	●	●	●	●	●	●
pm	-	●	●	●	●	-	-	-

診療受付時間　8　9　10　11　12　13　14　15　16　17　18　19　20　21 時

自由診療の料金

HP を参照

保険：一般不妊治療 … ○	自由：体外受精 ……… ●	タイムラプス型インキュベーター ●
保険：体外受精 ……… ○	自由：顕微授精 ……… ●	ERA検査 …………… ×
保険：顕微授精 ……… ○	調節卵巣刺激法 ……… ○	EMMA・ALICE検査 … ×
男性不妊 ……………… ○	低刺激・自然周期法 … ●	SEET法 ……………… ×
不育症 ………………… ×	着床不全 ……………… ×	子宮内膜スクラッチ … ×
漢方薬の扱い ………… ×	勉強会・説明会 ……… ●	PRP ………………… ×
治療費の公開 ………… ○	PICSI ………………… ×	PGT-A ……………… ×
妊婦健診 ………○9週まで	IMSI ………………… ●	子宮内フローラ検査 … ×

❖ 新橋夢クリニック

港区

Tel.03-3593-2121　港区新橋 2-5-1 EXCEL 新橋　since 2007.4

診療日	月	火	水	木	金	土	日	祝祭日
am	●	●	●	●	●	●	●	●
pm	●	●	-	●	●	-	-	-

予約受付時間　8　9　10　11　12　13　14　15　16　17　18　19　20　21 時

自由診療の料金

HP を参照

保険：一般不妊治療 … ○	自由：体外受精 ……… ●	タイムラプス型インキュベーター ●
保険：体外受精 ……… ●	自由：顕微授精 ……… ●	ERA検査 …………… ○
保険：顕微授精 ……… ●	調節卵巣刺激法 ……… ○	EMMA・ALICE検査 … ○
男性不妊 ……………… ○	低刺激・自然周期法 … ●	SEET法 ……………… ×
不育症 ………………… ○	着床不全 ……………… ○	子宮内膜スクラッチ … ×
漢方薬の扱い ………… ○	勉強会・説明会 ……… ○	PRP ………………… ×
治療費の公開 ………… ○	PICSI ………………… △	PGT-A ……………… ●
妊婦健診 …… ○9週まで	IMSI ………………… △	子宮内フローラ検査 … ○

❖ 北千住ARTクリニック

足立区

Tel.03-6806-1808　足立区千住 1-18-9 タワーフロント北千住 4F　since 2023.6

診療日	月	火	水	木	金	土	日	祝祭日
am	●	●	●	●	-	●	▲	
pm	●	●	●	●	-	●	-	-

予約受付時間　8　9　10　11　12　13　14　15　16　17　18　19　20　21 時

WEB予約制（不妊治療のみ）　▲：第 1､3､5日曜・祝日は診療

自由診療の料金

HP を参照

保険：一般不妊治療 … ●	自由：体外受精 ……… ●	タイムラプス型インキュベーター ●
保険：体外受精 ……… ●	自由：顕微授精 ……… ●	ERA検査 …………… △
保険：顕微授精 ……… ●	調節卵巣刺激法 ……… ●	EMMA・ALICE検査 … △
男性不妊…○連携施設あり	低刺激・自然周期法 … ●	SEET法 ……………… △
不育症 ………………… ○	着床不全 ……………… ○	子宮内膜スクラッチ … △
漢方薬の扱い ………… ○	勉強会・説明会 ……… ×	PRP ………………… △
治療費の公開 ………… ○	PICSI ………………… △	PGT-A ……………… △
妊婦健診 ……………… ×	IMSI ………………… △	子宮内フローラ検査 … ○

[各項目のチェックについて]　○ … 実施している　● … 常に力を入れて実施している　△ … 検討中である　× … 実施していない

PICK UP!

関東地方 / ピックアップ クリニック

東京都

❖ 田中レディスクリニック渋谷
渋谷区

Tel.03-5413-8067　渋谷区宇田川町 20-11 渋谷三葉ビル 4F　since 2024.2

医師 2 名　培養士 3 名
心理士 0 名

診療日	月	火	水	木	金	土	日	祝祭日
am	●	●	-	●	●	●	▲	▲
pm	●	●	-	●	●	★	●	●

予約受付時間	8	9	10	11	12	13	14	15	16	17	18	19	20	21 時

▲日・祝日は 8:30～13:30 まで。★土曜午後は 14:30～16:30 まで

料金目安
初診費用　3000 円～
体外受精費用　33 万円～
顕微授精費用　36 万円～

保険：一般不妊治療	●	自由：体外受精	●	タイムラプス型インキュベーター	●
保険：体外受精	●	自由：顕微授精	●	ERA検査	○
保険：顕微授精	●	調節卵巣刺激法	○	EMMA・ALICE検査	○
男性不妊…○連携施設あり		低刺激・自然周期法	●	SEET法	○
不育症	○	着床不全	●	子宮内膜スクラッチ	○
漢方薬の扱い	●	勉強会・説明会	●	PRP	○
治療費の公開	●	PICSI	●	PGT-A	△
妊婦健診……● 9 週まで		IMSI	●	子宮内フローラ検査	△

❖ 峯レディースクリニック
目黒区

Tel.03-5731-8161　目黒区自由が丘 2-10-4 ミルシェ自由が丘 4F　since 2017.6

診療日	月	火	水	木	金	土	日	祝祭日
am	●	●	●	●	●	●	-	-
pm	●	●	●	●	-	-	-	-

予約受付時間	8	9	10	11	12	13	14	15	16	17	18	19	20	21 時

自由診療の料金
体外受精費用　30 万～40 万円
顕微授精費用　35 万～50 万円

保険：一般不妊治療	○	自由：体外受精	●	タイムラプス型インキュベーター	●
保険：体外受精	○	自由：顕微授精	●	ERA検査	●
保険：顕微授精	○	調節卵巣刺激法	●	EMMA・ALICE検査	●
男性不妊	○	低刺激・自然周期法	○	SEET法	×
不育症	●	着床不全	○	子宮内膜スクラッチ	×
漢方薬の扱い	○	勉強会・説明会 (WEB)	●	PRP	○
治療費の公開	●	PICSI	○	PGT-A	●
妊婦健診……○ 10 週まで		IMSI	×	子宮内フローラ検査	×

❖ 三軒茶屋ウィメンズクリニック
世田谷区

Tel.03-5779-7155　世田谷区太子堂 1-12-34-2F　since 2011.2

診療日	月	火	水	木	金	土	日	祝祭日
am	●	●	●	●	●	●	-	-
pm	●	●	●	-	●	-	-	-

予約受付時間	8	9	10	11	12	13	14	15	16	17	18	19	20	21 時

自由診療の料金
体外受精費用　27 万円～
顕微授精費用　35 万～45 万円

保険：一般不妊治療	●	自由：体外受精	●	タイムラプス型インキュベーター	●
保険：体外受精	●	自由：顕微授精	●	ERA検査	●
保険：顕微授精	●	調節卵巣刺激法	●	EMMA・ALICE検査	●
男性不妊…○連携施設あり		低刺激・自然周期法	●	SEET法	●
不育症	○	着床不全	●	子宮内膜スクラッチ	○
漢方薬の扱い	○	勉強会・説明会	●	PRP	●
治療費の公開	○	PICSI	●	PGT-A	●
妊婦健診……○ 10 週まで		IMSI	×	子宮内フローラ検査	×

❖ 三軒茶屋 Artクリニック
世田谷区

Tel.03-6450-7588　世田谷区三軒茶屋 1-37-2 三茶ビル 5F　since 2019.8

診療日	月	火	水	木	金	土	日	祝祭日
am	●	▲	●	▲	●	★	-	★
pm	●	▲	●	▲	●	★	-	★

予約受付時間	8	9	10	11	12	13	14	15	16	17	18	19	20	21 時

▲火・木 午前 8:45～12:30、午後 14:30～17:30、★土・祝日
午前 8:15～12:30、午後 14:30～17:00 まで　第3土曜日は休診

自由診療の料金
HPを参照

保険：一般不妊治療	●	自由：体外受精	●	タイムラプス型インキュベーター	●
保険：体外受精	●	自由：顕微授精	●	ERA検査	●
保険：顕微授精	●	調節卵巣刺激法	●	EMMA・ALICE検査	○
男性不妊…●連携施設あり		低刺激・自然周期法	○	SEET法	●
不育症	●	着床不全	●	子宮内膜スクラッチ	○
漢方薬の扱い	●	勉強会・説明会	●	PRP	●
治療費の公開	○	PICSI	●	PGT-A	●
妊婦健診……○ 9 週まで		IMSI	●	子宮内フローラ検査	●

❖ にしたんARTクリニック 新宿院
新宿区

Tel.0120-542-202　新宿区新宿 3-25-1 ヒューリック新宿ビル 10F　since 2022.6

診療日	月	火	水	木	金	土	日	祝祭日
am	●	●	●	●	●	●	●	●
pm	●	●	●	●	●	▲	▲	▲

予約受付時間	8	9	10	11	12	13	14	15	16	17	18	19	20	21 時

診療時間 :9:00 ～22:00、▲土・日・祝のみ午後18:00 まで
受付時間：診療最終時間の1時間前まで。

自由診療の料金
HPを参照

保険：一般不妊治療	●	自由：体外受精	●	タイムラプス型インキュベーター	●
保険：体外受精	●	自由：顕微授精	●	ERA検査	●
保険：顕微授精	●	調節卵巣刺激法	●	EMMA・ALICE検査	●
男性不妊	×	低刺激・自然周期法	●	SEET法	●
不育症	●	着床不全	○	子宮内膜スクラッチ	●
漢方薬の扱い	×	勉強会・説明会	△	PRP	×
治療費の公開	○	PICSI	●	PGT-A	×
妊婦健診	×	IMSI	●	子宮内フローラ検査	○

❖ 明大前アートクリニック
杉並区

Tel.03-3325-1155　杉並区和泉 2-7-1 甘酒屋ビル 2F　since 2017.12

診療日	月	火	水	木	金	土	日	祝祭日
am	●	●	●	●	●	●	-	-
pm	●	★	●	★	●	▲	-	-

予約受付時間	8	9	10	11	12	13	14	15	16	17	18	19	20	21 時

★火・木曜は 18:00 まで、▲土曜は 17:00 まで

自由診療の料金
体外受精費用　30 万～50 万円
顕微授精費用　40 万～60 万円

保険：一般不妊治療	○	自由：体外受精	●	タイムラプス型インキュベーター	●
保険：体外受精	○	自由：顕微授精	●	ERA検査	○
保険：顕微授精	○	調節卵巣刺激法	●	EMMA・ALICE検査	○
男性不妊…●連携施設あり		低刺激・自然周期法	●	SEET法	○
不育症	○	着床不全	●	子宮内膜スクラッチ	○
漢方薬の扱い	○	勉強会・説明会	○	PFC-FD	○
治療費の公開	○	PICSI	○	PGT-A	●
妊婦健診……○ 8～9 週まで		IMSI	×	子宮内フローラ検査	○

❖ 幸町IVFクリニック
府中市

Tel.042-365-0341　府中市府中町 1丁目 18-17 コンテント府中 1F2F　since 1990.4

診療日	月	火	水	木	金	土	日	祝祭日
am	-	●	●	●	●	●	●	-
pm	-	●	●	●	●	▲	▲	-

予約受付時間	8	9	10	11	12	13	14	15	16	17	18	19	20	21 時

自由診療の料金
体外受精費用　27 万～35 万円
顕微授精費用　35 万～45 万円

保険：一般不妊治療	●	自由：体外受精	●	タイムラプス型インキュベーター	●
保険：体外受精	●	自由：顕微授精	●	ERA検査	●
保険：顕微授精	●	調節卵巣刺激法	●	EMMA・ALICE検査	●
男性不妊…○連携施設あり		低刺激・自然周期法	●	SEET法	×
不育症	○	着床不全	●	子宮内膜スクラッチ	○
漢方薬の扱い	○	勉強会・説明会	●	PRP	●
治療費の公開	●	PICSI	×	PGT-A	●
妊婦健診……○ 10 週まで		IMSI	×	子宮内フローラ検査	●

［各項目のチェックについて］ ○ … 実施している　● … 常に力を入れて実施している　△ … 検討中である　× … 実施していない

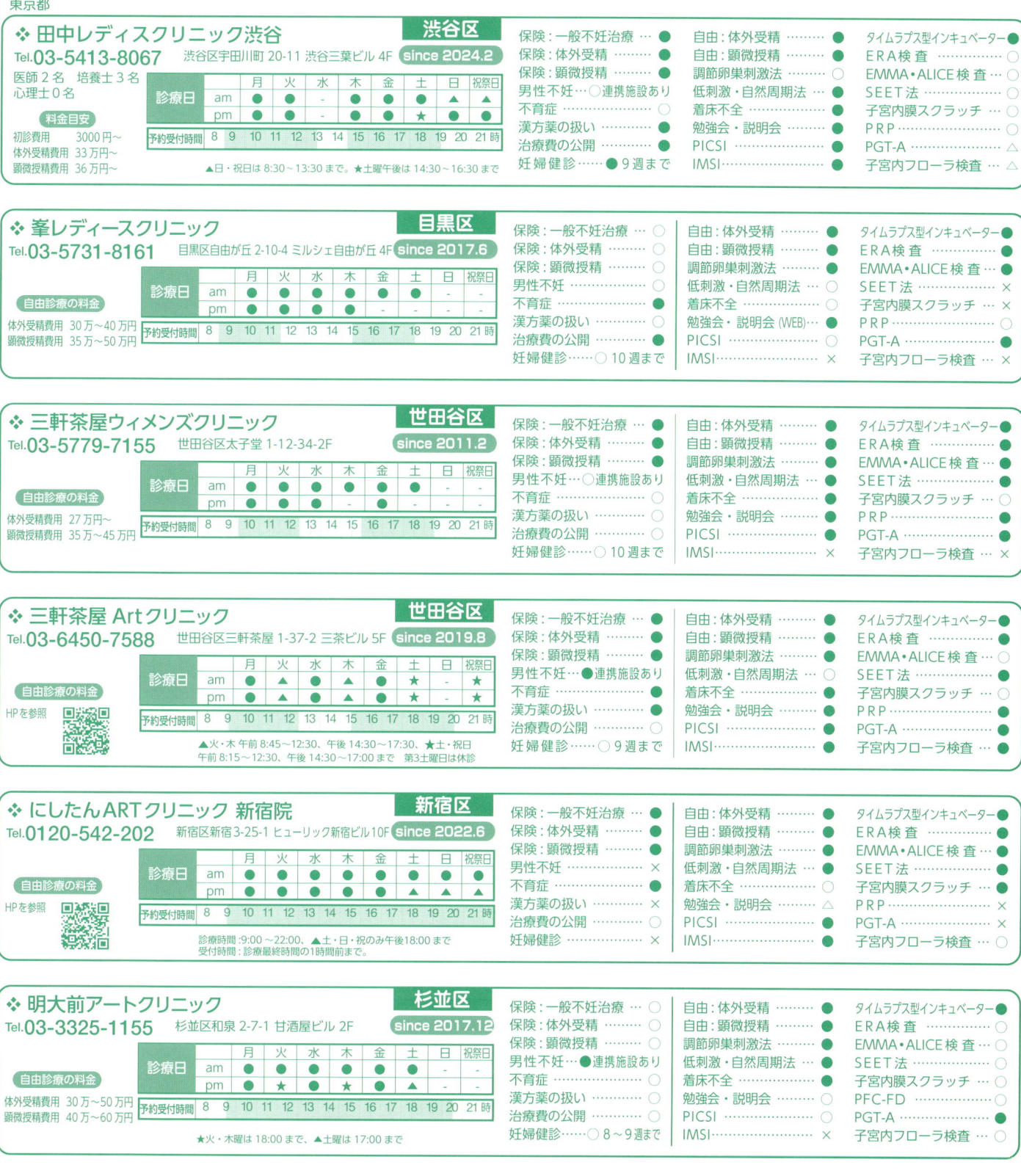

PICK UP!

東京都

❖ みむろウィメンズクリニック

町田市

Tel.042-710-3609　町田市中町 1-2-5 SHELL MIYAKO V 2F　since 2006.7

診療日		月	火	水	木	金	土	日	祝祭日
	am	●	●	●	●	●	●	-	-
	pm	●	▲	●	▲	●	-	-	-

予約受付時間　8　9　10　11　12　13　14　15　16　17　18　19　20　21 時

自由診療の料金

体外受精費用　20 万円〜
顕微授精費用　30 万円〜

▲火・木曜午後は再診患者さんのための相談及び検査の時間

- 保険：一般不妊治療 … ○
- 保険：体外受精 ……… ○
- 保険：顕微授精 ……… ○
- 男性不妊…○連携施設あり
- 不育症 ………………… ○
- 漢方薬の扱い ………… ○
- 治療費の公開 ………… ○
- 妊婦健診……○ 10 週まで

- 自由：体外受精 ……… ●
- 自由：顕微授精 ……… ●
- 調節卵巣刺激法 ……… ●
- 低刺激・自然周期法 … ●
- 着床不全 ……………… ●
- 勉強会・説明会 ……… ○
- PICSI ………………… ×
- IMSI…………………… ○

- タイムラプス型インキュベーター○
- ERA検 査 …………… ●
- EMMA・ALICE 検 査 … ●
- SEET 法 ……………… ○
- 子宮内膜スクラッチ … ●
- PRP…………………… ●
- PGT-A ………………… ●
- 子宮内フローラ検査 … ●

❖ 神奈川レディースクリニック

横浜市

Tel.045-290-8666　横浜市神奈川区西神奈川1-11-5 ARTVISTA横浜ビル　since 2003.6

診療日		月	火	水	木	金	土	日	祝祭日
	am	●	●	●	▲	●	●	▲	●
	pm	●	●	●	▲	●	-	-	-

受付時間　8　9　10　11　12　13　14　15　16　17　18　19　20　21 時

自由診療の料金

体外受精費用　28 万円〜
顕微授精費用　34 万〜46 万円

※時間予約制導入（当日受付もあり） ※土･日（第2･第4）･祝日の午前は8:30〜12:00､午後休診、水曜午後は14:00〜19:30 ▲木曜､第1･第3･第5日曜の午前は予約制

- 保険：一般不妊治療 … ●
- 保険：体外受精 ……… ●
- 保険：顕微授精 ……… ●
- 男性不妊…●連携施設あり
- 不育症 ………………… ●
- 漢方薬の扱い ………… ○
- 治療費の公開 ………… ●
- 妊婦健診 ……………… ×

- 自由：体外受精 ……… ●
- 自由：顕微授精 ……… ●
- 調節卵巣刺激法 ……… ●
- 低刺激・自然周期法 … ●
- 着床不全 ……………… ●
- 勉強会・説明会 ……… △
- PICSI ………………… ○
- IMSI…………………… ●

- タイムラプス型インキュベーター●
- ERA検 査 …………… ●
- EMMA・ALICE 検 査 … ●
- SEET 法 ……………… ●
- 子宮内膜スクラッチ … ○
- PRP…………………… ●
- PGT-A ………………… ●
- 子宮内フローラ検査 … ●

神奈川県

❖ 馬車道レディスクリニック

横浜市

Tel.045-228-1680　横浜市中区相生町 4-65-3 馬車道メディカルスクエア 5F　since 2001.4

診療日		月	火	水	木	金	土	日	祝祭日
	am	●	-	●	●	●	●	●	-
	pm	●	-	●	●	●	-	-	-

予約受付時間　8　9　10　11　12　13　14　15　16　17　18　19　20　21 時

自由診療の料金

体外受精費用　25 万〜30 万円
顕微授精費用　32 万〜37 万円

※予約受付は WEB にて 24 時間対応

- 保険：一般不妊治療 … ●
- 保険：体外受精 ……… ●
- 保険：顕微授精 ……… ●
- 男性不妊…○連携施設あり
- 不育症 ………………… ×
- 漢方薬の扱い ………… ○
- 治療費の公開 ………… ○
- 妊婦健診 ………○ 8 週まで

- 自由：体外受精 ……… ●
- 自由：顕微授精 ……… ●
- 調節卵巣刺激法 ……… ●
- 低刺激・自然周期法 … ○
- 着床不全 ……………… ×
- 勉強会・説明会 ……… ○
- PICSI ………………… ×
- IMSI…………………… ×

- タイムラプス型インキュベーター△
- ERA検 査 …………… ○
- EMMA・ALICE 検 査 … ○
- SEET 法 ……………… △
- 子宮内膜スクラッチ … △
- PRP…………………… ×
- PGT-A ………………… ×
- 子宮内フローラ検査 … ●

❖ メディカルパークみなとみらい

横浜市

Tel.045-232-4741　横浜市中区桜木町1-1-8 日石横浜ビル 4F　since 2019.5

診療日		月	火	水	木	金	土	日	祝祭日
	am	●	●	●	●	●	●	-	●
	pm	●	●	●	●	●	●	-	●

予約受付時間　8　9　10　11　12　13　14　15　16　17　18　19　20　21 時

自由診療の料金

HP を参照

※予約受付時間 平日：10:00 〜 18:30、土・祝：10:00 〜 16:30

- 保険：一般不妊治療 … ●
- 保険：体外受精 ……… ●
- 保険：顕微授精 ……… ●
- 男性不妊 ……………… ○
- 不育症 ………………… ○
- 漢方薬の扱い ………… ×
- 治療費の公開 ………… ○
- 妊婦健診 ……………… ×

- 自由：体外受精 ……… ●
- 自由：顕微授精 ……… ●
- 調節卵巣刺激法 ……… ●
- 低刺激・自然周期法 … ○
- 着床不全 ……………… ○
- 勉強会・説明会 ……… △
- PICSI ………………… ○
- IMSI…………………… ×

- タイムラプス型インキュベーター●
- ERA検 査 …………… ○
- EMMA・ALICE 検 査 … ○
- SEET 法 ……………… ○
- 子宮内膜スクラッチ … ×
- PRP…………………… ×
- PGT-A ………………… ○
- 子宮内フローラ検査 … ○

❖ 福田ウイメンズクリニック

横浜市

Tel.045-825-5525　横浜市戸塚区品濃町 549-2 三宅ビル 7F　since 1993.8

診療日		月	火	水	木	金	土	日	祝祭日
	am	●	●	●	●	●	●	-	-
	pm	●	●	●	-	●	-	-	-

予約受付時間　8　9　10　11　12　13　14　15　16　17　18　19　20　21 時

自由診療の料金

体外受精費用　25 万〜30 万円
顕微授精費用　30 万〜35 万円

※卵巣刺激のための注射は日曜日・祝日も行います

- 保険：一般不妊治療 … ●
- 保険：体外受精 ……… ●
- 保険：顕微授精 ……… ●
- 男性不妊…●連携施設あり
- 不育症 ………………… ●
- 漢方薬の扱い ………… ○
- 治療費の公開 ………… ●
- 妊婦健診 ……● 8 週まで

- 自由：体外受精 ……… ●
- 自由：顕微授精 ……… ●
- 調節卵巣刺激法 ……… ●
- 低刺激・自然周期法 … ○
- 着床不全 ……………… ●
- 勉強会・説明会 ……… △
- PICSI ………………… ×
- IMSI…………………… ×

- タイムラプス型インキュベーター△
- ERA検 査 …………… ●
- EMMA・ALICE 検 査 … ●
- SEET 法 ……………… ×
- 子宮内膜スクラッチ … ×
- PRP…………………… ×
- PGT-A ………………… ●
- 子宮内フローラ検査 … ●

❖ 湘南レディースクリニック

藤沢市

Tel.0466-55-5066　藤沢市鵠沼花沢町 1-12 第5相澤ビル5F 6F　since 2007.9

診療日		月	火	水	木	金	土	日	祝祭日
	am	●	●	●	●	●	●	●	-
	pm	●	●	●	●	●	-	-	-

予約受付時間　8　9　10　11　12　13　14　15　16　17　18　19　20　21 時

自由診療の料金

体外受精費用　15 万〜65 万円
顕微授精費用　21 万〜80 万円

※予約受付は WEB にて 24 時間対応

- 保険：一般不妊治療 … ●
- 保険：体外受精 ……… ●
- 保険：顕微授精 ……… ●
- 男性不妊…●連携施設あり
- 不育症 ………………… ●
- 漢方薬の扱い ………… ○
- 治療費の公開 ………… ○
- 妊婦健診……○ 32 週まで

- 自由：体外受精 ……… ●
- 自由：顕微授精 ……… ●
- 調節卵巣刺激法 ……… ●
- 低刺激・自然周期法 … ●
- 着床不全 ……………… ●
- 勉強会・説明会 ……… ●
- PICSI ………………… ●
- IMSI…………………… ×

- タイムラプス型インキュベーター△
- ERA検 査 …………… △
- EMMA・ALICE 検 査 … △
- SEET 法 ……………… ●
- 子宮内膜スクラッチ … ●
- PRP…………………… △
- PGT-A ………………… △
- 子宮内フローラ検査 … ●

[各項目のチェックについて]　○ … 実施している　● … 常に力を入れて実施している　△ … 検討中である　× … 実施していない

中部・東海地方

新潟県

● 立川綜合病院生殖医療センター Tel.0258-33-3111 長岡市旭岡
● 長岡レディースクリニック Tel.0258-22-7780 長岡市新保
セントポーリアウィメンズクリニック Tel.0258-21-0800 長岡市南七日町
● 大島クリニック Tel.025-522-2000 上越市鴨島
● 菅谷ウイメンズクリニック Tel.025-546-7660 上越市新光町
● 源川産婦人科クリニック Tel.025-272-5252 新潟市東区
● 新津産科婦人科クリニック Tel.025-384-4103 新潟市江南区
● ミアグレースクリニック新潟 Tel.025-246-1122 新潟市中央区
● 産科・婦人科ロイヤルハートクリニック Tel.025-244-1122 新潟市中央区
● 新潟大学医歯学総合病院 Tel.025-227-2320 新潟市中央区
● ART クリニック白山 Tel.025-378-3065 新潟市中央区
● 済生会新潟病院 Tel.025-233-6161 新潟市西区
荒川レディースクリニック Tel.0256-72-2785 新潟市西蒲区
● レディスクリニック石黒 Tel.0256-33-0150 三条市荒町
● 関塚医院 Tel.0254-26-1405 新発田市小舟町

富山県

かみいち総合病院 Tel.076-472-1212 中新川郡上市町
● 富山赤十字病院 Tel.076-433-2222 富山市牛島本町
● 小嶋ウィメンズクリニック Tel.076-432-1788 富山市五福
● 富山県立中央病院 Tel.0764-24-1531 富山市西長江
● 女性クリニック We! TOYAMA Tel.076-493-5533 富山市根塚町
富山市民病院 Tel.0764-22-1112 富山市今泉北部町
● あい ART クリニック Tel.0766-27-3311 高岡市下伏間江
済生会高岡病院 Tel.0766-21-0570 高岡市二塚
厚生連高岡病院 Tel.0766-21-3930 高岡市永楽町
黒部市民病院 Tel.0765-54-2211 黒部市三日市
● あわの産婦人科医院 Tel.0765-72-0588 下新川郡入善町
津田産婦人科医院 Tel.0763-33-3035 砺波市寿町

石川県

● 石川県立中央病院 Tel.076-237-8211 金沢市鞍月東
● 吉澤レディースクリニック Tel.076-266-8155 金沢市稚日野町
金沢大学附属病院 Tel.076-265-2000 金沢市宝町
金沢医療センター Tel.076-262-4161 金沢市石引
● 金沢たまごクリニック Tel.076-237-3300 金沢市諸江町
うきた産婦人科医院 Tel.076-291-2277 金沢市新神田
● 鈴木レディスホスピタル Tel.076-242-3155 金沢市寺町
金沢医科大学病院 Tel.076-286-2211 河北郡内灘町
● 永遠幸レディスクリニック Tel.0761-23-1555 小松市小島町
あらきクリニック Tel.0761-22-0301 小松市若杉町
川北レイクサイドクリニック Tel.0761-22-0232 小松市今江町
恵寿総合病院 Tel.0767-52-3211 七尾市富岡町

福井県

● ふくい輝クリニック Tel.0776-50-2510 福井市大願寺
● 本多レディースクリニック Tel.0776-24-6800 福井市宝永
● 西ウイミンズクリニック Tel.0776-33-3663 福井市木田
公立丹南病院 Tel.0778-51-2260 鯖江市三六町
● 福井大学医学部附属病院 Tel.0776-61-3111 吉田郡永平寺町

山梨県

● このはな産婦人科 Tel.055-225-5500 甲斐市西八幡
● 薬袋レディースクリニック Tel.055-226-3711 甲府市飯田
● 甲府昭和婦人クリニック Tel.055-226-5566 中巨摩郡昭和町
● 山梨大学医学部附属病院 Tel.055-273-1111 中央市下河東

長野県

● 吉澤産婦人科医院 Tel.026-226-8475 長野市七瀬中町
● 長野赤十字病院 Tel.026-226-4131 長野市若里
● 長野市民病院 Tel.026-295-1199 長野市富竹
● OKA レディースクリニック Tel.026-285-0123 長野市下氷鉋
● 南長野医療センター篠ノ井総合病院 Tel.026-292-2261 長野市篠ノ井会
● 佐久市立国保浅間総合病院 Tel.0267-67-2295 佐久市岩村田
● 佐久平エンゼルクリニック Tel.0267-67-5816 佐久市長土呂
● 西澤産婦人科クリニック Tel.0265-24-3800 飯田市本町
● わかばレディス＆マタニティクリニック Tel.0263-45-0103 松本市浅間温泉
● 信州大学医学部附属病院 Tel.0263-35-4600 松本市旭
● 北原レディースクリニック Tel.0263-48-3186 松本市島立
● このはなクリニック Tel.0265-98-8814 伊那市上新田
平岡産婦人科 Tel.0266-72-6133 茅野市ちの
● 諏訪マタニティークリニック Tel.0266-28-6100 諏訪郡下諏訪町
ひろおか さくらレディースウィメンズクリニック Tel.0263-85-0013 塩尻市広丘吉田

岐阜県

● 高橋産婦人科 Tel.058-263-5726 岐阜市梅ケ枝町
● 古田産科婦人科クリニック Tel.058-265-2395 岐阜市金町
● 岐阜大学医学部附属病院 Tel.058-230-6000 岐阜市柳戸
● 操レディスホスピタル Tel.058-233-8811 岐阜市津島町
● おおのレディースクリニック Tel.058-233-0201 岐阜市光町
アイリスベルクリニック Tel.058-393-1122 羽島市竹鼻町
● クリニックママ Tel.0584-73-5111 大垣市今宿
久美愛厚生病院 Tel.0577-32-1115 高山市中切町
● 中西ウィメンズクリニック Tel.0572-25-8882 多治見市大正町
とまつレディースクリニック Tel.0574-61-1138 可児市広見
● ぎなんレディースクリニック Tel.058-201-5760 羽島郡岐南町
● 松波総合病院 Tel.058-388-0111 羽島郡笠松町

静岡県

● いながきレディースクリニック Tel.055-926-1709 沼津市宮前町
● 沼津市立病院 Tel.055-924-5100 沼津市東椎路春ノ木
● 岩端医院 Tel.055-962-1368 沼津市大手町
● かぬき岩端医院 Tel.055-932-8189 沼津市下香貫前原
● 三島レディースクリニック Tel.055-991-0770 三島市南本町
● 共立産婦人科医院 Tel.0550-82-2035 御殿場市二枚橋
● 富士市立中央病院 Tel.0545-52-1131 富士市高島町
● 長谷川産婦人科医院 Tel.0545-53-7575 富士市吉原
● 静岡県立総合病院 Tel.054-247-6111 静岡市葵区
● 静岡レディースクリニック Tel.054-251-0770 静岡市葵区
● 静岡赤十字病院 Tel.054-254-4311 静岡市葵区
静岡市立静岡病院 Tel.054-253-3125 静岡市葵区
レディースクリニック古川 Tel.054-249-3733 静岡市葵区
● 菊池レディースクリニック Tel.054-272-4124 静岡市葵区
● 俵 IVF クリニック Tel.054-288-2882 静岡市駿河区
静岡市立清水病院 Tel.054-336-1111 静岡市清水区
● 焼津市立総合病院 Tel.054-623-3111 焼津市道原
● 聖隷浜松病院 Tel.053-474-2222 浜松市中央区
● アクトタワークリニック Tel.053-413-1124 浜松市中央区
● 西村ウイメンズクリニック Tel.053-479-0222 浜松市中央区
水本レディスクリニック Tel.053-433-1103 浜松市中央区
● 浜松医科大学医学部附属病院 Tel.053-435-2309 浜松市中央区
● 西垣 ART クリニック Tel.0538-33-4455 磐田市中泉

愛知県

● 豊橋市民病院 Tel.0532-33-6111 豊橋市青竹町
● つつじが丘ウイメンズクリニック Tel.0532-66-5550 豊橋市つつじが丘
● 竹内ARTクリニック Tel.0532-52-3463 豊橋市新本町
豊川市民病院 Tel.0533-86-1111 豊川市八幡町
● ART クリニックみらい Tel.0564-24-9293 岡崎市大樹寺
● 八千代病院 Tel.0566-97-8111 安城市住吉町
● ゆう ART クリニック Tel.0566-95-8260 刈谷市一ツ木町
● G&O レディスクリニック Tel.0566-27-4103 刈谷市泉田町
セントソフィアクリニック Tel.052-551-1595 名古屋市中村区
● にしたんARTクリニック名古屋駅前院 Tel.052-433-8776 名古屋市中村区
● 浅田レディース名古屋駅前クリニック Tel.052-551-2203 名古屋市中村区
かとうのりこレディースクリニック Tel.052-587-2888 名古屋市中村区

● … 体外受精以上の生殖補助医療実施施設

- ● 小牧市民病院　Tel.0568-76-4131　小牧市常普請
- ● 浅田レディース勝川クリニック　Tel.0568-35-2203　春日井市松新町
- ● 中原クリニック　Tel.0561-88-0311　瀬戸市山手町
- ● つかはらウィメンズクリニック　Tel.0586-81-8000　一宮市浅野居森野
- ● 可世木レディスクリニック　Tel.0586-47-7333　一宮市平和

三重県

- ● こうのとり WOMAN'S CARE クリニック　Tel.059-355-5577　四日市市諏訪栄町
- 慈芳産婦人科　Tel.059-353-0508　四日市市ときわ
- ● みたき総合病院　Tel.059-330-6000　四日市市生桑町
- ● みのうらレディースクリニック　Tel.0593-80-0018　鈴鹿市磯山
- ● IVF 白子クリニック　Tel.059-388-2288　鈴鹿市南江島町
- ● ヨナハレディースクリニック　Tel.0594-27-1703　桑名市大字和泉イノ割
- 金丸産婦人科　Tel.059-229-5722　津市観音寺町
- ● 三重大学病院　Tel.059-232-1111　津市江戸橋
- ● 西山産婦人科　不妊治療センター　Tel.059-229-1200　津市栄町
- ● 済生会松阪総合病院　Tel.0598-51-2626　松阪市朝日町
- 本橋産婦人科　Tel.0596-23-4103　伊勢市一之木
- 武田産婦人科　Tel.0595-64-7655　名張市鴻之台
- ● 森川病院　Tel.0595-21-2425　伊賀市上野忍町

- 星ケ丘マタニティ病院　Tel.052-782-6211　名古屋市千草区
- 咲江レディスクリニック　Tel.052-757-0222　名古屋市千草区
- ● さわだウィメンズクリニック　Tel.052-788-3588　名古屋市千草区
- ● まるた ART クリニック　Tel.052-764-0010　名古屋市千草区
- レディースクリニック山原　Tel.052-731-8181　名古屋市千草区
- 若葉台クリニック　Tel.052-777-2888　名古屋市名東区
- ● あいこ女性クリニック　Tel.052-777-8080　名古屋市名東区
- ● 名古屋大学医学部附属病院　Tel.052-741-2111　名古屋市昭和区
- ● 名古屋市立大学病院　Tel.052-851-5511　名古屋市瑞穂区
- ● 八事レディースクリニック　Tel.052-834-1060　名古屋市天白区
- ● 平針北クリニック　Tel.052-803-1103　日進市赤池町
- ● 森脇レディースクリニック　Tel.0561-33-5512　みよし市三好町
- ● 藤田医科大学病院　Tel.0562-93-2111　豊明市沓掛町
- とよた美里レディースクリニック　Tel.0565-87-2237　豊田市美里
- ● とよた星の夢 ART クリニック　Tel.0120-822-229　豊田市喜多町
- ● トヨタ記念病院不妊センター　Tel.0565-28-0100　豊田市平和町
- ● 常滑市民病院　Tel.0569-35-3170　常滑市飛香台
- ● ふたばクリニック　Tel.0569-20-5000　半田市吉田町
- ● 原田レディースクリニック　Tel.0562-36-1103　知多市寺本新町
- ● 江南厚生病院　Tel.0587-51-3333　江南市高屋町

愛知県

- かなくらレディスクリニック　Tel.052-587-3111　名古屋市中村区
- ● 名古屋第一赤十字病院　Tel.052-481-5111　名古屋市中村区
- ● なごや ART クリニック　Tel.052-451-1103　名古屋市中村区
- ● 名古屋市立大学医学部附属西部医療センター　Tel.052-991-8121　名古屋市北区
- ● ダイヤビルレディースクリニック　Tel.052-561-1881　名古屋市西区
- 川合産婦人科　Tel.052-502-1501　名古屋市西区
- 野崎クリニック　Tel.052-303-3811　名古屋市中川区
- ● 金山レディースクリニック　Tel.052-681-2241　名古屋市熱田区
- ● 山口レディスクリニック　Tel.052-823-2121　名古屋市南区
- 名古屋市立緑市民病院　Tel.052-892-1331　名古屋市緑区
- ● ロイヤルベルクリニック不妊センター　Tel.052-879-6673　名古屋市緑区
- ● おち夢クリニック名古屋　Tel.052-968-2203　名古屋市中区
- ● いくたウィメンズクリニック　Tel.052-263-1250　名古屋市中区
- ● 可世木婦人科 ART クリニック　Tel.052-251-8801　名古屋市中区
- ● 成田産婦人科　Tel.052-221-1595　名古屋市中区
- ● おかだウィメンズクリニック　Tel.052-683-0018　名古屋市中区
- AOI 名古屋病院　Tel.052-932-7128　名古屋市東区
- 平田レディースクリニック　Tel.052-914-7277　名古屋市北区
- ● 稲垣婦人科　Tel.052-910-5550　名古屋市北区

PICK UP!

中部・東海地方 / ピックアップ クリニック

長野県

❖ 吉澤産婦人科医院

長野市　since 1966.2

Tel.026-226-8475　長野市七瀬中町 96

診療日		月	火	水	木	金	土	日	祝祭日
	am	●	●	●	●	●	●	-	-
	pm	●	●	-	●	●	-	-	-

予約受付時間　8　9　10　11　12　13　14　15　16　17　18　19　20　21 時

自由診療の料金
体外受精費用　27 万～35 万円
顕微授精費用　35 万～45 万円

保険：一般不妊治療	○	自由：体外受精	●	タイムラプス型インキュベーター	×
保険：体外受精	○	自由：顕微授精	●	ERA検査	●
保険：顕微授精	○	調節卵巣刺激法	●	EMMA・ALICE 検査	●
男性不妊	○	低刺激・自然周期法	△	SEET 法	×
不育症	○	着床不全	○	子宮内膜スクラッチ	×
漢方薬の扱い	○	勉強会・説明会	○	PRP	×
治療費の公開	●	PICSI	×	PGT-A	×
妊婦健診	×	IMSI	×	子宮内フローラ検査	●

❖ 佐久平エンゼルクリニック

佐久市　since 2014.4

Tel.0267-67-5816　佐久市長土呂 1210-1

診療日		月	火	水	木	金	土	日	祝祭日
	am	●	●	●	●	●	●	▲	-
	pm	●	●	-	●	●	-	-	-

予約受付時間　8　9　10　11　12　13　14　15　16　17　18　19　20　21 時

※ WEB 予約は 24 時間受付 ▲医師が必要と判断した場合は診察、採卵等の処置を行います。

自由診療の料金
体外受精費用　27 万～45 万円
顕微授精費用　35 万～45 万円

保険：一般不妊治療	●	自由：体外受精	●	タイムラプス型インキュベーター	●
保険：体外受精	●	自由：顕微授精	●	ERA検査	●
保険：顕微授精	●	調節卵巣刺激法	●	EMMA・ALICE 検査	●
男性不妊	●	低刺激・自然周期法	●	SEET 法	●
不育症	●	着床不全	●	子宮内膜スクラッチ	●
漢方薬の扱い	●	勉強会・説明会	●	PRP	●
治療費の公開	●	PICSI	●	PGT-A	●
妊婦健診	● 10 週まで	IMSI	×	子宮内フローラ検査	●

[各項目のチェックについて]　○ … 実施している　● … 常に力を入れて実施している　△ … 検討中である　× … 実施していない

PICK UP!

中部・東海地方 / ピックアップ クリニック

愛知県

❖ ダイヤビルレディースクリニック

名古屋市

Tel.052-561-1881　名古屋市西区名駅 1-1-17 名駅ダイヤメイテツビル 2F　since 2004.4

診療日		月	火	水	木	金	土	日	祝祭日
	am	●	●	●	●	●	●	-	-
	pm	●	●	●	-	●	-	-	-

予約受付時間　8　9　10　11　12　13　14　15　16　17　18　19　20　21 時

自由診療の料金
体外受精費用　30 万～50 万円
顕微授精費用　40 万～60 万円

- 保険：一般不妊治療 … ○
- 保険：体外受精 ……… ○
- 保険：顕微授精 ……… ○
- 男性不妊…○連携施設あり
- 不育症 ………………… ○
- 漢方薬の扱い ………… ○
- 治療費の公開 ………… ○
- 妊婦健診……○ 14 週まで
- 自由：体外受精 ……… ○
- 自由：顕微授精 ……… ○
- 調節卵巣刺激法 ……… ○
- 低刺激・自然周期法 … ○
- 着床不全 ……………… ○
- 勉強会・説明会 ……… ○
- PICSI ………………… ×
- IMSI…………………… ×
- タイムラプス型インキュベーター○
- ERA検査 …………… ○
- EMMA・ALICE 検査 … ○
- SEET 法 …………… ○
- 子宮内膜スクラッチ … ○
- PRP ………………… ○
- PGT-A ……………… △
- 子宮内フローラ検査 … ○

❖ おかだウィメンズクリニック

名古屋市

Tel.052-683-0018　名古屋市中区正木 4-8-7 れんが橋ビル 3F　since 2014.4

診療日		月	火	水	木	金	土	日	祝祭日
	am	●	●	●	●	●	▲	-	-
	pm	●	●	-	●	●	-	-	-

予約受付時間　8　9　10　11　12　13　14　15　16　17　18　19　20　21 時

▲土曜日は 10:00 ～ 13:00 まで

自由診療の料金
体外受精費用　50 万円～
顕微授精費用　60 万～70 万円

- 保険：一般不妊治療 … ○
- 保険：体外受精 ……… ○
- 保険：顕微授精 ……… ○
- 男性不妊…○連携施設あり
- 不育症 ………………… ○
- 漢方薬の扱い ………… ○
- 治療費の公開 ………… ○
- 妊婦健診……○ 10 週まで
- 自由：体外受精 ……… ●
- 自由：顕微授精 ……… ●
- 調節卵巣刺激法 ……… ●
- 低刺激・自然周期法 … ●
- 着床不全 ……………… ●
- 勉強会・説明会 ……… ●
- PICSI ………………… ×
- IMSI…………………… ●
- タイムラプス型インキュベーター●
- ERA検査 …………… ○
- EMMA・ALICE 検査 … ○
- SEET 法 …………… ○
- 子宮内膜スクラッチ … ○
- PRP ………………… ×
- PGT-A ……………… ×
- 子宮内フローラ検査 … ○

❖ さわだウィメンズクリニック 名古屋不妊センター

名古屋市

Tel.052-788-3588　名古屋市千種区四谷通 1-18-1 RICCA11 ビル 3F　since 2001.4

診療日		月	火	水	木	金	土	日	祝祭日
	am	●	●	●	●	●	●	-	-
	pm	●	●	-	●	●	-	-	-

予約受付時間　8　9　10　11　12　13　14　15　16　17　18　19　20　21 時

自由診療の料金
体外受精費用　40 万円～
顕微授精費用　45 万円～

- 保険：一般不妊治療 … ●
- 保険：体外受精 ……… ●
- 保険：顕微授精 ……… ●
- 男性不妊…○連携施設あり
- 不育症 ………………… ●
- 漢方薬の扱い ………… ●
- 治療費の公開 ………… ●
- 妊婦健診…… ○ 8 週まで
- 自由：体外受精 ……… ●
- 自由：顕微授精 ……… ●
- 調節卵巣刺激法 ……… ●
- 低刺激・自然周期法 … ●
- 着床不全 ……………… ●
- 勉強会・説明会 ……… ●
- PICSI ………………… ×
- IMSI…………………… ×
- タイムラプス型インキュベーター●
- ERA検査 …………… ●
- EMMA・ALICE 検査 … ●
- SEET 法 …………… ×
- 子宮内膜スクラッチ … ×
- PRP ………………… ○
- PGT-A ……………… ●
- 子宮内フローラ検査 … ×

[各項目のチェックについて]　○ … 実施している　● … 常に力を入れて実施している　△ … 検討中である　× … 実施していない

大阪府

- ● にしたん ART クリニック 大阪院　Tel.06-6147-2844　大阪市北区
- ● 大阪 New ART クリニック　Tel.06-6341-1556　大阪市北区
- ● オーク梅田レディースクリニック　Tel.0120-009-345　大阪市北区
- ● HORAC グランフロント大阪クリニック　Tel.06-6377-8824　大阪市北区
- ● リプロダクションクリニック大阪　Tel.06-6136-3344　大阪市北区
- ● にしたん ART クリニック うめきた院　Tel.0120-542-202　大阪市北区
- ● レディース＆ARTクリニック サンタクルス ザ オオサカ　Tel.06-6676-8893　大阪市北区
- ● 越田クリニック　Tel.06-6316-6090　大阪市北区
- ● 扇町レディースクリニック　Tel.06-6311-2511　大阪市北区
- ● うめだファティリティークリニック　Tel.06-6371-0363　大阪市北区
- ● レディースクリニックかたかみ　Tel.06-6100-2525　大阪市淀川区
- かわばたレディスクリニック　Tel.06-6308-7660　大阪市淀川区
- ● 小林産婦人科　Tel.06-6924-0934　大阪市都島区
- ● レディースクリニック北浜　Tel.06-6202-8739　大阪市中央区
- ● 西川婦人科内科クリニック　Tel.06-6201-0317　大阪市中央区
- ● ウィメンズクリニック本町　Tel.06-6251-8686　大阪市中央区
- ● 春木レディースクリニック　Tel.06-6281-3788　大阪市中央区
- ● 脇本産婦人科・麻酔科　Tel.06-6761-5537　大阪市天王寺区

● … 体外受精以上の生殖補助医療実施施設

京都府

- 志馬クリニック四条烏丸　Tel.075-221-6821　京都市下京区
- ● 京都 IVF クリニック　Tel.077-526-1451　京都市下京区
- 南部産婦人科　Tel.075-313-6000　京都市下京区
- ● 醍醐渡辺クリニック　Tel.075-571-0226　京都市伏見区
- ● 京都府立医科大学病院　Tel.075-251-5560　京都市上京区
- ● 田村秀子婦人科医院　Tel.075-213-0523　京都市中京区
- ● 足立病院　Tel.075-253-1382　京都市中京区
- ● にしたん ART クリニック 京都院　Tel.0120-542-202　京都市中京区
- 京都第一赤十字病院　Tel.075-561-1121　京都市東山区
- 日本バプテスト病院　Tel.075-781-5191　京都市左京区
- ● 京都大学医学部附属病院　Tel.075-751-3712　京都市左京区
- ● IDA クリニック　Tel.075-583-6515　京都市山科区
- 西院レディースクリニック　Tel.075-321-1130　京都市右京区
- 細田クリニック　Tel.075-322-0311　京都市右京区
- ● 身原病院　Tel.075-392-3111　京都市西京区
- 桂駅前 Mihara Clinic　Tel.075-394-3111　京都市西京区
- ● ハシイ産婦人科　Tel.075-924-1700　向日市寺戸町
- 田村産婦人科医院　Tel.0771-24-3151　亀岡市安町

近畿地方

滋賀県

- ● リプロダクション浮田クリニック　Tel.077-572-7624　大津市真野
- ● 木下レディースクリニック　Tel.077-526-1451　大津市打出浜
- ● 桂川レディースクリニック　Tel.077-511-4135　大津市御殿浜
- ● 竹林ウィメンズクリニック　Tel.077-547-3557　大津市大萱
- ● 滋賀医科大学医学部附属病院　Tel.077-548-2111　大津市瀬田月輪町
- ● 希望が丘クリニック　Tel.077-586-4103　野洲市三宅
- 甲西 野村産婦人科　Tel.0748-72-6633　湖南市柑子袋
- 山崎クリニック　Tel.0748-42-1135　東近江市山路町
- ● イーリスウィメンズクリニック　Tel.0749-22-6216　彦根市中央町
- 足立レディースクリニック　Tel.0749-22-2155　彦根市佐和町
- ● 草津レディースクリニック　Tel.077-566-7575　草津市渋川
- ● 清水産婦人科　Tel.077-562-4332　草津市野村
- 南草津 野村病院　Tel.077-561-3788　草津市野路
- 産科・婦人科ハピネスバースクリニック　Tel.077-564-3101　草津市矢橋町

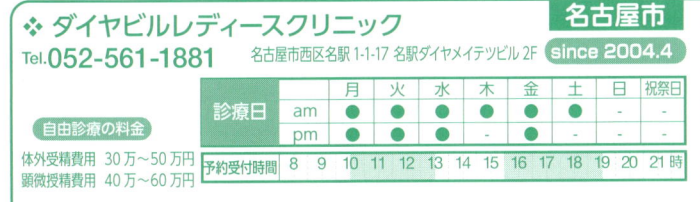

● シオタニレディースクリニック
Tel.079-561-3500　三田市中央町

● 中林産婦人科クリニック
Tel.079-282-6581　姫路市白国

● 中林レディースクリニック
Tel.079-263-7802　姫路市駅前町

● koba レディースクリニック
Tel.079-223-4924　姫路市北条口

● 西川産婦人科
Tel.079-253-2195　姫路市花田町

● 親愛産婦人科
Tel.079-271-6666　姫路市網干区

久保みずきレディースクリニック 明石診療所
Tel.078-913-9811　明石市本町

● 博愛産科婦人科
Tel.078-941-8803　明石市二見町

● 親愛レディースクリニック
Tel.079-421-5511　加古川市加古川町

ちくご・ひらまつ産婦人科
Tel.079-424-5163　加古川市加古川町

● 小野レディースクリニック
Tel.0794-62-1103　小野市西本町

福田レディースクリニック
Tel.0791-43-5357　赤穂市加里屋

● 赤穂中央病院
Tel.0791-45-7290　赤穂市惣門町

公立神崎総合病院
Tel.0790-32-1331　神崎郡神河町

奈良県

好川婦人科クリニック
Tel.0743-75-8600　生駒市東新町

高山クリニック
Tel.0742-35-3611　奈良市柏木町

● ASKA レディース・クリニック
Tel.0742-51-7717　奈良市北登美ヶ丘

すぎはら婦人科
Tel.0742-46-4127　奈良市中登美ヶ丘

● 富雄産婦人科
Tel.0742-43-0381　奈良市三松

● 久永婦人科クリニック
Tel.0742-32-5505　奈良市西大寺東町

● 赤崎クリニック　高度生殖医療センター
Tel.0744-43-2468　桜井市谷

桜井病院
Tel.0744-43-3541　桜井市桜井

● 奈良県立医科大学病院
Tel.0744-22-3051　橿原市四条町

● ミズクリニックメイワン
Tel.0744-20-0028　橿原市四条町

● 三橋仁美レディースクリニック
Tel.0743-51-1135　大和郡山市矢田町

和歌山県

● 日赤和歌山医療センター
Tel.073-422-4171　和歌山市小松原通

● うつのみやレディースクリニック
Tel.073-474-1987　和歌山市美園町

● 岩橋産科婦人科
Tel.073-444-4060　和歌山市関戸

榎本産婦人科
Tel.0739-22-0019　田辺市湊

● 奥村レディースクリニック
Tel.0736-32-8511　橋本市東家

● … 体外受精以上の生殖補助医療実施施設

● KAWA レディースクリニック
Tel.072-297-2700　堺市南区

小野クリニック
Tel.072-285-8110　堺市東区

● 府中のぞみクリニック
Tel.0725-40-5033　和泉市府中町

● 谷口病院
Tel.072-463-3232　泉佐野市大西

● レオゲートタワーレディースクリニック
Tel.072-460-2800　泉佐野市りんくう往来北

兵庫県

神戸大学医学部附属病院
Tel.078-382-5111　神戸市中央区

● 英ウィメンズクリニック さんのみや
Tel.078-392-8723　神戸市中央区

● 神戸元町夢クリニック
Tel.078-325-2121　神戸市中央区

● 山下レディースクリニック
Tel.078-265-6475　神戸市中央区

● にしたんARTクリニック 神戸三宮院
Tel.078-261-3500　神戸市中央区

● 神戸アドベンチスト病院
Tel.078-981-0161　神戸市北区

● 中村レディースクリニック
Tel.,078-925-4103　神戸市西区

● 久保みずきレディースクリニック 菅原記念診療所
Tel.078-961-3333　神戸市西区

英ウイメンズクリニック たるみ
Tel.078-704-5077　神戸市垂水区

● くぼたレディースクリニック
Tel.078-843-3261　神戸市東灘区

プリュームレディースクリニック
Tel.078-600-2675　神戸市東灘区

レディースクリニックごとう
Tel.0799-45-1131　南あわじ市山添

● オガタファミリークリニック
Tel.0797-25-2213　芦屋市松ノ内町

吉田レディースクリニック
Tel.06-6483-6111　尼崎市西大物町

武庫之荘レディースクリニック
Tel.06-6435-0488　尼崎市南武庫之荘

産科・婦人科衣笠クリニック
Tel.06-6494-0070　尼崎市東園田町

JUN レディースクリニック
Tel.06-4960-8115　尼崎市潮江

● 徐クリニック・ART センター
Tel.0798-54-8551　西宮市松籟荘

● すずきレディースクリニック
Tel.0798-39-0555　西宮市田中町

● レディース＆ARTクリニック サンタクルス ザ ニシキタ
Tel.0798-62-1188　西宮市高松町

● 英ウイメンズクリニック にしのみや院
Tel.0798-63-8723　西宮市高松町

● 兵庫医科大学病院
Tel.0798-45-6111　西宮市武庫川町

山田産婦人科
Tel.0798-41-0272　西宮市甲子園町

明和病院
Tel.0798-47-1767　西宮市上鳴尾町

木内女性クリニック
Tel.0798-63-2271　西宮市高松町

● レディースクリニック Taya
Tel.072-771-7717　伊丹市伊丹

● 近畿中央病院
Tel.072-781-3712　伊丹市車塚

● 第二協立病院 ART センター
Tel.072-758-1123　川西市栄町

大阪府

大阪赤十字病院
Tel.06-6771-5131　大阪市天王寺区

おおつかレディースクリニック
Tel.06-6776-8856　大阪市天王寺区

都竹産婦人科医院
Tel.06-6754-0333　大阪市生野区

● おくの ART クリニック
Tel.06-6719-2200　大阪市阿倍野区

大阪市立大学病院
Tel.06-6645-2121　大阪市阿倍野区

● 大阪鉄道病院
Tel.06-6628-2221　大阪市阿倍野区

● IVF なんばクリニック
Tel.06-6534-8824　大阪市西区

● オーク住吉産婦人科
Tel.0120-009-345　大阪市西成区

● 岡本クリニック
Tel.06-6696-0201　大阪市住吉区

沢井産婦人科医院
Tel.06-6694-1115　大阪市住吉区

● 大阪急性期総合医療センター
Tel.06-6692-1201　大阪市住吉区

たかせ産婦人科
Tel.06-6855-4135　豊中市上野東

● 園田桃代 ART クリニック
Tel.06-6155-1511　豊中市新千里東町

● たまごクリニック　内分泌センター
Tel.06-4865-7017　豊中市曽根西町

松崎産婦人科クリニック
Tel.072-750-2025　池田市菅原町

● なかむらレディースクリニック
Tel.06-6378-7333　吹田市豊津町

たはらウィメンズクリニック
Tel.06-6337-0260　吹田市片山町

市立吹田市民病院
Tel.06-6387-3311　吹田市片山町

● 大阪医科薬科大学病院
Tel.072-683-1221　高槻市大学町

● 後藤レディースクリニック
Tel.072-683-8510　高槻市白梅町

● イワサクリニック香里診療所 セントマリー不妊センター
Tel.072-831-1666　寝屋川市香里本通町

● 天の川レディースクリニック ひらかた院
Tel.072-804-4124　枚方市大垣内町

折野産婦人科
Tel.072-857-0243　枚方市楠葉朝日

● 関西医科大学附属病院
Tel.072-804-0101　枚方市新町

● 天の川レディースクリニック かたの院
Tel.072-892-1124　交野市私部西

● IVF 大阪クリニック
Tel.06-4308-8824　東大阪市長田東

なかじまレディースクリニック
Tel.072-929-0506　東大阪市長田東

船内クリニック
Tel.072-955-0678　藤井寺市藤井寺

● てらにしレディースクリニック
Tel.072-367-0666　大阪狭山市池尻自由丘

● 近畿大学病院
Tel.072-366-0221　大阪狭山市大野東

● ルナレディースクリニック　不妊・更年期センター
Tel.072-224-6317　堺市堺区

● つかさクリニック堺東
Tel.072-232-8751　堺市堺区

● いしかわクリニック
Tel.072-232-8751　堺市堺区

PICK UP!

近畿地方 / ピックアップ クリニック

滋賀県

❖ リプロダクション浮田クリニック

大津市　since 2020.10

Tel.077-572-7624　大津市真野 1 丁目 45-8

診療日	月	火	水	木	金	土	日	祝祭日
am	●	●	●	●	●	●	-	-
pm	●	●	▲	●	●	-	-	-

予約受付時間　8　9　10　11　12　13　14　15　16　17　18　19　20　21 時

※ 14:00 ～ 16:00 は検査・処置、▲は漢方外来

自由診療の料金
体外受精費用　27 万～35 万円
顕微授精費用　35 万～45 万円

保険：一般不妊治療 … ○	自由：体外受精 ……… ●	タイムラプス型インキュベーター ●
保険：体外受精 ……… ○	自由：顕微授精 ……… ●	ERA検査 ………… ○
保険：顕微授精 ……… ○	調節卵巣刺激法 ……… ●	EMMA・ALICE 検査 … ○
男性不妊…○連携施設あり	低刺激・自然周期法 … ○	SEET 法 ………… ○
不育症 ………… ○	着床不全 ………… ○	子宮内膜スクラッチ … ○
漢方薬の扱い ……… ○	勉強会・説明会 ……… ○	PRP ………… ×
治療費の公開 ……… ○	PICSI ………… ×	PGT-A ………… ×
妊婦健診……○ 41 週まで	IMSI ………… △	子宮内フローラ検査 … ○

京都府

❖ 醍醐渡辺クリニック

京都市　since 1971.9

Tel.075-571-0226　京都市伏見区醍醐高畑町 30-15

診療日	月	火	水	木	金	土	日	祝祭日
am	●	●	●	●	●	●	▲	▲
pm	●	-	●	-	●	-	-	-

予約受付時間　8　9　10　11　12　13　14　15　16　17　18　19　20　21 時

※電話受付は月・水・金は 9:00 ～20:30、火・木・土は 9:00 ～17:00
日・祝は 9:30 ～11:00(予約のみ)

自由診療の料金
体外受精費用　20 万～30 万円
顕微授精費用　20 万～35 万円

保険：一般不妊治療 … ●	自由：体外受精 ……… ●	タイムラプス型インキュベーター △
保険：体外受精 ……… ●	自由：顕微授精 ……… ●	ERA 検査 ………… ●
保険：顕微授精 ……… ●	調節卵巣刺激法 ……… ●	EMMA・ALICE 検査 … ●
男性不妊…○連携施設あり	低刺激・自然周期法 … ●	SEET 法 ………… ○
不育症 ………… ○	着床不全 ………… ●	子宮内膜スクラッチ … △
漢方薬の扱い ……… ○	勉強会・説明会 ……… ○	PRP（PFC-FD）……… ○
治療費の公開 ……… ○	PICSI ………… ○	PGT-A ………… △
妊婦健診……… ●分娩まで	IMSI ………… ×	子宮内フローラ検査 … ○

大阪府

❖ にしたんARTクリニック 大阪院

北区　since 2023.2

Tel.0120-542-202　大阪市北区梅田 1-8-17 大阪第一生命ビル MB1F

診療日	月	火	水	木	金	土	日	祝祭日
am	●	●	●	●	●	●	●	●
pm	●	●	●	●	●	▲	▲	▲

予約受付時間　8　9　10　11　12　13　14　15　16　17　18　19　20　21 時

診療時間 :9:00 ～22:00、▲土・日・祝のみ午後18:00 まで
受付時間：診療最終時間の1時間前まで。

自由診療の料金
HP を参照

保険：一般不妊治療 … ●	自由：体外受精 ……… ●	タイムラプス型インキュベーター ●
保険：体外受精 ……… ●	自由：顕微授精 ……… ●	ERA検査 ………… ●
保険：顕微授精 ……… ●	調節卵巣刺激法 ……… ●	EMMA・ALICE 検査 … ●
男性不妊 ………… ×	低刺激・自然周期法 … ●	SEET 法 ………… ●
不育症 ………… ●	着床不全 ………… ○	子宮内膜スクラッチ … ●
漢方薬の扱い ……… ×	勉強会・説明会 ……… △	PRP ………… ×
治療費の公開 ……… ○	PICSI ………… ●	PGT-A ………… ×
妊婦健診 ………… ×	IMSI ………… ●	子宮内フローラ検査 … ○

❖ 岡本クリニック

大阪市　since 1993.5

Tel.06-6696-0201　大阪市住吉区長居東 3-4-28

診療日	月	火	水	木	金	土	日	祝祭日
am	●	●	●	●	●	●	-	-
pm	●	-	●	-	●	-	-	-

予約受付時間　8　9　10　11　12　13　14　15　16　17　18　19　20　21 時

自由診療の料金
体外受精費用　30.5 万～59 万円
顕微授精費用　33 万～71 万円

保険：一般不妊治療 … ○	自由：体外受精 ……… ○	タイムラプス型インキュベーター ○
保険：体外受精 ……… ○	自由：顕微授精 ……… ○	ERA検査 ………… ○
保険：顕微授精 ……… ○	調節卵巣刺激法 ……… ○	EMMA・ALICE 検査 … ○
男性不妊…●連携施設あり	低刺激・自然周期法 … ○	SEET 法 ………… ○
不育症 ………… ●	着床不全 ………… ○	子宮内膜スクラッチ … ○
漢方薬の扱い ……… ●	勉強会・説明会 ……… ×	PRP ………… ×
治療費の公開 ……… ●	PICSI ………… ×	PGT-A ………… △
妊婦健診 ………… ×	IMSI ………… ×	子宮内フローラ検査 … ○

❖ 園田桃代ARTクリニック

豊中市　since 2010.9

Tel.06-6155-1511　豊中市新千里東町 1-5-3 千里朝日阪急ビル 3F

診療日	月	火	水	木	金	土	日	祝祭日
am	●	●	●	●	●	●	-	-
pm	●	-	●	-	●	-	-	-

予約受付時間　8　9　10　11　12　13　14　15　16　17　18　19　20　21 時

土曜は 15:00 まで

自由診療の料金
体外受精費用　26 万～38 万円
顕微授精費用　28 万～49 万円

保険：一般不妊治療 … ○	自由：体外受精 ……… ●	タイムラプス型インキュベーター ●
保険：体外受精 ……… ○	自由：顕微授精 ……… ●	ERA検査 ………… ●
保険：顕微授精 ……… ○	調節卵巣刺激法 ……… ●	EMMA・ALICE 検査 … ●
男性不妊 ………… ●	低刺激・自然周期法 … ●	SEET 法 ………… ●
不育症 ………… ●	着床不全 ………… ●	子宮内膜スクラッチ … ●
漢方薬の扱い ……… ●	勉強会・説明会 ……… ●	PFC-FD ………… ●
治療費の公開 ……… ●	PICSI ………… ●	PGT-A ………… ●
妊婦健診…… ● 8 週まで	IMSI ………… ×	子宮内フローラ検査 … ×

兵庫県

❖ 神戸元町 夢クリニック

神戸市　since 2008.11

Tel.078-325-2121　神戸市中央区明石町 44 神戸御幸ビル 3F

診療日	月	火	水	木	金	土	日	祝祭日
am	●	●	●	●	●	●	●	●
pm	●	●	●	●	●	-	▲	-

予約受付時間　8　9　10　11　12　13　14　15　16　17　18　19　20　21 時

▲第 2、第 4 日曜日の 15:00 ～ 17:00 は男性不妊外来実施

自由診療の料金
HP を参照

保険：一般不妊治療 … ○	自由：体外受精 ……… ●	タイムラプス型インキュベーター ●
保険：体外受精 ……… ●	自由：顕微授精 ……… ●	ERA検査 ………… ○
保険：顕微授精 ……… ●	調節卵巣刺激法 ……… ×	EMMA・ALICE 検査 … ○
男性不妊 ………… ○	低刺激・自然周期法 … ●	SEET 法 ………… ×
不育症 ………… ○	着床不全 ………… ○	子宮内膜スクラッチ … ○
漢方薬の扱い ……… ○	勉強会・説明会 ……… ○	PRP ………… ×
治療費の公開 ……… ○	PICSI ………… ×	PGT-A ………… ●
妊婦健診…… ○ 9 週まで	IMSI ………… ×	子宮内フローラ検査 … ×

❖ Kobaレディースクリニック

姫路市　since 2003.6

Tel.079-223-4924　姫路市北条口 2-18 宮本ビル 1F

診療日	月	火	水	木	金	土	日	祝祭日
am	●	●	●	●	●	●	-	-
pm	●	●	●	-	●	-	-	-

予約受付時間　8　9　10　11　12　13　14　15　16　17　18　19　20　21 時

自由診療の料金
体外受精費用　26 万円前後
顕微授精費用　30 万円前後

保険：一般不妊治療 … ○	自由：体外受精 ……… ●	タイムラプス型インキュベーター ●
保険：体外受精 ……… ○	自由：顕微授精 ……… ●	ERA検査 ………… ○
保険：顕微授精 ……… ○	調節卵巣刺激法 ……… ●	EMMA・ALICE 検査 … ●
男性不妊…●連携施設あり	低刺激・自然周期法 … ●	SEET 法 ………… ×
不育症 ………… ●	着床不全 ………… ●	子宮内膜スクラッチ … △
漢方薬の扱い ……… ○	勉強会・説明会 ……… ●	PRP ………… △
治療費の公開 ……… ○	PICSI ………… ×	PGT-A ………… ●
妊婦健診 ……● 9 週まで	IMSI ………… ×	子宮内フローラ検査 … △

[各項目のチェックについて]　○ … 実施している　● … 常に力を入れて実施している　△ … 検討中である　× … 実施していない

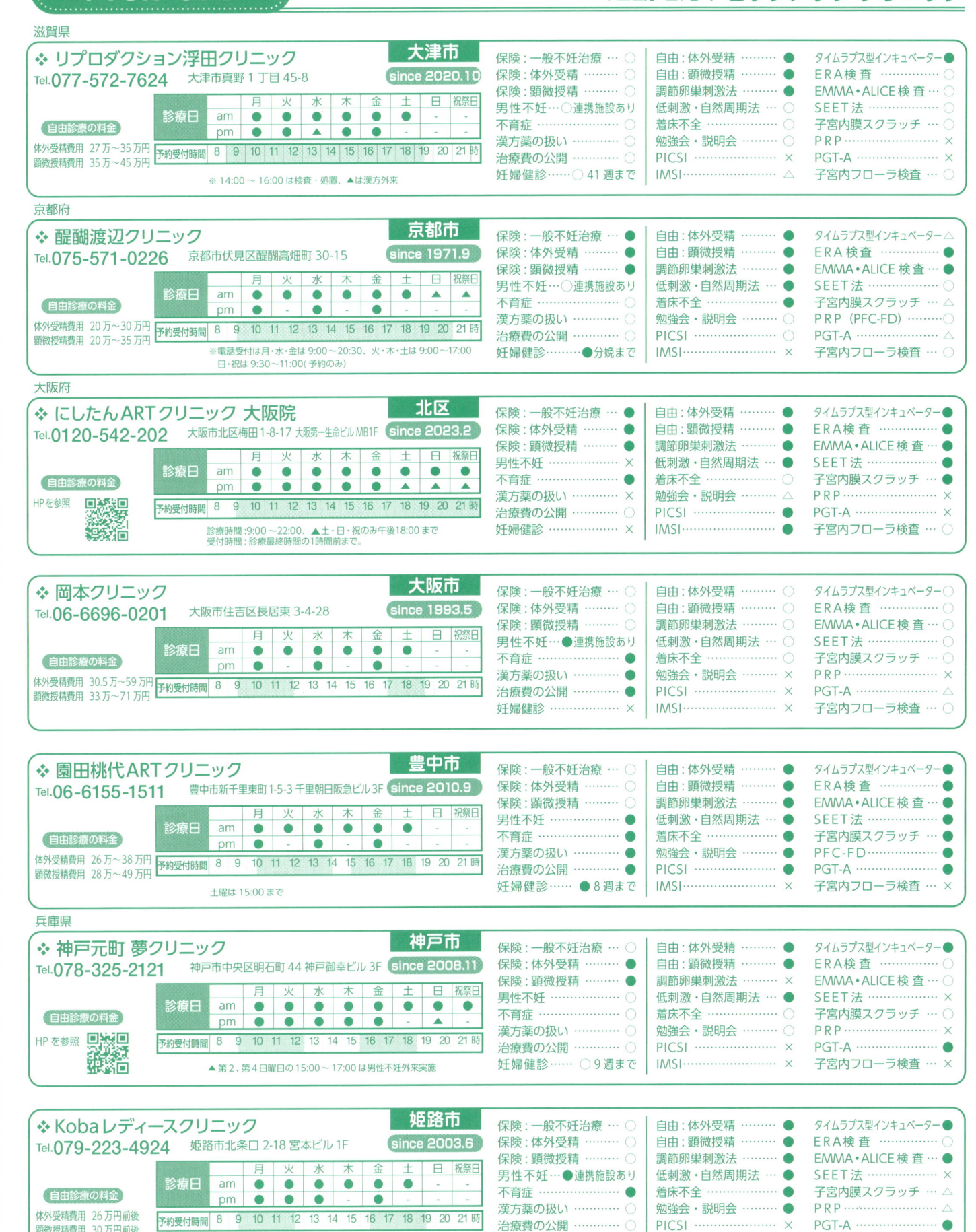

中国・四国地方

鳥取県

● タグチ IVF レディースクリニック
Tel.0857-39-2121　鳥取市覚寺区

● 鳥取県立中央病院
Tel.0857-26-2271　鳥取市江津区

● ミオ　ファティリティクリニック
Tel.0859-35-5211　米子市車尾南区

● 鳥取大学医学部附属病院
Tel.0859-33-1111　米子市西町区

● 彦名レディスライフクリニック
Tel.0859-29-0159　米子市彦名町区

島根県

● 内田クリニック
Tel.0120-582-889　松江市浜乃木区

● 八重垣レディースクリニック
Tel.0852-52-7790　松江市東出雲町

家族・絆の吉岡医院
Tel.0854-22-2065　安来市安来町

● 島根大学医学部附属病院
Tel.0853-20-2389　出雲市塩冶町

島根県立中央病院
Tel.0853-22-5111　出雲市姫原

大田市立病院
Tel.0854-82-0330　大田市大田町

岡山県

くにかたウィメンズクリニック
Tel.086-255-0080　岡山市北区

● 岡山大学病院
Tel.086-223-7151　岡山市北区

● 名越産婦人科リプロダクションセンター
Tel.086-293-0553　岡山市北区

● 岡山二人クリニック
Tel.086-256-7717　岡山市北区

● 三宅医院生殖医療センター
Tel.086-282-5100　岡山市南区

● 岡南産婦人科医院
Tel.086-264-3366　岡山市南区

ペリネイト母と子の病院
Tel.086-276-8811　岡山市中区

● 赤堀クリニック
Tel.0868-24-1212　津山市椿高下

石井医院
Tel.0868-24-4333　津山市沼

● 倉敷中央病院
Tel.086-422-0210　倉敷市美和

● 倉敷成人病センター
Tel.086-422-2111　倉敷市白楽町

落合病院
Tel.0867-52-1133　真庭市上市瀬

広島県

まつなが産婦人科
Tel.084-923-0145　福山市三吉町

● 幸の鳥レディスクリニック
Tel.084-940-1717　福山市春日町

● よしだレディースクリニック内科・小児科
Tel.084-954-0341　福山市新涯町

● 広島中央通り　香月産婦人科
Tel.082-546-2555　広島市中区

● 絹谷産婦人科
Tel.082-247-6399　広島市中区

● 広島 HART クリニック
Tel.082-567-3866　広島市南区

● IVF クリニックひろしま
Tel.082-264-1131　広島市南区

● 県立広島病院
Tel.082-254-1818　広島市南区

● 香月産婦人科
Tel.082-272-5588　広島市西区

藤東クリニック
Tel.082-284-2410　安芸郡府中町

● 笠岡レディースクリニック
Tel.0823-23-2828　呉市西中央

松田医院
Tel.0824-28-0019　東広島市八本松町

山口県

周東総合病院
Tel.0820-22-3456　柳井市古開作

山下ウイメンズクリニック
Tel.0833-48-0211　下松市瑞穂町

● 徳山中央病院
Tel.0834-28-4411　周南市孝田町

● 山口県立総合医療センター
Tel.0835-22-4411　防府市大崎

● 関門医療センター
Tel.083-241-1199　下関市長府外浦町

● 済生会下関総合病院
Tel.083-262-2300　下関市安岡町

総合病院山口赤十字病院
Tel.083-923-0111　山口市八幡馬場

● 新山口こうのとりクリニック
Tel.083-902-8585　山口市小郡花園町

● 山口大学医学部附属病院
Tel.0836-22-2522　宇部市南小串

なかむらレディースクリニック
Tel.0838-22-1557　萩市熊谷町

徳島県

● 蕙愛レディースクリニック
Tel.0886-53-1201　徳島市佐古三番町

● 徳島大学病院
Tel.088-631-3111　徳島市蔵本町

徳島市民病院
Tel.088-622-5121　徳島市北常三島町

● 中山産婦人科
Tel.0886-92-0333　板野郡藍住町

徳島県鳴門病院
Tel.088-683-1857　鳴門市撫養町

木下産婦人科内科医院
Tel.0884-23-3600　阿南市学原町

香川県

● 高松市立みんなの病院
Tel.087-813-7171　高松市仏生山町

● 高松赤十字病院
Tel.087-831-7101　高松市番町

美術館診療所
Tel.087-881-2776　高松市香西東町

● よつばウィメンズクリニック
Tel.087-885-4103　高松市円座町

● 安藤レディースクリニック
Tel.087-815-2833　高松市多肥下町

香川大学医学部附属病院
Tel.087-898-5111　木田郡三木町

回生病院
Tel.0877-46-1011　坂出市室町

● 厚仁病院
Tel.0877-85-5353　丸亀市通町

● 四国こどもとおとなの医療センター
Tel.0877-62-1000　善通寺市仙遊町

谷病院
Tel.0877-63-5800　善通寺市原田町

高瀬第一医院
Tel.0875-72-3850　三豊市高瀬町

愛媛県

● 梅岡レディースクリニック
Tel.089-943-2421　松山市竹原町

● 矢野産婦人科
Tel.089-921-6507　松山市昭和町

● 福井ウイメンズクリニック
Tel.089-969-0088　松山市星岡町

● つばきウイメンズクリニック
Tel.089-905-1122　松山市北土居

● パールレディースクリニック
Tel.089-955-0082　東温市野田

● 愛媛大学医学部附属病院
Tel.089-964-5111　東温市志津川

● こにしクリニック
Tel.0897-33-1135　新居浜市庄内町

● 愛媛労災病院
Tel.0897-33-6191　新居浜市南小松原町

サカタ産婦人科
Tel.0897-55-1103　西条市下島山甲

県立今治病院
Tel.0898-32-7111　今治市石井町

高知県

愛宕病院
Tel.088-823-3301　高知市愛宕町

● レディスクリニックコスモス
Tel.088-861-6700　高知市杉井流

● 高知医療センター
Tel.088-837-3000　高知市池

小林レディスクリニック
Tel.088-805-1777　高知市竹島町

北村産婦人科
Tel.0887-56-1013　香南市野市町

● 高知大学医学部附属病院
Tel.088-886-5811　南国市岡豊町

九州・沖縄地方

福岡県

産婦人科麻酔科いわさクリニック
Tel.093-371-1131　北九州市門司区

● 石松ウイメンズクリニック
Tel.093-474-6700　北九州市小倉南区

● ほりたレディースクリニック
Tel.093-513-4122　北九州市小倉北区

● セントマザー産婦人科医院
Tel.093-601-2000　北九州市八幡西区

● 齋藤シーサイドレディースクリニック
Tel.093-701-8880　遠賀郡芦屋町

野崎ウイメンズクリニック
Tel.092-733-0002　福岡市中央区

● 井上　善レディースクリニック
Tel.092-406-5302　福岡市中央区

● アイブイエフ詠田クリニック
Tel.092-735-6655　福岡市中央区

● 古賀文敏ウイメンズクリニック
Tel.092-738-7711　福岡市中央区

● 中央レディスクリニック
Tel.092-736-3355　福岡市中央区

MR しょうクリニック ＜男性不妊専門＞
Tel.092-739-8688　福岡市中央区

● en 婦人科クリニック
Tel.092-791-2533　福岡市中央区

● 日浅レディースクリニック
Tel.092-726-6105　福岡市中央区

● 浜の町病院
Tel.092-721-0831　福岡市中央区

● 蔵本ウイメンズクリニック
Tel.092-482-5558　福岡市博多区

にしたん ARTクリニック博多駅前院
Tel.092-260-5441　福岡市博多区

● 九州大学病院
Tel.092-641-1151　福岡市東区

● 福岡山王病院
Tel.092-832-1100　福岡市早良区

すみい婦人科クリニック
Tel.092-534-2301　福岡市南区

● 婦人科永田おさむクリニック
Tel.092-938-2209　糟屋郡粕屋町

● 福岡東医療センター
Tel.092-943-2331　古賀市千鳥

● 久留米大学病院
Tel.0942-35-3311　久留米市旭町

● 空の森クリニック くるめ
Tel.0942-46-8866　久留米市天神町

● いでウィメンズクリニック
Tel.0942-33-1114　久留米市天神町

● 高木病院
Tel.0944-87-0001　大川市酒見

● メディカルキューブ平井外科産婦人科
Tel.0944-54-3228　大牟田市明治町

- ● あかつき ART クリニック　Tel.099-296-8177　鹿児島市中央町
- 中江産婦人科　Tel.099-255-9528　鹿児島市中央町
- ● 鹿児島大学病院　Tel.099-275-5111　鹿児島市桜ケ丘
- マミィクリニック伊集院　Tel.099-263-1153　鹿児島市中山町
- ● レディースクリニックあいいく　Tel.099-260-8878　鹿児島市小松原
- ● 松田ウイメンズクリニック 不妊生殖医療センター　Tel.099-224-4124　鹿児島市山之口町
- 中村（哲）産婦人科内科　Tel.099-223-2236　鹿児島市樋之口町
- ● 境田医院　Tel.0996-67-2600　出水市米ノ津町
- みつお産婦人科　Tel.0995-44-9339　霧島市隼人町
- ● フィオーレ第一病院　Tel.0995-63-2158　姶良市加治木町
- ● 竹内レディースクリニック附設高度生殖医療センター　Tel.0995-65-2296　姶良市東餅田

沖縄県

- ● ウイメンズクリニック糸数　Tel.098-869-8395　那覇市泊
- ● 友愛医療センター　Tel.098-850-3811　豊見城市与根
- ● 空の森クリニック　Tel.098-998-0011　島尻郡八重瀬町
- Ｎａｏｋｏ女性クリニック　Tel.098-988-9811　浦添市経塚
- ● うえむら病院　リプロ・センター　Tel.098-895-3535　中頭郡中城村
- ● 琉球大学医学部附属病院　Tel.098-895-3331　中頭郡西原町
- ● やびく産婦人科・小児科　Tel.098-936-6789　中頭郡北谷町

- ● 片岡レディスクリニック　Tel.0965-32-2344　八代市本町
- 愛甲産婦人科医院　Tel.0966-22-4020　人吉市蟹作町

大分県

- ● セント・ルカ産婦人科　Tel.097-547-1234　大分市東大道
- ● 大川産婦人科・高砂　Tel.097-532-1135　大分市高砂町
- 別府医療センター　Tel.0977-67-1111　別府市大字内竈
- 宇佐レディースクリニック　Tel.0978-33-3700　宇佐市宝鏡寺
- ● 大分大学医学部附属病院　Tel.097-549-4411　由布市挾間町

宮崎県

- ● 古賀総合病院　Tel.0985-39-8888　宮崎市池内町
- ● ゆげレディスクリニック　Tel.0985-77-8288　宮崎市橘通東
- ● ART レディスクリニックやまうち　Tel.0985-32-0511　宮崎市高千穂通
- ● 渡辺産婦人科　Tel.0982-57-1011　日向市大字平岩
- ● 野田産婦人科医院　Tel.0986-24-8553　都城市蔵原町
- ● 丸田病院　Tel.0986-23-7060　都城市八幡町
- 宮崎大学医学部附属病院　Tel.0985-85-1510　宮崎市清武町

鹿児島県

- ● 徳永産婦人科　Tel.099-202-0007　鹿児島市田上
- ● 竹内レディースクリニック ART 鹿児島院　Tel.099-208-1155　鹿児島市高麗町

佐賀県

- ● 谷口眼科婦人科　Tel.0954-23-3170　武雄市武雄町
- ● おおくま産婦人科　Tel.0952-31-6117　佐賀市高木瀬西

長崎県

- ● 岡本ウーマンズクリニック　Tel.095-820-2864　長崎市江戸町
- ● 長崎大学病院　Tel.095-849-7363　長崎市坂本
- ● みやむら女性のクリニック　Tel.095-849-5507　長崎市川口町
- 杉田レディースクリニック　Tel.095-849-3040　長崎市松山町
- 山崎医院　Tel.0957-64-1103　島原市湊町
- レディースクリニックしげまつ　Tel.0957-54-9200　大村市古町
- 佐世保共済病院　Tel.0956-22-5136　佐世保市島地町

熊本県

- ● 福田病院　Tel.096-322-2995　熊本市中央区
- ● 熊本大学医学部附属病院　Tel.096-344-2111　熊本市中央区
- ● ソフィアレディースクリニック水道町　Tel.096-322-2996　熊本市中央区
- 森川レディースクリニック　Tel.096-381-4115　熊本市中央区
- ● 北くまもと井上産婦人科　Tel.096-345-3916　熊本市北区
- ● ART 女性クリニック　Tel.096-360-3670　熊本市東区
- 熊本労災病院　Tel.0965-33-4151　八代市竹原町

● … 体外受精以上の生殖補助医療実施施設

PICK UP!　九州地方 / ピックアップ クリニック

福岡県

❖ アイブイエフ詠田クリニック　福岡市

Tel.092-735-6655　福岡市中央区天神1-12-1 日之出福岡ビル 6F　since 1999.4

自由診療の料金
体外受精費用 24 万円～
顕微授精費用 32 万円～

診療日		月	火	水	木	金	土	日	祝祭日
	am	●	●	●	●	●	●	-	-
	pm	●	●	-	●	-	▲	-	-

受付時間　8　9　10　11　12　13　14　15　16　17　18　19　20　21 時

※完全予約制　▲土曜日は 9:00～14:00

保険：一般不妊治療 … ○	自由：体外受精 ……… ●	タイムラプス型インキュベーター ●
保険：体外受精 ……… ○	自由：顕微授精 ……… ●	ERA検査 ……… ○
保険：顕微授精 ……… ○	調節卵巣刺激法 ……… ○	EMMA・ALICE検査 … ○
男性不妊 … ○連携施設あり	低刺激・自然周期法 … ○	SEET法 ……… ○
不育症 ……… ○	着床不全 ……… ○	子宮内膜スクラッチ … ×
漢方薬の扱い ……… ○	勉強会・説明会 ……… ○	PRP ……… ○
治療費の公開 ……… ○	PICSI ……… ○	PGT-A ……… ○
妊婦健診 …… ○ 10 週まで	IMSI ……… ×	子宮内フローラ検査 … ○

❖ 日浅レディースクリニック　福岡市

Tel.092-726-6105　福岡市中央区大名 2-2-7 大名センタービル2F　since 2020.10

自由診療の料金
体外受精費用 24 万円～
顕微授精費用 31 万円～

診療日		月	火	水	木	金	土	日	祝祭日
	am	●	●	●	●	●	●	-	-
	pm	●	●	-	●	●	▲	-	-

診療時間　8　9　10　11　12　13　14　15　16　17　18　19　20　21 時

▲土曜午後は 14:30 まで

保険：一般不妊治療 … ○	自由：体外受精 ……… ○	タイムラプス型インキュベーター ○
保険：体外受精 ……… ○	自由：顕微授精 ……… ○	ERA検査 ……… ○
保険：顕微授精 ……… ○	調節卵巣刺激法 ……… ○	EMMA・ALICE検査 … ○
男性不妊 ……… ×	低刺激・自然周期法 … ○	SEET法 ……… ○
不育症 ……… ○	着床不全 ……… ○	子宮内膜スクラッチ … ○
漢方薬の扱い ……… ○	ART前カウンセリング … ○	PRP ……… ○
治療費の公開 ……… ○	PICSI ……… ○	PGT-A ……… ○
妊婦健診 …… ○ 9 週まで	IMSI ……… ×	子宮内フローラ検査 … ○

[各項目のチェックについて]　○ … 実施している　● … 常に力を入れて実施している　△ … 検討中である　× … 実施していない

全国の不妊・不育専門相談センター 一覧

都道府県、指定都市、中核市が設置している不妊・不育専門相談センターでは、不妊や不育に悩む夫婦に対し、医学的・専門的な相談や心の悩み等について医師・助産師等の専門家が相談に対応したり、診療機関ごとの不妊治療の実施状況などに関する情報提供を行っています。（各センターの受付は祝祭日と年末年始を除きます）

（2025 年 1 月 31 日現在）

北海道・東北地方

実 施	開設場所	相談方式			電話番号、相談日及び時間など（変更となることがあります）
		電話	面接	メール	
北海道	不妊専門相談センター（おびひろ ART クリニック）	×	×	○	月～土曜日　メール相談　office-oac@keiai.or.jp
札幌市	札幌市不妊専門相談センター	○	○	×	月～金曜日　8:45 ～ 12:15　13:00 ～ 17:15　電話相談　☎ 011-211-3900（専用） 毎月第 1・3 火曜日 / 午後　専門相談／医師による相談　※要予約　☎ 011-211-3900 毎月第 2・4 月曜日 / 午後　専門相談／不妊カウンセラーによる相談　※要予約 ☎ 同上
函館市	函館市不妊相談窓口	○	○	○	月～金曜日 8:45 ～ 17:30　一般相談　☎ 0138-32-1531 産婦人科医師による相談　※要予約　☎ 0138-32-1531 メールアドレス f-soudan@city.hakodate.hokkaido.jp
青森県	青森県不妊専門相談センター（弘前大学医学部附属病院産科婦人科内）	×	○	○	金曜日　14:00 ～ 16:00　※要予約　☎ 017-734-9295　青森県こどもみらい課 Web 相談　ホームページ上の専用フォーム使用　※青森県電子申請システム経由で受付
青森市	青森市保健所	×	○	×	月 1 回　産婦人科医師等による面接　※要予約　☎ 017-718-2984　青森市保健所あおもり親子はぐくみプラザ
八戸市	八戸市保健所　すくすく親子健康課（八戸市総合保健センター内）	×	○	×	月 1 回指定日　産婦人科医による面接相談　※要予約　☎ 0178-38-0714
岩手県・盛岡市	岩手・盛岡不妊専門相談センター（岩手医科大学附属内丸メディカルセンター）	○	○	○	火・水曜日　14:30 ～ 16:30　電話相談　☎ 019-653-6251 木曜日　14:30 ～ 16:30　面接相談　※要予約　電話相談実施日に受付 Web での予約、及びメール相談は随時　ホームページ上の専用フォーム使用
宮城県・仙台市	みやぎ・せんだい不妊・不育専門相談センター（東北大学病院産婦人科）	○	○	×	不妊・不育専門相談／認定看護師が対応 毎週水曜日　9:00 ～ 10:00 ／ 毎週木曜日　15:00 ～ 17:00　電話相談　☎ 022-728-5225 面接相談：事前に電話で相談の上予約 グリーフケア相談（流産や死産を経験した方の相談）／心理士が対応 第 1・第 3 月曜日　13:00 ～ 14:00　電話相談のみ　☎ 090-9714-7774
秋田県	「こころとからだの相談室」 秋田大学医学部附属病院婦人科	○	○	○	毎週月・金曜日　13:00 ～ 14:00　電話相談　☎ 018-884-6234 月～金曜日　9:00 ～ 17:00　☎ 018-884-6666　面接相談予約専用 毎週月曜日と金曜日　14:00 ～ 16:00　治療・費用等 第 1・3 水曜日　14:00 ～ 16:00　心理的な相談 メール相談 ホームページ上の専用フォーム使用
山形県	山形大学医学部附属病院産婦人科	○	○	×	月・水・金曜日　9:00 ～ 12:00　面接相談予約受付　☎ 023-628-5571 火・金曜日　15:00 ～ 16:00　電話及び面接相談　☎ 023-628-5571
福島県	福島県不妊専門相談センター（福島県立医科大学附属病院生殖医療センター内） 一般相談 各保健福祉事務所	○	○	×	（専門相談） 毎週水曜日（カウンセラー）・木曜日（医師）※要予約 予約は以下の各保健福祉事務所及び中核市で受け付けます。 （一般相談） 県北保健福祉事務所　☎ 024-535-5615、県中保健福祉事務所　☎ 0248-75-7822 県南保健福祉事務所　☎ 0248-21-0067、会津保健福祉事務所　☎ 0242-27-4550 南会津保健福祉事務所　☎ 0241-62-1700、相双保健福祉事務所　☎ 0244-26-1186 福島市こども家庭課　☎ 024-525-7671、郡山市こども家庭課　☎ 024-924-3691 いわき市こども家庭課　☎ 0246-27-8597 相談日時：月～金曜日（祝祭日、年末年始を除く）8:30 ～ 17:15
郡山市	郡山市こども総合支援センター	×	○	×	☎ 024-924-3691 偶数月に専門相談日を開設　事前予約制　不妊症看護認定看護師等対応

関東地方

茨城県	茨城県不妊専門相談センター（茨城県三の丸庁舎・茨城県県南生涯学習センター）	○	○	○	月～金曜日　9:00 ～ 15:00　※要予約　☎ 029-241-1130 第 1･4 日曜日 14:00 ～ 17:00 ／第 2･3 木曜日 17:30 ～ 20:30　県三の丸庁舎 第 1･3 木曜日 18:00 ～ 21:00 ／第 2･4 日曜日　9:00 ～ 12:00　県南生涯学習センター URL:http://ibaog.jpn.org/funin/　メール相談 ホームページ上の専用フォーム使用
栃木県	栃木県不妊・不育専門相談センター とちぎ男女共同参画センター（パルティ）	○	○	○	火～土曜日及び第 4 日曜日　10:00 ～ 12:30、13:30 ～ 16:00　助産師による電話相談 面接相談　※要予約　☎ 028-665-8099　相談日は HP で確認を メール相談　funin.fuiku-soudan@air.ocn.ne.jp
群馬県	群馬県不妊・不育専門相談センター（群馬大学医学部附属病院内）	×	○	×	第 2 水曜日、第 4 水曜日　14:00 ～ 16:00 ※要予約 / 月～金曜日　9:00 ～ 16:00　☎ 027 - 220 - 8425
埼玉県	埼玉医科大学総合医療センター	×	○	×	医師による面接相談　※要予約　ホームページ上の専用フォーム使用（電話での問合せ　月～金曜日 15:00 ～ 16:00 ☎ 049-228-3732）
	埼玉県不妊症・不育症ピアサポートセンター「ふわり」	○	○	×	Zoom による通話相談、Zoom による面談相談　https://counseling.fine-peer.com/fuwari/ 問い合わせ　saitama-peer@j-fine.jp
さいたま市	さいたま市保健所	○	○	×	月・木・金曜日　10:00 ～ 16:00 毎月第 3 水曜日　10:00 ～、11:00 ～　不妊カウンセラーによる面接相談　※要予約　☎ 048-829-1587 不妊カウンセラーによる面接相談を Zoom で受ける場合はホームページ上の専用フォームを使用
川越市	埼玉医科大学総合医療センター	×	○	×	※要予約　月～金曜日 15:00 ～ 16:00　☎ 049-228-3732
川口市	埼玉医科大学総合医療センター	×	○	×	※要予約　月～金曜日 15:00 ～ 16:00　☎ 049-228-3732
	性と健康の相談（川口市保健所　地域保健センター）	○	○	×	木曜日　10:00 ～ 15:00　☎ 048-242-5152 火・水曜日　不妊カウンセラーによる面接相談　※要予約　☎ 048-242-5152 オンラインでの相談も可　※要予約
越谷市	埼玉医科大学総合医療センター	×	○	×	※要予約　予約はホームページ上の専用フォーム使用　月～金曜日 15:00 ～ 16:00　☎ 049-228-3732

実 施	開設場所	相談方式			電話番号、相談日及び時間など（変更となることがあります）
		電話	面接	メール	
千葉県	千葉県不妊・不育オンライン相談	○	○	×	木曜日　18:00 ～ 22:00、土曜日　10:00 ～ 14:00（Zoom による音声相談） 第２・４火曜日、第３日曜日　10:00 ～ 13:45　不妊ピア・カウンセラーによる相談 第３土曜日　18:00 ～ 19:45 不妊症看護認定看護師による面接（1 組約 45 分）（Zoom によるビデオ通話）予約はホームページ上の専用フォーム使用
千葉市	千葉市不妊専門相談センター （電話相談）千葉市助産師会・（面接相談） 千葉市保健所（健康支援課）	○	○	×	年 15 回（電話で要予約、開催日等詳細はお問い合わせください）助産師による電話相談　☎ 043-238-9925
船橋市	不妊・不育専門相談 船橋市保健所（地域保健課）	○	○	×	医師による面接相談　※要予約　☎ 047-409-3274 助産師による面接・電話相談（要予約）☎ 047-409-3274
東京都	不妊・不育ホットライン	○	×	×	毎週火曜日　10:00 ～ 19:00、毎月１回土曜日　10:00 ～ 16:00　☎ 03-6407-8270
八王子市＊	八王子市保健所＊	○	○	×	月～金曜日　9:00 ～ 16:30　保健師による電話相談　☎ 042-645-5162
神奈川県	神奈川県不妊・不育専門相談センター	○	○	×	毎月２～３回　9:00 ～ 11:30　助産師による電話相談　☎ 045-212-1052 毎月２～３回　14:00 ～ 16:00　医師・臨床心理士等面接相談 ※要予約　☎ 045-210-4786 神奈川県健康増進課　またはホームページ上の専用フォーム使用
横浜市	横浜市立大学附属市民総合医療センター	×	○	×	月２～３回　水曜日　16:00 ～ 17:00　女性の不妊相談 年９回　月曜日　14:30 ～ 15:00　不育相談 年３回　水曜日　16:00 ～ 17:00　男性の不妊相談 / 夫婦相談 ※全て要予約　☎ 045-671-2455　8:45 ～ 17:00（こども青少年局地域子育て支援課）
	済生会横浜市東部病院	×	○	×	毎月第３水曜日　9:30 ～ 10:30　公認心理師による心理相談 ※要予約　ホームページ上の専用フォーム使用
川崎市	川崎市ナーシングセンター相談室	×	○	×	月１回土曜日　9:30 ～ 16:30 受付　※全て要予約　☎ 044-711-3995　面接相談 9:30 ～ 11:30
相模原市	妊活サポート相談（不妊・不育専門相談） ウェルネスさがみはら	○	○	×	毎月第２火曜日　9:00 ～ 11:30　電話相談　☎ 042-769-8345（相模原市こども家庭課） 月１回　13:00 ～ 15:30　※要予約　メール受付 kodomokatei@city.sagamihara.kanagawa.jp
横須賀市	横須賀市不妊・不育専門相談センター （地域健康課内）	○	○	○	月～金曜日　8:30 ～ 17:00　電話相談　☎ 046-822-9818 月１回程度　医師による面接相談　※要予約 メール相談 :chaw-cfr@city.yokosuka.kanagawa.jp

中部・東海地方

新潟県	新潟大学医歯学総合病院	○	○	○	火曜日　15:00 ～ 17:00　電話相談　面接相談　※要予約 平日 10:00 ～ 16:00　☎ 025-225-2184 メール相談 :sodan@med.niigata-u.ac.jp
富山県	富山県民共生センター「サンフォルテ」	○	○	×	火、木、土曜日　9:00 ～ 13:00　水、金曜日　14:00 ～ 18:00　電話相談　☎ 076-482-3033 火、木、土曜日 14:00 ～ 18:00　水、金曜日　9:00 ～ 13:00　面接相談　※要予約
石川県	石川県不妊相談センター	○	○	○	月～土曜日　9:30 ～ 12:30　火曜日　18:00 ～ 21:00　助産師による（電話・面接・メール） 年４回　14:00 ～ 16:00　＜泌尿器科医師による男性不妊専門 面接相談＞ ※面接要予約　☎ 076-237-1871　メール相談 :funin@pref.ishikawa.lg.jp
福井県＊	助産師による女性の健康相談 福井県看護協会＊	○	○	○	月・水曜日　13:30 ～ 16:00　電話相談　☎ 0776-54-0080 月曜日　17:00 ～ 18:00、毎月第２火　15:00 ～ 16:00　医師による面接相談　※要予約 水曜日　13:30 ～ 16:00　助産師による面接相談　※要予約 メール相談：jkenkou@kango-fukui.com
山梨県	不妊（不育）専門相談センター ルピナス 山梨県福祉プラザ３階	○	○	×	第２、第４水曜日　15:00 ～ 18:00　助産師による電話相談　☎ 055-254-2001 第２、第４水曜日　15:00 ～ 18:00　専門医師、心理カウンセラーによる面接相談　※要予約
長野県	長野県不妊・不育専門相談センター 長野県看護協会会館 （(公社) 長野県看護協会内）	○	○	○	火・木曜日　10:00 ～ 16:00　毎週土曜日　13:00 ～ 16:00　電話相談　☎ 0263-35-1012 ／不妊相談コーディネーターによる面接相談　※要予約 / 電話相談日 第４木曜日　13:30 ～ 16:00　産婦人科医師による面接相談　※要予約 / 電話相談日 メール相談 :funin@nursen.or.jp
長野市	長野市保健所	○	○	×	平日 8:30 ～ 17:00　保健師による電話相談　☎ 026-226-9963 毎月第３水曜日　13:00 ～ 16:00　不妊カウンセラーによる面接相談　※要予約
岐阜県	岐阜県不妊・不育症相談センター （岐阜県健康科学センター内・他）	○	○	○	月・金曜日　10:00 ～ 12:00　13:00 ～ 16:00　電話相談　☎ 058-389-8258　※面接要予約 メール相談： c11223a@pref.gifu.lg.jp 土・日曜日　10:00 ～ 12:00　13:00 ～ 16:00　電話相談のみ　☎ 080-3638-4103
静岡県	静岡県不妊・不育専門相談センター （一般社団法人静岡県助産師会内）	○	○	×	火曜日　10:00 ～ 19:00　木・土曜日　10:00 ～ 15:00　☎ 080-3636-3229 年数回（開設日は電話でお問い合わせください）　医師による面接相談　※要予約 問い合わせ先：静岡県庁こども家庭課　☎ 054-221-3309
浜松市	浜松市保健所	○	○	○	開催日等詳細はお問合せください　医師による面接相談　※要予約　ホームページ上の専用フォーム使用 ☎ 053-453-6188　はままつ女性の健康相談　月～金曜日　13:00 ～ 16:00
愛知県	愛知県不妊・不育専門相談センター 名古屋大学医学部附属病院	○	○	○	月曜日 10:00 ～ 14:00　木曜日 10:00 ～ 13:00、第３水曜日 18:00 ～ 21:00 電話相談　☎ 052-741-7830 火曜日 16:00 ～ 17:30　医師による面接相談　※要予約 第１・３月曜日 14:30 ～ 15:30、第２・４木曜日 13:30 ～ 14:30 カウンセラーによる面接相談　※要予約 メール相談は HP 上の不妊相談 Q&A より :https://aichi-soudan.com
名古屋市	名古屋市立大学病院内	○	×	×	火曜日　12:00 ～ 15:00　金曜日　9:00 ～ 12:00　☎ 052-851-4874
豊田市	豊田市役所	×	○	×	広報とよた・市ホームページに日時を掲載　不妊症看護認定看護師による面接相談　☎ 0565-34-6636
豊橋市	豊橋市不妊・不育専門相談センター （豊橋市保健所こども保健課内）	○	○	×	月～金曜日　8:30 ～ 17:15　予約不要、随時相談可　☎ 0532-39-9160
岡崎市	岡崎市保健所	×	○	×	毎月第４金曜日の午後　※２日前までの事前予約必要　☎ 0564-23-6962
一宮市	一宮市保健所	×	○	×	毎月第４金曜日　14:00 ～ 15:50　※要予約　☎ 0586-52-3858
三重県	三重県不妊専門相談センター （三重県立看護大学内）	○	○	×	相談専用ダイヤル　☎ 059-211-0041 第１土曜日 10:00 ～ 16:00、第２以降火曜日 10:00 ～ 20:00　電話相談　☎ 059-211-0041 面接相談　※要予約 三重県子ども・福祉部子どもの育ち支援課　☎ 059-224-2248

＊は国庫補助を受けず、自治体単独で実施している事業

近畿地方

実 施	開設場所	相談方式			電話番号、相談日及び時間など（変更となることがあります）
		電話	面接	メール	
滋賀県	滋賀県不妊専門相談センター （滋賀医科大学附属病院内）	○	○	○	水曜日　9:00 ～ 16:00　電話相談　☎ 077-548-9083 面接相談　※要予約　日程は電話にて応相談 メール相談フォーム : https://www.sumsog.jp/funin_mailform/
大津市	大津市総合保健センター内	○	○	×	平日 10:00 ～ 16:00　☎ 077-511-9182　※要予約
京都府	きょうと子育てピアサポートセンター	○	○	×	妊娠出産・不妊ほっとコール 月～金曜日 9:15 ～ 13:15、14:00 ～ 16:00　☎ 075-692-3449 電話相談 予約不要 / 面接相談 要予約 仕事と不妊治療の両立支援コール 24 時間 365 日 （ホームページの予約フォームから事前予約） 平日 9:00 ～ 17:00 （面接相談 4 日前までに要予約）
大阪府・ 大阪市	おおさか性と健康の相談センター caran-coron	○	○	×	☎ 06-6910-8655(電話相談専用)　☎ 06-6910-1310(面接相談予約電話) 電話相談　第 1・3 水曜日 10:00 ～ 19:00　第 2・4 水曜日 10:00 ～ 16:00　第 1 ～ 4 金曜日 10:00 ～ 16:00　第 4 土曜日 13:00 ～ 16:00 （第 5 水曜日、第 5 金曜日、平日の祝日は除く） 面接相談　第 4 土曜日 14:00 ～ 17:00 (30 分 /4 組)　※要予約　火～金曜日 13:30 ～ 18:00 18:45 ～ 21:00 、土・日曜日 9:30 ～ 13:00　13:45 ～ 18:00
豊中市＊	中部保健センター＊	○	○	×	不妊症・不育症専門相談　婦人科医師によるオンライン専門相談（※要予約）　豊中市ホームページ参照 保健師や助産師による相談　月～金曜日 9:00 ～ 17:00 ☎ 06-6858-2293
堺市	堺市役所等	×	○	×	助産師・不妊カウンセラーによる面接相談 （要予約）各保健センター受付 相談日時　月 1 回 午後（相談時間 45 分間　1 日 3 組まで）
兵庫県	兵庫県立男女共同参画センター （神戸クリスタルタワー 7 階）	○	○	×	不妊・不育専門相談 電話相談　☎ 078-360-1388　第 1、3 土曜日 10:00 ～ 16:00 助産師（不妊症看護認定看護師） 面接相談（完全予約制予約専用　☎ 078-362-3250） 第 2 土曜日 14:00 ～ 17:00 助産師（不妊症看護認定看護師） 第 3 水曜日 14:00 ～ 17:00 産婦人科医師
	兵庫医科大学病院内	×	○	×	不妊・不育専門相談　面接相談（完全予約制 ☎ 078-362-3250） 第 3 水曜・第 3 土曜日 14:00 ～ 15:30　産婦人科医師（5 月、10 月は除く）
	男性不妊専門相談 : 兵庫県民総合相談センター	○	○	×	電話相談　☎ 078-360-1388 第 1、3 土曜日 10:00 ～ 16:00 助産師（不妊症看護認定看護師） 面接相談（完全予約制）予約専用　☎ 078-362-3250 第 1 水曜日 15:00 ～ 17:00 泌尿器科医師
明石市	あかし保健所	×	○	×	毎月第 4 水曜日 13:30 ～ 16:30（一人 1 時間まで）予約受付　☎ 078-918-5414(保健総務課) （広報あかしに日時を掲載）市の委託保健師による面接相談（不育症相談窓口を兼ねる）
奈良県	奈良県性と健康の相談センター 「ならはぐ」	×	○	○	オンラインによるテキスト相談、ビデオ通話相談 https://www.pref.nara.jp/66254.htm 問い合わせ　奈良県健康推進課 ☎ 0742-27-8661
和歌山県	「こうのとり相談」県内 3 保健所（岩出、湯浅、田辺）	○	○	○	相談受付（予約兼用）岩出 ☎ 0736-61-0049　湯浅 ☎ 0737-64-1294　田辺 ☎ 0739-26-7952 電話相談　月～金曜日 9:00 ～ 17:45(保健師)　面接相談 （医師）要予約 メール相談 :e0412004@pref.wakayama.lg.jp
和歌山市＊	和歌山市保健所 地域保健課＊	○	○	×	月～金　8:30 ～ 17:00 ☎ 073-488-5120　保健師による電話相談 医師による面接相談（予約制）　毎月第 1 水曜日 13:00 ～ 15:15

中国地方

鳥取県	鳥取県東部不妊専門相談センター はぐてらす （鳥取県立中央病院内）	○	○	○	火・金・土曜日　8:30 ～ 17:00　☎ 0857-26-2271 水・木曜日 13:00 ～ 17:00（電話のみ）　※面接要予約 メール相談 :funinsoudan@pref.tottori.lg.jp　FAX 相談： 0857-29-3227
	鳥取県西部不妊専門相談センター はぐてらす （ミオ・ファティリティ・クリニック内）	○	○	○	月～土曜日 10:00 ～ 12:00 、月・水・金曜日 10:00 ～ 17:00　☎ k0859-35-5209 メール相談 :seibufuninsoudan@mfc.or.jp ZOOM による遠隔相談も行っています。（要予約）
鳥取市	鳥取県東部不妊専門相談センター はぐてらす （鳥取県立中央病院内）	○	○	○	火・金・土曜日　8:30 ～ 17:00　☎ 0857-26-2271 水・木曜日　13:00 ～ 17:00（電話のみ）　※面接要予約 メール相談 :funinsoudan@pref.tottori.lg.jp　FAX 相談： 0857-29-3227
島根県	しまね妊娠・出産相談センター （島根大学医学部附属病院）	○	○	○	月～金、第 2・4 土曜日　10:00 ～ 16:00　電話相談　☎ 070-6690-5848 面接　※要予約　☎ 070-6690-5848 メール相談 :shimanesoudan@med.shimane-u.ac.jp
岡山県	岡山県不妊専門相談センター 「不妊、不育とこころの相談室」 （岡山大学病院内）	○	○	○	月・水・金曜日 13:00 ～ 17:00 毎月 第 1 土・日曜日 10:00 ～ 13:00　電話／面接　※面接相談は要予約　☎ 086-235-6542 メール相談 :funin@cc.okayama-u.ac.jp オンライン相談　funin@cc.okayama-u.ac.jp　または☎ 086-235-6542
広島県	広島県不妊専門相談センター	○	○	○	月・木・土曜日　10:00 ～ 12:30　火・水・金曜日 15:00 ～ 17:30　☎ 082-870-5445 金曜日　15:00 ～ 17:00　助産師による面接相談　※要予約 月 1 回　心理士による面接相談　※要予約 予約申込・詳細は :https://www.pref.hiroshima.lg.jp/soshiki/248/funinsenmonsoudan.html ※ FAX 相談・メール相談／原則 1 週間以内に返信
山口県	女性のなやみ相談室 （山口県立総合医療センター）	○	○	○	9:30 ～ 16:00　保健師又は助産師　電話相談　☎ 0835-22-8803 第 1・第 3 月曜日　14:00 ～ 16:00　臨床心理士による面接相談　☎ 0835-22-8803 産婦人科医師による面接相談　※要予約　☎ 0835-22-8803 メール相談 :nayam119@ymghp.jp
下関市	下関市役所	○	○	×	産婦人科医師・泌尿器科医師・臨床心理士による専門相談　※要予約 詳細は、URL:　https://www.city.shimonoseki.lg.jp/soshiki/51/5667.html 保健師による一般相談　☎ 083-231-1447 下関市保健部健康推進課

四国地方

実 施	開設場所	相談方式			電話番号、相談日及び時間など（変更となることがあります）
		電話	面接	メール	
徳島県	徳島県不妊・不育相談室 （徳島大学病院）	×	○	×	月・金曜日 15:00 ～ 16:00、16:00 ～ 17:00　水・木曜日 11:00 ～ 12:00 ※要予約　水曜日、金曜日　10:00 ～ 12:00　☎ 088-633-7227
香川県	不妊・不育症相談センター （高松赤十字病院）	○	○	×	専用ダイヤル　☎ 080-8644-0050（相談と予約） 月・金曜日　14:00 ～ 16:00　電話相談 火・木曜日　14:00 ～ 16:00　心理カウンセラーによる面接相談　※要予約
愛媛県・松山市	愛媛県不妊専門相談センター （愛媛大学医学部附属病院内）	○	○	○	水曜日　13:30 ～ 16:30　電話相談　☎ 080-7028-9836 水曜日　面接相談、随時　メール相談　※要予約 / ホームページ上の専用フォーム使用
愛媛県・松山市	休日不妊相談ダイヤル （愛媛助産師会）	○	×	×	土曜日　13:00 ～ 17:00　☎ 080-4359-8187
高知県	高知県・高知市病院企業団立高知医療センター内 「ここから相談室」	○	○	×	水曜日、毎月第 3 土曜日 9:00 ～ 12:00　電話相談　☎ 088-837-3704 毎月第 1 水曜日 13:00 ～ 16:20　面接相談　※要予約 / 水曜日、毎月第 3 土曜日 9:00 ～ 12:00 7 月・10 月・1 月に男性不妊専門相談予定　※要予約 予約専用アドレス :kokokara@khsc.or.jp

九州・沖縄地方

福岡県	不妊・不育と性の相談センター 県内 9 保健福祉環境事務所	○	○	×	月～金曜日　8:30 ～ 17:00　電話相談　※面接相談は要予約 筑紫保健福祉環境事務所 ☎ 070-1321-4090　粕谷保健福祉事務所 ☎ 080-9415-9858　糸島保健福祉事務所 ☎ 080-4712-8411　宗像・遠賀保健福祉環境事務所 ☎ 0940-37-4070　嘉穂・鞍手保健福祉環境事務所 ☎ 0948-29-0277　田川保健福祉事務所 ☎ 070-3113-4895　北筑後保健福祉環境事務所 ☎ 0946-22-4211　南筑後保健福祉環境事務所 ☎ 070-1387-2900　京築保健福祉環境事務所 ☎ 070-1524-3403
北九州市	小倉北区役所健康相談コーナー内	○	○	×	月～金曜日　9:00 ～ 12:00　13:00 ～ 17:00　電話相談・助産師による面接相談　☎ 093-571-2305 月 1 回　医師による面接相談　※要予約
福岡市	福岡市不妊・不育専門相談センター	○	○	×	月、火、木曜日　10:00 ～ 17:00　水、金曜日　12:00 ～ 19:00 第 2・4 土曜日　12:00 ～ 17:00　不妊カウンセラーによる面接相談　※要予約　☎ 080-3986-8872
佐賀県	不妊・不育専門相談センター 佐賀中部保健福祉事務所（専門相談）	○	○	×	月～金曜日　9:00 ～ 17:00　☎ 0952-33-2298 第 3 水曜日　15:00 ～ 17:00　専門医・カウンセラー面接相談　※要予約 毎月 2 日間（1 日 2 組ずつ）オンライン相談　https://www.pref.saga.lg.jp/kiji00333406/index.html
長崎県	長崎県ヘルスケアオンライン相談事業	×	×	○	オンラインによるテキスト相談 https://www.pref.nagasaki.jp/shared/uploads/2023/07/1688545470.pdf 問い合わせ　長崎県こども家庭課 ☎ 095-895-2442
熊本県	熊本県女性相談センター	○	○	×	月～土曜日　9:00 ～ 20:00　電話相談　☎ 096-381-4340 第 4 金曜　14:00 ～ 16:00　産婦人科医師による面接相談　※要予約　☎ 096-381-4340
大分県・大分市	おおいた不妊・不育相談センター "hopeful" （大分大学医学部附属病院）	○	○	○	☎ 080-1542-3268（携帯） 火曜日～金曜日　12:00 ～ 20:00、土曜日　12:00 ～ 18:00　電話相談 随時　不妊カウンセラー（専任助産師）による面接相談 週 1 回　医師による面接相談 月 2 回　臨床心理士による面接相談 月 2 回　胚培養士による面接相談　※面接相談は要予約 メール相談 :hopeful@oita-u.ac.jp
宮崎県	不妊専門相談センター「ウイング」 （宮崎県中央保健所内）	○	○	×	月～金曜日　9:30 ～ 15:30　☎ 0985-22-1018（専用）　※面接は要予約
鹿児島県	鹿児島大学病院（専門相談）	○	×	○	月・金曜日　15:00 ～ 17:00　電話相談　☎ 099-275-6839 メール相談 :funin@pref.kagoshima.lg.jp
鹿児島県	各保健所（一般相談）	○	○	×	月～金曜日　8:30 ～ 17:15　電話相談／面接相談 指宿保健所 ☎ 0993-23-3854　志布志保健所 ☎ 099-472-1021　加世田保健所 ☎ 0993-53-2315 鹿屋保健所 ☎ 0994-52-2105　伊集院保健所 ☎ 099-273-2332　西之表保健所 ☎ 0997-22-0012 川薩保健所 ☎ 0996-23-3165　屋久島保健所 ☎ 0997-46-2024　出水保健所 ☎ 0996-62-1636 名瀬保健所 ☎ 0997-52-5411　大口保健所 ☎ 0995-23-5103　徳之島保健所 ☎ 0997-82-0149 姶良保健所 ☎ 0995-44-7953
鹿児島市	不妊専門相談センター	○	○	○	水曜日　10:00 ～ 17:00　☎ 099-216-1485(鹿児島市母子保健課）　※面接相談は要予約 メール相談 :boshihoken@city.kagoshima.lg.jp
沖縄県	不妊・不育専門相談センター （沖縄県看護研修センター内）	○	○	○	水・木・金曜日　13:30 ～ 16:30　電話相談　☎ 098-888-1176（直通） 月 1 ～ 3 回　13:30 ～ 16:30　面接相談　☎ 098-888-1176（直通）　※要予約 メール相談 :woman.h@oki-kango.or.jp

＊は国庫補助を受けず、自治体単独で実施している事業

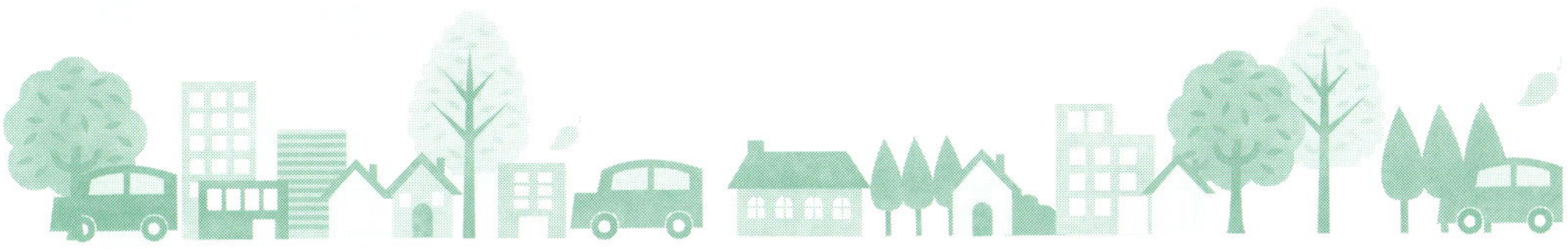

〔 編集後記 〕

毎年この時期（編集作業時の１月２月）になると、風邪やらインフルエンザ、ノロウィルスだのコロナが話題に上がってきます。会社でも誰かしら病気欠席している者がいる時期です。それがひと段落すると今度は花粉症がやってきます。

編集部の慌ただしさは、なんだかそんな世の中の様子と比例しているようです。今回のテーマも普段はあまり考えないこと、考えれば慌ただしくそれぞれの関係が絡み合うような話ですが、実はみんなの大切が詰まっている話題かと思います。

不妊治療で通院中の皆様におかれましては、治療が順調に進むよう、くれぐれもお身体をお大事にと願っています。

スタッフ

不妊治療の話題の記事サイト

funin.clinic

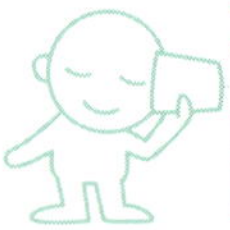

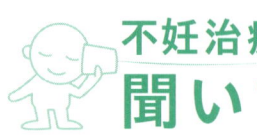

不妊治療の先生に聞いてみた！

不妊治療を専門にしている先生方などに、いろいろな話題をお聞きして記事発表しているサイトをオープンしました。記事だけをシンプルにまとめてタグづけしてありますので、是非ご覧ください。

i-wish... ママになりたい

不妊治療の専門性ってなんだろう？

発行日	2025 年 3 月 30 日
発行人	谷高　哲也
構成 & 編集	不妊治療情報センター・funin.info
発行所	株式会社シオン　電話 03-3397-5877 〒 167- 0042 東京都杉並区西荻北 2-3-9 グランピア西荻窪 6 F
発売所	丸善出版株式会社　電話 03-3512-3256 〒 101- 0051 東京都千代田区神田神保町 2-17 神田神保町ビル 6F
印刷・製本	シナノ印刷株式会社

ISBN978-4-903598-95-6

i-wish ママになりたい　次号のご案内

vol.79

卵巣年齢と妊娠力

〔 特集 〕

●女性の妊娠適齢期
●卵巣の年齢って何？
●妊娠力の源は何？
●夫婦力も大事
●もしもの時の治療法

〔 不妊治療 最前線 〕

★ ドクター・インタビュー

〔 連載 〕

培養室からこんにちは！
ママなり応援レシピ
相談コーナー　ママなり談話室

〔 そのほか 〕

★ 全国不妊治療施設一覧
★ 不妊相談センター一覧　ほか

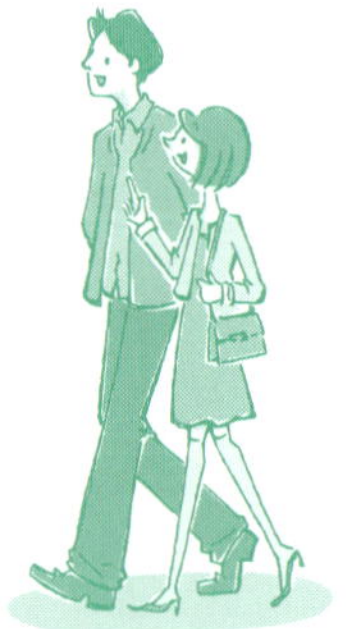

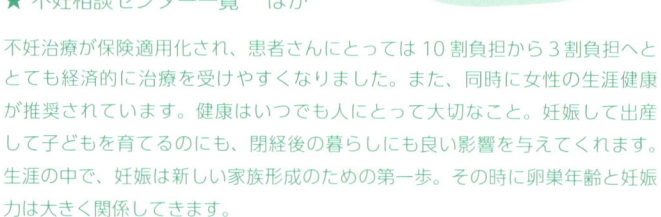

不妊治療が保険適用化され、患者さんにとっては 10 割負担から 3 割負担へととても経済的に治療を受けやすくなりました。また、同時に女性の生涯健康が推奨されています。健康はいつでも人にとって大切なこと。妊娠して出産して子どもを育てるのにも、閉経後の暮らしにも良い影響を与えてくれます。生涯の中で、妊娠は新しい家族形成のための第一歩。その時に卵巣年齢と妊娠力は大きく関係してきます。

発売予定　2025 年 6 月

内容は変更になる場合があります。ご了承ください。

i-wish ママになりたい は、どこで購入できるの？

i-wish ママになりたい は、年に 4 回発行しております。
全国の書店やインターネット書店などでお買い求めいただけます。

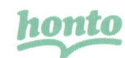

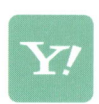

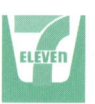

★ i-wish ショップ 楽天市場店
https://www.rakuten.co.jp/i-wishshop/